U0265644

THE LAST ONE KILOMETER OF MEDICAL SERVICES

Current Situation and Development Strategy of the Primary Health Care System in China

医疗服务的最后一公里

基层卫生健康体系现状与发展策略

主　编　张宗久　焦雅辉　高光明

清華大学出版社

北　京

本书封面贴有清华大学出版社防伪标签，无标签者不得销售。

版权所有，侵权必究。举报：010-62782989，beiqinquan@tup.tsinghua.edu.cn。

图书在版编目（CIP）数据

医疗服务的最后一公里：基层卫生健康体系现状与发展策略 / 张宗久，焦雅辉，高光明主编 . — 北京：清华大学出版社，2022.9

ISBN 978-7-302-60877-6

Ⅰ . ①医… Ⅱ . ①张… ②焦… ③高… Ⅲ . ①医疗卫生服务—体系建设—研究—中国 Ⅳ . ① R199.2

中国版本图书馆 CIP 数据核字（2022）第 083101 号

责任编辑：孙　宇
封面设计：钟　达
责任校对：李建庄
责任印制：丛怀宇

出版发行：清华大学出版社
　　　　　网　　址：http://www.tup.com.cn，http://www.wqbook.com
　　　　　地　　址：北京清华大学学研大厦 A 座　　　　邮　　编：100084
　　　　　社 总 机：010-83470000　　　　　　　　　　邮　　购：010-62786544
　　　　　投稿与读者服务：010-62776969，c-service@tup.tsinghua.edu.cn
　　　　　质量反馈：010-62772015，zhiliang@tup.tsinghua.edu.cn
印 刷 者：小森印刷（北京）有限公司
经　　销：全国新华书店
开　　本：185mm×260mm　　　　印　　张：16　　　　字　　数：308 千字
版　　次：2022 年 9 月第 1 版　　　　　　　　　　印　　次：2022 年 9 月第 1 次印刷
定　　价：168.00 元

产品编号：097967-01

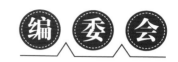

主　审：郭燕红　国家卫生健康委员会医政医管局
主　编：张宗久　清华大学医院管理研究院
　　　　焦雅辉　国家卫生健康委员会医政医管局
　　　　高光明　国家卫生健康委员会基层卫生健康司
编　委：（按姓氏笔画排序）
　　　　马　荣　清华大学医院管理研究院
　　　　王　波　上海医学创新发展基金会
　　　　王　斐　国家卫生健康委员会医政医管局
　　　　王颖航　清华大学医院管理研究院
　　　　尤治灵　清华大学医院管理研究院
　　　　古德彬　清华大学医院管理研究院
　　　　边妗伟　清华大学医院管理研究院
　　　　毕欣然　清华大学医院管理研究院
　　　　刘宝琴　中日友好医院
　　　　刘穗斌　清华大学医院管理研究院
　　　　孙喜琢　深圳市罗湖医院集团
　　　　严　越　清华大学医院管理研究院
　　　　李金漪　清华大学医院管理研究院
　　　　李昶锋　清华大学医院管理研究院

杨　菁　清华大学医院管理研究院

何美慧　清华大学医院管理研究院

宋　琦　清华大学精准医学研究院

宋晨阳　宁夏回族自治区卫生健康委员会

张　翮　清华大学医院管理研究院

张艳琴　上海医学创新发展基金会

陈苇伊　上海医学创新发展基金会

邵小钰　清华大学医院管理研究院

赵　宁　清华大学医院管理研究院

赵莉娜　清华大学医院管理研究院

饶克勤　清华大学医院管理研究院、中华医学会

宫芳芳　深圳市罗湖医院集团

曹子健　清华大学医院管理研究院

康　玥　清华大学医院管理研究院

詹积富　三明市人民代表大会常务委员会

熊维清　清华大学医院管理研究院

戴　悦　福建省医药卫生体制改革研究会

新中国成立初期，疾疫丛生，各种急慢性传染病、寄生虫病和地方病严重威胁着人民群众的身体健康，农村及偏远地区面临缺医少药的窘境。从老一代领导人"浮想联翩，夜不能寐"到"神州尽舜尧"、从赤脚医生到全科医生、从农村合作医疗到"新农合"、从缺医少药到全民医保……在党的领导下，我国基层卫生健康事业实现了跨越式发展。

70多年来，"面向基层，服务群众"始终是基层卫生工作的核心，我国基层卫生健康事业紧紧围绕人民群众的基本医疗需求，在建设中国特色社会主义的卫生发展道路上不断探索创新，特别是党的十八大以来，通过持续完善基层卫生健康服务体系、稳妥推动县域医共体建设、强化基层卫生人才队伍建设、狠抓全科医生培养、提升中西医结合服务群众的能力和可及性等有效措施，不断健全体系、完善功能、提高能力，为构建覆盖城乡居民的基本医疗卫生制度、建设基层首诊的分级诊疗制度、实现人人享有的基层医疗卫生服务奠定了基础，逐渐探索出了具有中国特色的基层卫生发展道路。本次新型冠状病毒肺炎疫情防控工作中，广大基层医务工作者怀着人民至上、生命至上的初心切实地履行了"健康守门人"的使命与职责。

欣闻清华大学医院管理研究院张宗久教授团队撰写的《医疗服务的最后一公里——基层卫生健康体系现状与发展策略》已筹备出版。该书从医疗保障、公共卫生服务、紧密型医共体建设、医疗卫生适宜技术及药品供应、社区卫生服务现状、卫生人才队伍、"互联网＋医疗健康"等方面详尽阐释了我国基层医疗卫生发展现状，并针对现存问题提出对策建议。团队成员通过实地调研，翔实地记录了上海、宁夏、四川等地基层卫生健康体系建设和发展现状，对我国分级诊疗制度的进一步完善具有重要的资政借鉴意义。书中内容让我回想起自己在20世纪70年代中期做乡村医生的岁月，从事卫生健康工作近50年，我有幸见证了我国基层医疗卫生事业筚路蓝缕的发展历程，从当年的"千村薜荔人遗矢，万户萧疏鬼唱歌""一根针、一把草，爱国卫生运动好"，到今日的"健康中国"战略，我国2021年人均期望寿命达到78.2岁，位居中高收入国家前列，其中的辉煌成就令人由衷感慨。

期待研究团队能够从时代的使命感和历史的责任感出发，以对国家和人民健康负责的态度做好基层卫生健康工作的实践总结和理论探讨，并通过科学研究和论证对分级诊疗制度的进一步完善、基层卫生健康工作的持续推进提出言之有物、行之有效的建议和措施。

陈竺

2022 年 7 月于北京

　　基层卫生健康服务体系是守护人民群众健康的第一道防线。新中国成立以来，中国共产党始终坚持为人民服务的初心，不断探索基层发展方向和基层适宜服务模式，构建了具有中国特色的基层卫生健康服务体系，取得了巨大的历史成就。1950年第一届全国卫生会议作出《关于健全和发展全国基层卫生组织的决定》，提出建立三级医疗卫生网络。其与赤脚医生和农村合作医疗制度一同成为当时基层医疗的"三大支柱"。改革开放以后，随着初级卫生保健理念不断普及，我国陆续发布《中共中央、国务院关于卫生改革与发展的决定》（中发〔1997〕3号）等多个重要文件，积极发展城市社区卫生服务体系。同时，逐步完善了县乡村三级卫生服务网络，完成了从赤脚医生到乡村医生的人才队伍转型发展。2009年深化医药卫生体制改革以来，以"保基本、强基层、建机制"为原则，逐步健全了城乡基层卫生健康服务体系。

　　2016年全国卫生与健康大会上，习近平总书记从战略和全局高度对建设健康中国作了深刻阐述，明确新时期卫生健康工作方针要"以基层为重点"，确立了基层医疗卫生工作在新时期卫生健康事业发展中的地位。经过七十余年的发展，我国已建成全世界最大的基层卫生健康服务网络。而面向未来，应当坚持以人民健康为中心，以解决当前资源与能力不足的关键问题为导向，构建以基层为重点的整合型医疗卫生服务体系。

　　在此背景下，清华大学医院管理研究院张宗久教授团队深入基层一线，开展了大量且深入的调查和研究工作，并将研究成果汇编为《医疗服务的最后一公里——基层卫生健康体系现状与发展策略》。该书从紧密型县域医共体、社区卫生服务机构、国家基本公共卫生服务项目、基层医疗保障等九个专题切入，总结了体系建设的历史沿革、当前成效和发展策略，第一次系统描绘了我国基层卫生健康服务体系的全貌，具有里程碑意义。同时，该书不仅包括深入的宏观政策研究和翔实的数据论证内容，还对上海、福建三明、宁夏和四川等地的实践案例进行了分析，充分体现了理论与实践密切结合的工作思路和方法。全书融系统性、学术性和实用性为一体，基层卫生健康领域的政策制定者、研究者和一线医务工作者，均可以从书中汲取知识并获益。故此我欣然受邀为其作序，希望这本书能得到医疗卫生界广大同道的欢迎。

黄洁夫

壬寅年仲夏于北京

　　医疗和教育有很多共通之处，都是面向现代化、面向未来的重要事业。经历此次新型冠状病毒肺炎疫情后，我们都更加明白生命和健康的意义。健康是人民幸福生活的基础，面对人民对美好生活、健康生活的向往，清华人有着义不容辞的使命和责任。为提升我国医疗卫生事业发展水平，我们必须做出切实的努力。

　　清华大学医院管理研究院的创立与成长，便是清华人在新的发展阶段里对人民需求的积极响应。2009 年，中共中央、国务院正式印发《关于深化医药卫生体制改革的意见》，拉开我国新一轮医改的序幕。在此背景下，清华大学医院管理研究院开启筹建工作，并于 2012 年 4 月正式成立，致力于为国家培养具有专业素养的医疗卫生事业管理人才。为深入探究我国基层医疗卫生健康服务体系的现状与未来发展，清华大学医院管理研究院张宗久教授带领研究团队开展深度调研，从理论和实践两方面出发，系统总结、分析了我国基层医疗卫生服务体系建设中各项主要工作的成效与不足，编写成《医疗服务的最后一公里——基层卫生健康体系现状与发展策略》一书。在医疗卫生服务体系中，基层医疗卫生健康服务是直接与广大人民群众医疗卫生健康服务需求进行对接的第一个环节，是具有基础性意义的重要组成部分。当下，我们正前进在全面建成社会主义现代化强国第二个百年奋斗目标的征程之中，深入思考如何解决"医疗服务的最后一公里"问题，让人民群众真正从中受益，是一项具有重要意义的工作。

　　张宗久教授团队延续了清华"真刀真枪"做研究的优良传统，直面当下社会发展中存在的挑战。就如何进一步完善我国基层医疗卫生健康服务体系、守好人民健康的第一道关卡，书中作出了诸多有益的思考与探索，提出多项具有针对性、可行性的政策建议。这本书具有良好的理论基础和实践价值，能够为我国基层政府制定医疗卫生发展策略提供参考依据，也能为研究者提供启发的翔实的材料。感谢张宗久教授及其团队所做出的杰出工作，我相信各位读者都能够从这本书中获益。祝愿我国医疗卫生事业早日补齐短板，完善机制，从而更好地维护、保障和增进全体居民的健康，助力健康中国战略的实施与达成。

饶克勤

2022 年 7 月于北京

　　2016年全国卫生与健康大会上，习近平总书记从战略和全局高度对建设健康中国作了深刻阐述，明确新时期卫生与健康工作方针要"以基层为重点"，确立了基层医疗卫生工作在新时期卫生健康事业发展中的地位。2019年12月28日，第十三届全国人民代表大会常务委员会第十五次会议审议通过《中华人民共和国基本医疗卫生与健康促进法》。其中，第三章第三十四、三十五条对基层医疗卫生机构的定位和功能作了清晰界定，为推动基层卫生健康工作的进一步发展提供了基本遵循的法律依据。

　　基层卫生是医疗服务体系中最基本的层次，关乎广大人民群众的生命健康。大力推进以农村基层和城镇社区医疗机构为核心的基层卫生健康服务体系建设，是新中国成立以来党和国家在医疗卫生领域一以贯之的指导方针。健全基层医疗卫生服务体系，也是当下医药卫生体制改革重点推进的五项内容之一。党的十八大以来，在党中央、国务院的高度重视下，政府制定、完善并实施了一系列政策措施，例如：加速医疗联合体建设、推动紧密型县域医共体建设、全面推进社区医院建设、不断扩充基层适宜卫生人才队伍等。在此背景下，我国基层卫生服务体系建设成效显著——基层医疗卫生健康服务体系进一步健全，基层医疗卫生运行机制基本建立，基本公共卫生服务水平显著提高，适宜基层的医保政策体系基本形成。尤其是在"十三五"期间，基层卫生在机构和人才队伍建设、体制机制改革、服务能力提升等方面取得显著进步，为全面完成脱贫攻坚任务、夺取疫情防控重大战略成果做出积极贡献。

　　然而，随着人民群众对基本医疗卫生服务需求的不断增长，当前基层卫生健康服务体系的诸多不足逐一凸显，例如：医疗服务有效供给量不足、同质化水平低、医疗资源配置不均、人才梯队建设不足、信息化水平有待提升等。围绕基层卫生健康服务体系存在的常见问题、突出问题进行深入研究，剖析难点，提出有针对性的建议，是新时期发展基层卫生健康工作的必修课题。在此基础上，查漏洞、补短板、强弱项，不断加强基层卫生健康服务体系建设，是推进健康中国战略、落实新时期卫生健康工作方针的重要举措，也是贯彻《"十四五"卫生健康标准化工作规划》要求、完善分级诊疗制度的具体行动要求。

2021年7月14日至17日，全国人大常委会副委员长、农工党中央主席陈竺带领农工党中央调研组赴宁夏回族自治区，围绕"完善基层卫生健康服务体系"主题开展考察调研。陈竺强调，要切实把思想和行动统一到习近平总书记关于健康中国战略的重要论述上来，全面贯彻落实大卫生、大健康理念，坚持好基本医疗卫生事业的公益性质，持续完善基层卫生健康服务体系。国家卫生健康委员会基层卫生健康司、医政医管局，清华大学医院管理研究院以及复旦大学附属中山医院有关同志参与调研。此次考察调研，为报告的撰写提供了重要的契机和坚实的支撑。

本报告以习近平新时代中国特色社会主义思想为指导，通过聚焦基层卫生健康服务体系建设难点，以人民群众多层次、多元化的医疗健康需求为导向，结合基层医疗卫生服务体系的关键要素和发展现状调研，对我国基层卫生健康服务体系中现存问题进行阐释和分析，以期为全力推进我国基层卫生健康工作的高质量发展提供参考依据。

报告上篇重点从基层卫生健康服务体系中的五大方面着眼，展开对其中关键问题的分析——基层公共卫生服务、基层医疗保障制度、基层医疗卫生服务机构、基层医疗人才制度，以及基层医疗信息化建设。这五大方面，皆直面现阶段我国在基层医疗卫生健康服务中存在的问题与挑战，相互贯通，共同促进，点面兼具，有机一体。

其中，基层公共卫生服务是我国基层卫生健康服务的重要组成部分。基层公共卫生服务与国计民生息息相关，例如突发公共卫生事件报告与防治、居民慢性病健康管理、特殊人群（老年人、孕产妇、儿童等）健康管理、食品卫生监督等，都应当在一线完成各类信息的收集、报告与管理。从新中国成立以来"预防为主"的方针，到现下"坚持以基层为重点、预防为主、中西医并重、推动高质量发展"的理念，基层公共卫生服务的重要性在疫情常态化防控背景中更加凸显，也是当下我国医药卫生体制建设的重点工作之一。

基层医疗保障是提升我国卫生健康服务体系可负担性的内在要求。目前，中国已经建成世界上最大的社会保障体系。2016年11月，国际社会保障协会于其第32届全球大会上郑重宣布，将"社会保障杰出成就奖"授予中华人民共和国政府。中国建立了覆盖十几亿人的社会保障体系，是一项世界性的伟大壮举与非凡成就，得到国际社会的一致认可。近年来，我国医疗保障体系持续完善，覆盖范围不断扩大，保障能力进一步提升，极大减轻了居民使用医疗卫生服务的经济负担。但与此同时，挑战依旧客观存在：各地区和城乡之间发展不均衡、不充分的医疗保障筹资水平，不完善的医保制度建设，以及较低的信息化发展水平，都共同导致基层成为我国医疗保障体系中的短板和薄弱之处。进一步完善基层医疗保障制度，加强基层的保障能力，是我国实现医疗服务全民覆盖、完善医疗保障体系的必然要求。

基层卫生服务机构则是实现基层医疗卫生体系建设目标的关键载体。推动医疗资源纵向整合与流动，搭建各级医疗卫生机构之间的联系机制，是提升基层机构服务能力的重要方式方法。"医疗联合体"是当前医疗资源纵向整合的主要产物。"医疗联合体"，包括城市医疗集团、县域医疗服务共同体、跨区域专科联盟和远程医疗协作网。其中，县域医疗服务共同体以县级医院为龙头、乡镇卫生院为枢纽、村卫生室为基础，是"医疗联合体"中最贴近基层的类别与形式。目前，我国已建成四千余个县域医疗服务共同体，取得一定成效，云南云县等地的建设经验值得借鉴。但是，我国县域医疗服务共同体的建设，仍面临体制机制未完善、机构作用不充分、资源整合待加强等方面问题，有待进一步探索，并做出针对性改善。

而持续推动机构高质量建设的关键，在于人才，"人能尽其才则万事兴"。基层适宜人才、乡村医生等都是基本医疗服务的执行者，是基层医疗卫生服务体系平稳运行的重要保障。经过长期努力，我国基层适宜人才数量有所提升、结构更加合理，乡村医生团队也不断适应着乡村的发展情况。不过，基层适宜人才、乡村医生队伍建设也依然面临诸多困境：数量不足、总体素质偏低、队伍不稳定等问题普遍存在。基层能够吸引人才留下，并充分发挥其才能，方可筑牢我国基本医疗卫生服务体系之根本。为提升基层对医疗卫生人才的吸引力和留存率，加强"县乡一体，乡村一体"机制建设，推进乡村卫生室的信息化建设，完善医疗机构薪酬制度设计与改革，都将为基层人才队伍的建设提供助力。

伴随互联网等信息技术的进步和广泛应用，"互联网＋医疗健康"应运而生，具有改变医疗卫生健康服务提供方式与格局的力量，能够为基层医疗卫生事业的发展开辟出崭新的道路。实现医疗卫生服务与信息技术之间的深度融合，是现代社会和医疗卫生事业发展的必然趋势。经过探索与实践，多地在"互联网＋医疗联合体""互联网＋基层医疗卫生服务""互联网＋远程医疗"等方面已取得良好进展，积累了许多先进经验。当然，与之而来的问题与挑战也无可避免，例如："互联网＋医疗联合体"制度标准不完善、既有卫生信息系统整合能力弱、基层机构缺乏建设动力等。为此，可从完善法律体系、完善配套政策、创新服务形式等方面寻求突破。

"纸上得来终觉浅，绝知此事要躬行。"基于上篇的理论研究与总结，报告的下篇转向我国当下基层卫生健康发展实践。通过前往福建三明、上海、深圳罗湖、四川、宁夏这五个地区展开实地调研，形成五份内容详细丰富的调研报告。实地调研了解现状，赋予本文真实而精彩的灵魂。报告中，三明市紧密型县域医共体的建设经验，上海市以家庭医生、分级诊疗和"互联网＋"赋能医疗健康为主要特色的基层实践，宁夏回族自治区深度应用"互联网＋"建设基层医疗卫生服务体系的独到经验，以及四川省的远程医疗专科联盟、"安宁疗护"专科联盟和儿科联盟等，都是我国最新的、"活生生"

的基层医疗卫生体系建设实例。这些实地调研案例，生动具体地展现出我国发展水平不同、区域特征不同的地区，在怎样因地制宜地进行着基层卫生领域的探索与实践。而这些经过实践探索和检验得到的宝贵成果与经验，均可作为全国各地实施基层卫生健康体系改革的"他山之石"与"前车之鉴"，助力我国医疗卫生事业"保基本、强基层、建机制"这一目标的真正实现，这也是此份报告最重要的目的与意义。

本书配备了各章节的数字化资源，可帮助读者理解相应章节主要内容，读者在扫描封底刮刮卡并激活后即可扫描书内二维码进行观看。

本书编委会

2022 年 5 月

目 录
CONTENTS

上篇 基层卫生健康体系关键问题解析

下篇　基层卫生健康发展实地调研

上　篇

基层卫生健康体系关键问题解析

第一章　基层卫生健康体系之
世界看中国，中国看世界

　　1948 年世界卫生组织（WHO）成立时，在《世界卫生组织宪章》中提到初级保健要关注母婴健康及流行病的防治。1978 年 WHO 在《阿拉木图宣言》中提出一项旨在增进卫生服务公平性的全球性社会目标——"2000 年人人享有卫生保健"。根据 1978 年《阿拉木图宣言》，初级卫生保健着眼于解决居民的主要卫生问题，包括促进健康、预防保健、合理治疗、社区康复四个方面的活动。2018 年《阿斯塔纳宣言》将初级卫生保健的概念升级，强调建立个人健康守门人制度，建立贯穿全生命周期（健康促进、预防、治疗、康复、安宁疗护）、连续可持续、优质高效的整合式医疗卫生服务体系。

第一节　世界看中国：中国基层卫生健康服务体系概况

　　2021 年 3 月 23 日，习近平总书记在福建考察调研时强调，要均衡布局优质医疗资源，解决好医疗资源合理配置的问题，做到大病不出省、一般的病在市县解决、头疼脑热在乡镇村里解决。"十四五"时期要采取切实有效的举措。党中央、国务院高度重视基层卫生健康工作，近年来，在各级党委、政府坚强领导下，在广大基层卫生健康工作者共同努力下，我国基层卫生健康服务体系日趋完善，基层卫生服务能力稳步提升，基层医疗服务可及性持续改善，基本公共卫生服务均等化水平逐步提高，基层卫生健康各项工作取得了明显进展和突破。

一、我国医疗体系发展的基本历程

　　早在 2012 年，国务院公布的《卫生事业发展"十二五"规划》中就提出，"使 90% 的常见病、多发病、危急重症和部分疑难复杂疾病的诊治、康复能够在县域内基本解决"。同年，时任卫生部副部长马晓伟在《求是》杂志发表文章中总结了中国医疗卫生体系发展的基本历程，指出中国的医疗体系改革是一个动态推进的过程。

　　具体来讲大体经历了三个阶段：

第一阶段是改革开放前，通过建立省、地、县三级公立医院网络和县、乡、村三级医疗卫生服务网络，初步形成了覆盖城乡的医疗卫生三级网络，确保医疗卫生体系为全体人民服务，建立起适合中国国情的医疗卫生体制，利用仅占世界卫生资源总量2%的资源基本解决了全世界 1/6 人口的看病就医问题。

第二阶段是改革开放后至 20 世纪末，在继承和发展新中国成立以来以来三级网络的宏观资源配置体制基础上，完善覆盖城乡的三级医疗服务体系，在微观方面调动医疗机构和医务人员的积极性，扩充优质医疗资源总供给，医疗服务的整体实力、服务水平、服务质量和服务效率有了较大提高。

第三阶段是近二十年来，城镇职工基本医疗保险、新型农村合作医疗保险和城镇居民基本医疗保险三项基本医疗保障制度取得突破性进展，建立全民医保制度，中国共产党以政府的力量托起了世界上最大的医疗保障制度，保障人民有能力享受现代医学发展成果，为缓解新形势下的"看病贵"问题做出了重要贡献，同富有活力的三级医疗服务体系共同筑成我国医疗卫生体系的两大支柱。

针对"大病不出县"的目标，马晓伟部长指出，"大病不出县"目标的提出，是切实解决农村群众"看病难、看病贵"问题的必然要求，是我国县域医疗服务能力提升的必然结果。实现"大病不出县"，也是三级医疗服务体系落实功能定位的重要体现。同时，我们也要认识到，实现"大病不出县"的目标是一个动态过程。特别是随着生活水平的提升和疾病谱的变化，人民群众的医疗服务需求呈现出多样化的特点。县域医疗服务能力的建设要以人民群众的需求为导向，不断提高质量、提升水平，才能满足群众需求。人才瓶颈是实现"大病不出县"目标的关键障碍。特别是在我国城乡经济社会发展水平还存在一定差距的背景下，使得大批受过多年专业培训的医务人员长期在基层服务仍存在一定困难。事实上，这也是包括发达国家在内的很多国家在解决农村医疗问题时都面临的一个重要问题。

因此，要实现分级诊疗、双向转诊的就医格局，就必须推动资源的纵向流动、提高基层医疗卫生机构的能力和水平，要完善医保分级支付和分级定价政策，引导患者在基层就诊，公立医院要主动联系基层，充分发挥社区医疗机构的作用，做好康复和延伸服务。

二、我国基层卫生健康服务体系的组成、功能及主要目标

（一）组成与职能

我国基层卫生健康服务体系包含农村医疗卫生服务体系和城市医疗卫生服务体系。农村以乡镇、行政村为单位，具有较好的地理可及性，城市则以社区为单位，在区域范围内实现服务全覆盖。在农村，形成了以县级医疗卫生机构（包括中医院、妇幼保

健医院）为龙头，乡镇卫生院为主体，村卫生室为基础的"农村三级卫生服务网"；在城市，则形成了以社区医院、社区卫生服务中心（站）、诊所为主的城市医疗卫生服务体系。

县级医院作为辖区内医疗卫生保健服务的中心，不仅承担县内常见病、多发病的诊治任务，还提供二级专科医疗服务，承担危急重症抢救和复杂疑难病症的诊治任务。

乡镇卫生院以维护当地居民健康为中心任务，综合提供公共卫生和基本医疗等服务，并承担县级卫生行政部门委托的卫生管理职能。

村卫生室以保护农村居民健康为目标，开展疾病预防与控制，妇幼保健，健康教育和常见病、多发病的一般诊治和转诊服务。

城市社区卫生服务机构主要提供健康教育、妇幼保健、老年保健、慢性疾病（以下简称慢病）预防与控制、精神卫生服务等公共卫生服务，此外还要协助处置辖区内的突发公共卫生事件。同时，社区卫生服务机构提供一般常见病、多发病的诊疗、护理，诊断明确的慢性病治疗，社区现场应急救护和转诊服务等基本医疗服务。

（二）功能与作用

基层卫生健康服务机构作为医疗卫生服务网络的枢纽和基底，就像人体健康系统的毛细血管，把基本卫生健康服务覆盖到任何有需要的地方。基层卫生健康服务机构承担着为人民群众提供基本医疗服务与基本公共卫生服务的重要任务，是防与治的结合，是实现医改目标任务的重要环节。治，即基本医疗服务，以"县域医共体"的形式，以县级医院为龙头，整合县乡医疗卫生资源，满足居民的基本医疗服务需求，并提供家庭医生签约等服务。防，即基本公共卫生服务，以"国家基本公共卫生服务项目"为标准，针对城乡居民存在的主要健康问题，以儿童、孕产妇、老年人、慢性疾病患者（以下简称"慢病患者"）为重点人群，面向全体居民提供最基本的公共卫生服务，涵盖预防保健、计划免疫、疫情防控及养老照护等方面内容。

（三）主要内容及目标

要解决 14 亿人民的健康管理问题，必须要建立健全基层卫生健康服务体系，基层卫生健康服务体系的建设工作主要包括以下内容及目标：一是持续推进基层医疗卫生健康服务体系改革，加快农村乡镇卫生院、村卫生室和城市社区卫生服务机构建设，实现基层医疗卫生服务网络的全面覆盖，使全体居民享有便捷高效的社区卫生服务；推进以县医院为龙头的县域医共体建设，实现医共体内部资源的合理布局、分工协同、协作共享，积极探索新的发展路径，对成功的经验要推而广之，大力提升基层卫生服务机构的服务能力，按照国家卫生健康委员会发布的标准，补齐短板。二是加强基层医疗卫生人才队伍建设，充分利用好国家给予基层医疗卫生机构的编制标准，加大招聘力度，弥补人才短缺，同时要加强全科医生的培养培训，着力提高基层医疗卫生机构的服务水平和质量；积极推进"两个允许"政策落地，切实提高基层医务人员收入，推动乡村医生队伍建设和管理，推动村医向专业化、执业医生化发展；在医保方面对村卫生室给予支持，做到农村居民小病不出乡。三是做好家庭医生签约和基本公共卫生服务，逐步提高家庭医生签约率，丰富服务内容和服务方式，落实家庭医生签约服务费的支付保障；进一步做好慢病防治和重点人群健康管理工作，提高群众对基层卫生健康服务的获得感和满意度；进一步加强基层疫情防控能力，健全和完善疫情联防联控机制。

三、我国基层卫生健康服务体系近年发展取得的主要成绩

（一）基层医疗卫生机构服务能力逐步加强

数据显示，近年来我国基层卫生技术人员数量逐年上升、基层医疗卫生机构诊疗人次逐年增加，国家已出台一系列政策文件来保障我国基层卫生健康服务体系建设，我国基层医疗卫生服务能力正在逐步加强。

1. 政策保障，助力基层卫生医疗机构发展　2018 年，国家卫健委出台了《乡镇卫生院服务能力标准（2018 年版）》和《社区卫生服务中心服务能力标准（2018 年版）》，对基层医疗卫生机构的服务能力提出明确要求。2019 年国家卫健委发布了《乡镇卫生院服务能力评价指南（2019 年版）》和《社区卫生服务中心服务能力评价指南（2019 年版）》，致力于不断提升基层医疗服务能力，优化基层医疗服务模式。2018 年至今，我国主要从高质量发展、公共卫生支持、资源下沉、激励机制、家庭医生五个方面制定相关政策，同时定期举办各类交流学习活动，探索基层卫生健康服务体系建设，帮助基层提升医疗卫生服务能力（表 1-1-1）。

2. 保障人员供给，增加基层医疗机构人员　2015—2019 年，全国基层医疗机构医生人数、中医医生人数以及全科医生人数呈逐年上升趋势（图 1-1-1）。除 2016 年外，2015—2019 年，由非基层流向基层的医生人数，均大于由基层流向非基层的医生人数，且呈逐年增长趋势（表 1-1-2）。可见，我国基层医疗机构卫生技术人员供给增加，基层医生人数在逐年增加，有助于基层医疗卫生服务能力的提升。

3. 基层就诊服务和基本就医需求满足率提升　2015—2020 年基层医疗卫生机构诊疗人次整体呈现上升趋势，2015—2019 年 5 年间平均增长率为 0.6%，2020 年受新型冠状病毒肺炎疫情影响，诊疗人次有所下降，6 年内平均增长率为 −0.9%。其中门诊部的平均增长率最高，达到 10.4%；其次是诊所，平均增长率为 3.3%，卫生院的平均增长率为 2.6%（表 1-1-3）。2015—2020 年城镇人口比重逐年上升，乡村人口比重逐年下降，考虑到由于城镇化水平提高，村卫生室诊疗人次 6 年内呈现下降趋势。但整体而言，基层医疗卫生服务的保障能力稳步提升，居民就医的基本需求能够在基层得到满足。

表 1-1-1　2018—2021 年我国促进基层卫生健康体系建设相关政策梳理

文件归类	文件名称
能力提升	《关于加强基层治理体系和治理能力现代化建设的意见》
	《中共中央　国务院关于新时代推动中部地区高质量发展的意见》
	《关于加快推进乡村人才振兴的意见》
	《中共中央　国务院关于新时代推进西部大开发形成新格局的指导意见》
	《中共中央　国务院关于抓好"三农"领域重点工作确保如期实现全面小康的意见》
	《中共中央　国务院关于深化医疗保障制度改革的意见》
	《关于做好农村订单定向免费培养医学生就业安置和履约管理工作的通知》
	《关于分类推进人才评价机制改革的指导意见》
	《中共中央　国务院关于实施乡村振兴战略的意见》
	《关于加快推进社区医院建设的通知》
	《国家卫生健康委全面推进社区医院建设工作的通知》
	《关于开展建设老年友善医疗机构工作的通知》
	《关于加强基层医疗卫生机构绩效考核的指导意见（试行）》
	《关于开展 2019 年县医院医疗服务能力调查评估工作的通知》
	《乡镇卫生院服务能力评价指南（2019 年版）》
	《社区卫生服务中心业务能力评价指南（2019 年版）》
	《全科医生转岗培训大纲（2019 年修订版）》
	《关于开展社区医院建设试点工作的通知》
	《乡镇卫生院服务能力标准（2018 年版）》
	《社区卫生服务中心服务能力标准（2018 年版）》
资源下沉	《关于印发紧密型县域医疗卫生共同体建设评判标准和监测指标体系（试行）的通知》
	《关于再次调整部分三级医院帮扶贫困县县级医院对口关系的通知》
	《关于促进"互联网＋医疗健康"发展的意见》
	《关于推进医疗联合体建设和发展的指导意见》
公共卫生	《关于做好 2021 年基本公共卫生服务项目工作的通知》*
	《国家卫生健康委办公厅关于县级疾病预防控制等专业公共卫生机构指导基层开展基本公共卫生服务的通知》
家庭医生	《国家卫生健康委办公厅关于做好家庭医生签约服务工作的通知》*
	《关于规范家庭医生签约服务管理的指导意见》
激励机制	《关于改革完善全科医生培养与使用激励机制的意见》
	《关于完善基层医疗卫生机构绩效工资政策保障家庭医生签约服务工作的通知》

* 2017—2021 年，每年发布。

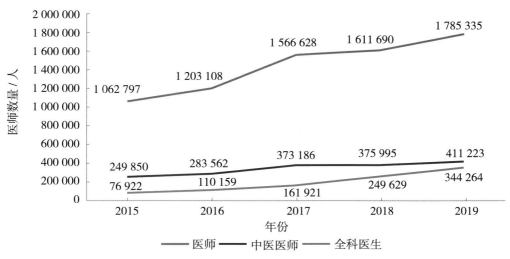

图 1-1-1　2015—2019 年我国基层医疗卫生机构不同类别医生数量变化趋势

数据来源：国家卫生健康委电子化注册信息系统

表 1-1-2　2015—2019 年医生在基层与非基层之间多点执业流向情况

流向	2015 年	2016 年	2017 年	2018 年	2019 年
非基层流向基层医生人数	379	24 884	44 435	67 123	77 830
基层流向非基层医生人数	372	25 350	41 552	55 888	65 003
净流向基层医生人数	7	−466	2883	11 235	12 827

数据来源：国家卫生健康委电子化注册信息系统

（二）基层医疗卫生服务可及性持续改善

基层医疗卫生服务可及性一直是基层卫生健康服务体系关注的重点问题。近年来，我国基层医疗卫生服务可及性的提高主要体现在居民到基层首诊的占比情况、居民就医的方便程度两个方面。

1. 基层首诊初见成效　2018 年《全国第六次卫生服务统计调查报告》显示，2018年患病两周内患者到县域医疗机构首诊的占比较 2013 年的 81.1% 提高了 5.9%，达到87.0%；2018 年经常到县域内医疗机构就诊的居民占 87.1%，比 2013 年提高 6.0%，增长率为 7.4%（表 1-1-4）。可见，我国县域内医疗机构基层首诊功能初见成效。

2. 居民就医便利提升　2018 年，15 分钟内可到达最近的医疗机构的家庭占比为89.9%，与 2013 年的 84.0% 比较提高了 5.9%；2018 年，全国家庭居住地 2 公里内有医疗机构的居民占比为 80.3%，与 2013 年的 80.6% 比较降低了 0.3%（表 1-1-4）。数据提示我国居民就医便利程度在逐渐提升。

表 1-1-3　2015—2020 年各类基层医疗机构诊疗人次及涨幅情况

机构类型	2015年诊疗人次/亿人次	较上一年涨幅/%	2016年诊疗人次/亿人次	较上一年涨幅/%	2017年诊疗人次/亿人次	较上一年涨幅/%	2018年诊疗人次/亿人次	较上一年涨幅/%	2019年诊疗人次/亿人次	较上一年涨幅/%	2020年诊疗人次/亿人次	较上一年涨幅/%	2015—2020年平均涨幅/%
总数	43.4	−0.5	43.7	0.7	44.3	1.4	44.1	−0.5	45	2.0	41.1	−8.7	−0.9
社区卫生中心（站）	7.1	2.9	7.2	1.4	7.7	6.9	8	3.9	8.6	7.5	7.5	−12.8	1.6
卫生院	10.5	1.0	10.9	3.8	11.2	2.8	11.3	0.9	11.8	4.4	11.1	−5.9	1.2
村卫生室	18.9	−5.0	18.5	−2.1	17.9	−3.2	16.7	−6.7	16	−4.2	14.3	−10.6	−5.3
门诊部	0.9	0.0	1.0	11.1	1.2	20.0	1.3	8.3	1.6	23.1	1.6	0	10.4
诊所	5.8	1.8	6.0	3.4	6.2	3.3	7.8	25.8	7.2	−7.7	6.7	−6.9	3.3

数据来源：《中国卫生健康统计年鉴 2021》

表 1-1-4　2013 年、2018 年我国基层医疗卫生服务可及性情况

指　标	2013 年	2018 年	2018 年较 2013 年的增长率
患病两周内患者到县域内医疗机构首诊占比 / %	81.1	87.0	7.3
居民经常到县域内医疗机构就诊占比 / %	81.1	87.1	7.4
15 分钟内到最近医疗点的家庭 / %	84.0	89.9	7.0
家庭居住地 2 公里内有医疗机构 / %	80.6	80.3	−0.4

数据来源：2013 年《第五次国家卫生服务调查分析报告》、2018 年《全国第六次卫生服务统计调查报告》

（三）公共卫生服务均等化水平逐步提高

我国基本公共卫生服务均等化水平逐步提高主要表现：人均财政补助标准逐年提高、妇幼保健管理指标明显改善、重大慢性病过早死亡率逐年下降，以及老年人管理、健康管理、慢病管理等各种项目带来的人均预期寿命增加。

1. 基本公共卫生服务项目日益丰富　2009 年启动基本公共卫生服务人均财政补助标准为 15 元，至 2020 年国家基本公共卫生服务项目人均财政补助标准提高至 74 元；2009 年明确了 10 项基本公共卫生服务项目的具体内容，至 2017 年增至 12 项，截至 2021 年年底，基本公共卫生服务项目达 14 项，服务项目主要由基层医疗卫生机构提供，项目服务内容亦逐步得到丰富。

2. 妇幼保健管理指标明显改善　2012 年至 2020 年，5 岁以下儿童死亡率从 13.2‰下降到 7.5‰，降幅达 43.1%；每 10 万人的孕产妇死亡率从 24.5‰下降到 16.9‰，降幅达 31.0%；婴儿死亡率从 10.3‰下降到 5.4‰，降幅达 47.6%（图 1-1-2）。可以看出，我国基本公共卫生服务的均等化对妇幼保健管理指标的提升有明显的正向作用。

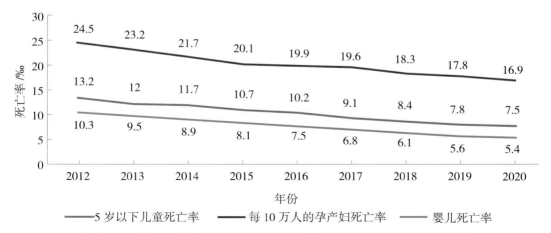

图 1-1-2　2012—2020 年我国 5 岁以下儿童、孕产妇和婴儿死亡率变化趋势

数据来源：《中国卫生健康统计年鉴 2021》

3. 重大慢性病过早死亡率逐年下降　国家卫生健康委员会发布的《中国居民营养与慢性病状况报告（2020 年）》显示，重大慢性疾病过早死亡率逐年下降。因慢性疾病导致的劳动力损失明显减少，2019 年我国居民因心脑血管疾病、癌症、慢性呼吸系统疾病和糖尿病四类重大慢性疾病导致的过早死亡率为 16.5%，与 2015 年的 18.5% 比较下降了 2 个百分点，降幅达 10.8%，提前实现 2020 年国家规划目标。

4. 全国人均预期寿命稳步提高　2009 年至 2019 年，全国人均预期寿命从 74.1 岁提高到 77.3 岁，2001 至 2009 年全国人均预期寿命的提高速度为 0.35%，2009 年到 2019 年全国人均预期寿命的提高速度为 0.43%（图 1-1-3）。通常，人均预期寿命的提高率会随着年龄数增长而逐渐放缓，然而，2009 年至 2020 年的年均提高速度大于 2001 年至 2009 年的年均增长率，在一定程度上反映出，慢病管理、老年人管理以及健康体检等基本公共卫生服务项目对人均预期寿命的提高起到了正向的作用。

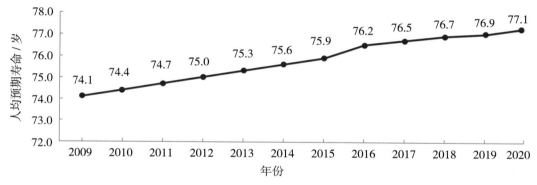

图 1-1-3　2009—2020 年我国人均预期寿命变化趋势

数据来源：OECD Health Data

四、基层卫生健康服务发展面临的问题与挑战

（一）人才培养机制和体系不健全

1. 基层医学人才队伍结构及层次亟待优化　2015—2020 年我国基层医疗卫生机构人才中，中专、专科学历的医生占全部基层医生的比例超过 75%，5 年内几乎没有明显变化，虽然本科学历所占比例有所上升，但变化不明显，至 2020 年本科学历仅占 13.7%，硕士研究生占比不足 1%，博士研究生占比不足 0.1%（表 1-1-5）。由此可见基层缺少留住人才、吸引人才的机制，难以发展高质量人才队伍。

2. 基层医学人才队伍培养体系尚不完善　目前，我国缺乏具有激励作用，并且能够实质性赋能基层的医学人才培养体系，无论是成为全科医生之前的培训、考核、评审，还是成为全科医生之后的继续教育体系均不完善。此外，虽然我国基层医疗卫生机构已采取给予就业优待、扩大岗位等各种措施来吸引高质量的医学人才，但未能从根本上改变基层医疗卫生机构优秀人力资源匮乏的局面。因此，基层医疗卫生机构的人才状况未得到明显改善。

表 1-1-5　2015—2020 年基层医疗卫生机构不同学历医生占全部医生百分比

医生学历	2015 年 /%	2016 年 /%	2017 年 /%	2018 年 /%	2019 年 /%	2020 年 /%
中专	44.3	43.6	43.9	43.6	43.6	43.0
专科	31.2	31.9	31.7	33.2	32.9	33.3
本科	10.9	11.4	11.2	12.1	12.9	13.7
硕士研究生	0.44	0.47	0.45	0.49	0.51	0.55
博士研究生	0.05	0.05	0.05	0.06	0.06	0.07

数据来源：国家卫生健康委电子化注册信息系统

（二）资源供给和配置结构需优化

2018 年至 2020 年，我国农村医疗卫生机构每千人口床位数由 4.56 张增加至 4.95 张，每千人口乡镇卫生院床位数由 1.43 张增加至 1.50 张，我国基层医疗卫生服务在农村的供给总量有所增加。而 2019、2020 年基层医疗卫生机构入院人数分别为 4295、3707 万人，比 2018 年分别减少 81、669 万人（2020 年受新型冠状病毒肺炎疫情影响入院人数减少较多）。此外，根据《中国统计年鉴 2021》显示，2020 年我国乡村人口比重由 2018 年的 38.5% 下降至 36.11%。由于城镇化水平提高，乡村人口整体的基本医疗需求在下降，基层医疗卫生机构，尤其是农村地区，通过增加医疗机构数量、扩大硬件设施的供给，并不能够合理解决基层医疗卫生服务当前面临的问题，供给不均衡、资源配置结构不合理的问题仍然突出（表 1-1-6）。

表 1-1-6　2018—2020 年乡村地区每千人口床位数及人口数统计情况

项目	2018 年	2019 年	2020 年
农村每千人医疗卫生机构床位数 / 张	4.56	4.81	4.95
农村每千人口乡镇卫生院床位数 / 张	1.43	1.48	1.50
基层医疗卫生机构入院人数 / 万人	4376	4295	3707
乡村人口比重 /%	38.5	37.29	36.11

数据来源：《中国卫生健康统计年鉴 2021》《中国统计年鉴 2021》

基层医务人员诊断、治疗能力有限，在基层开展的基础常见病种、医疗技术、检查项目均有限，易导致患者误诊，延误治疗。此外，由于基层医疗卫生机构多为常见病，诊疗难度小同时又缺乏监督，基层医务人员未严格按照规定执行诊治操作，病案记录不规范，基层医务人员对医疗风险知识的总体认知不足，基层医疗质量安全、用药安全意识淡薄，基层医疗卫生服务能力仍有较大提升空间。

（三）慢病管理和疾病预防难度大

由于预期寿命增长，我国的慢病患者基数不断扩大，慢病防控工作面临巨大挑战。随着我国经济社会发展和卫生健康服务水平的不断提高，居民人均预期寿命不断增长，慢病患者生存期不断延长，加之人口老龄化、城镇化、工业化进程加快和行为危险因素流行对慢性病发病的影响，我国慢病患者基数仍将不断扩大。同时，我国因慢病导致的死亡数占总死亡数的比例持续增加，至 2019 年，该比例已达 88.5%，其中因心脑血管疾病、癌症、慢性呼吸系统疾病导致的死亡比例为 80.7%，慢病防控工作仍面临巨大挑战。

在进一步深化基层卫生健康服务体系综合改革的背景下，各地把"强基层"作为改革着力点。随着我国整体卫生健康水平的不断提高，人民群众对优质、高效、可及的医疗卫生健康服务需求日益增长，对基层医疗卫生健康工作提出了更高的要求，我们需要直面当前基层医疗卫生服务体系存在的不平衡、不充分发展等问题，为实现"十四五"规划和"健康中国 2030"目标打下更加坚实的基础。

五、世界卫生组织对我国基层医疗服务体系的评价

2011 年 11 月，世界卫生组织完成《帮助中国建立公平可持续的卫生体系》独立评估报告，报告认为，在基本医保覆盖面大幅提高、基本药物制度实施、基层卫生体系重建力度加大、公共卫生服务均等化水平进一步提高、公立医院改革试点等五个方面，中国都取得了不同程度的进展。

2015 年，根据国际权威医学期刊《柳叶刀》对全球 195 个国家和地区医疗质量和可及性排名的结果显示，1990 年至 2015 年的 25 年间，我国是医疗质量进步最大的国家之一，医疗质量和可及性（HAQ）从第 110 位提高到第 60 位，进步幅度位居全球第三位。到 2016 年，我国 HAQ 排名从 2015 年的第 60 位提升至第 48 位，一年间上升了 12 位，再次取得重大进步，我国医疗技术能力和医疗质量水平提升成绩得到了国际广泛认可。

2015 年 9 月 4 日，世界卫生组织总干事陈冯富珍出席中国全科医学大会会议并在现场表示，希冀中国的基层卫生服务、全科医学服务的模式值得向全世界推荐。她表示，"感谢你们建立了非常好的基层医疗服务、全科医学服务的模式，而且这种模式也是值得向全世界来进行推荐的"。基层卫生服务是医疗服务的基础，更是分级诊疗落地必不可少的一环。"要推进中国的分级诊疗，需要有一个训练有素，干劲十足的全科医生队伍。"在陈冯富珍眼中，这种队伍将形成一个重要的平台，而且这种平台不单

单在中国发挥重要作用，在全世界都将发生重要的作用。

（宋　琦　马　荣）

第二节　中国看世界：他山之石，可以攻玉

自 1978 年 WHO 在《阿拉木图宣言》中提出一项旨在增进卫生服务公平性的全球性社会目标以来，世界各国均为实现这一目标，做出了持久的努力，持续完善基层医疗卫生服务体系，提升基层医疗卫生服务能力。虽然每个国家的发展阶段、社会体制、文化背景、医疗技术发展水平、人口结构等并不完全相同，但各国政府在完善基层医疗卫生服务体系及满足民众的基本医疗卫生需求方面，均根据本国特点提出了不同的发展策略，建立了符合国情的基层医疗卫生服务保障体系、人才培养体系和支付保障体系。以下选取几个比较具有代表性的国家，简要介绍其基层医疗卫生服务体系发展情况。

一、日本基层医疗服务体系

（一）服务体系

日本的三级诊疗模式是按照各都道府县（类似于我国省级行政单位），以行政区划为基础划分的层级错位、功能协同的医疗服务体系。具体包括：一级医疗机构，主要在市町村（基层行政区），提供与基础医疗保健相关的服务；二级医疗机构由多个市町村构成（类似于我国的医联体模式），提供预防、保健、常见病诊疗、住院治疗等一般性医疗服务；三级医疗机构以县（最高级地方行政区）为单位，根据行政区划发展需求、人口数量、年龄构成、区域交通等综合因素，配置较高层次的医疗资源。三级机构之间实行分级诊疗制度，可进行双向转诊。

其中，基层医疗卫生服务体系是日本分级诊疗制度的重要一环，是三级诊疗模式重要的组成基础。主要形式包含以下几类：

1. 全科医疗机构　全科医疗机构以 1 万人口的社区为基本单位，主要由全科医生团队提供社区医疗服务，1 万人以内主要为全科医生，超过 1 万人适当增配一定数量的专科医生。得益于便利的交通，这些机构分布在各个社区，多数机构规模较小，但配备齐全、专业化程度高，还有少数基层专科机构，服务水平较高。

2. 家庭医疗服务机构　家庭医疗服务机构工作人员包括家庭医生、访问护士及其他上门服务团队成员。主要提供以下几种服务：一是综合照顾服务，以护理和照护为主，为老年群体提供生活和护理等服务；二是慢病管理服务，主要包括糖尿病患者的胰岛

素注射、慢性阻塞性肺部疾病（简称 COPD）等患者的家庭氧疗、终末期慢性肾功能不全患者的家庭透析治疗以及肌萎缩性侧索硬化症患者的呼吸机治疗等；三是临终关怀服务，主要针对终末期患者。

3. 保健和公共卫生机构　日本的医疗卫生服务体系与保健体系相互融合，其保健和公共卫生机构主要以保健所的形式呈现。主要承担疾病预防、健康促进、环境卫生、公共卫生活动等重要职责，保健师负责协助保健所内其他职种的人员，提供针对结核、感染等的专门保健服务，参与制订保健计划，参与健康危机管理以及对居民进行相关支援等。

4. 社区居家护理机构　社区居家护理机构主要提供以社区为基础的老年整合服务。以社区为单位，为全体老年居民构建一个集居住、生活支援、护理、医疗、预防于一体的整合照顾体系，使老年人就近享受高质量的医疗护理服务。

（二）人才培养

1. 教育培养　目前，日本依托医科大学、医学高等教育等体系完成对全日制全科医学生的培养。学生通过理论和实践课程，达到毕业要求之后再进行 3 年规范化培训，包括诊所和小型医院的培训、全科医学科培训、专科培训等，每 5 年认证一次。同时将内科医生整合为全科医生，必须先成为内科医生，再转为全科医生。学生自医学院毕业后无法直接成为全科医生，需要先成为内科医生再转岗，因此，目前日本的全科医生总数量并不多。

2. 资质认证　目前，日本的全科医生需要由独立的机构进行认证。无论来自何种背景，日本全科医生均由全科医生学会认证。目前日本在全科医生培养方面也面临一定的问题，如缺少全科医生的师资、全科医生的素质有待提升等。

3. 研修培养　日本医学生的医学研修计划中明确规定，研修第二年必须系统进行社区保健医疗（初级卫生保健）研修 1 ~ 3 个月。研修地点一般为保健所、诊疗所、社会福利中心、老年养（介）护保健中心、偏远地带及孤岛的诊疗所等。

4. 偏远地区政策　日本在偏远地区和欠发达地区的社区医疗人才培养方面实行照顾政策，即政府承担在校生的学费和生活费等，并安排其毕业后到偏远地区义务服务 9 年。虽然大部分毕业生在义务服务期满后回到大城市工作，但这一政策在一定程度上缓解了偏远地区医疗资源紧缺的情况。

（三）学术建设

为进一步提高基层卫生保健服务的水平，更好地促进社区医学和社区医生的发展，1978 年日本为社区医生创建了专门的初级卫生保健学会。该学会主要为日本社区卫生保健服务研究制定政策方针，提供有利于基层医疗卫生发展的建议对策。此外，该学会每年会组织学会内的专家、学者在各都道府县轮回召开学术会议。 1985 年，该学会被认定为初级卫生保健国际学术组织"世界通科医生和家庭医生学会（简称WONCA）"的一员。2002 年，初级卫生保健学会、日本综合医学会、日本家庭医疗学会、门诊小儿科学会、（家庭内）出诊医生培养学会以及地区医疗振兴协会联合成立了"初级卫生保健教育联络协议会"。

（李昶锋）

二、泰国初级卫生保健体系

泰国地处东南亚，位于中南半岛西南部，国土面积 51 万余平方千米，总人口约为6963 万人。2020 年，泰国人均 GDP 为 1261 美元，在东南亚诸国排名第二位，是亚洲地区规模较大、人口较多的发展中国家。得益于较为健全的医疗卫生服务体系，泰国整体卫生水平较高，2019 年新生儿死亡率、1 岁以下儿童死亡率和孕产妇死亡率分别为 0.31%、0.57% 和 22.5/10 万，尽管与水平较发达国家仍存在差距，但仍可作为研究发展中国家医疗卫生服务体系中的典型案例。

（一）泰国初级卫生保健体系概况

在泰国公共卫生部（Ministry of Public Health，MOPH）的领导下，泰国目前已建立起公立为主的多层次医疗服务体系。其中，包括社区医院（Community Hospital）和次级卫生服务中心（Sub-district Health Center）的基层医疗卫生机构占据重要地位，其总数占泰国公立医疗卫生机构数量的 98.5%（10 359 家，2016 年），床位数占公立机构总床位数的 38.5%。社区医院是提供基本诊疗服务的主力，通常设置 30 ~ 120 张床位，由 2 ~ 8 名医生负担辖区内 3 万 ~ 8 万人的日常诊疗需求。次级卫生服务中心主要承担健康促进、健康管理和简单疾病的诊疗，由 3 ~ 5 名护士及公共卫生人员面向辖区内 2000 ~ 5000 人开展服务。依托和基层医疗卫生机构的转诊网络，高校附属医院、区域医疗中心和省级医院负责更高级的医疗服务，虽然数量较少，但服务规模较大，总床位数逾 6 万张。

（二）卫生筹资体系

覆盖面广、保障能力强的卫生筹资体系确保泰国民众可享受可负担的初级卫生保健（Primary Health Care，PHC）服务。目前，泰国的公共医疗保险分为三类，包括公务员医疗福利计划、针对就业人员的社会医疗保险和全民健康覆盖计划（Universal Health Coverage Scheme，UHCS），三类计划合计覆盖率达 99.33%。其中，UHCS 是泰国公共医疗保险的主体，截至 2019 年年底，该计划共有 51 552 337 人参保，占泰国总人口的 75.9%。

1. UHCS 概况　2002 年 4 月，泰国政府在先期试点的基础上在全国推广了

UHCS，并于同年 10 月颁布《国家健康安全法》，以法律形式确立 UHCS 的地位，并将其称为"30 铢计划"，以体现 UHCS 保障的全面性。为了更好保障 UHCS 执行，泰国政府将相关职能从 MOPH 剥离，成立国家医疗保障办公室（National Health Security Office，NHSO），作为战略购买方负责向医疗卫生机构购买服务，制定基本药物服务清单和 UHCS 支付标准，其职能与中国国家医疗保障局较为相似。

2. UHCS 筹资 税收是 UHCS 的唯一资金来源，富裕阶层的纳税额高于贫困阶层，初步实现了卫生费用风险的分摊。据世界银行统计，泰国的个人自付费用（Out-of-Pocket Payment，OOP）占卫生总费用的比例已从 2000 年的 34% 下降至 2014 年的 12%，家庭灾难性卫生支出的风险逐步下降。在较为稳定的筹资机制的保障下，UHCS 逐步扩大保障范围，陆续将艾滋病治疗（2006 年）、肾透析治疗（2008 年）、孤儿药（2010 年）、长期护理（2016 年）等服务纳入保障范围。

3. UHCS 战略购买作用 作为泰国最大的卫生费用支付方，NHSO 在卫生服务体系中具有垄断地位，可以作为战略购买方向药品、器械供应商协商价格。与中国比较，泰国较早建立了集中带量采购机制，以低于市场价的协议价实现了对药械的采购，节约了大量卫生费用，提升了 UHCS 资金的利用效率。而针对泰国公立为主的医疗卫生机构，NHSO 也拥有议价权。一方面，NHSO 作为独立政府部门，拥有参与卫生预算编制委员会和制定国家卫生政策的权力，可以作为利益相关方之一平衡 MOPH 扩张的需求。另一方面，NHSO 与公立、私立医疗机构签订协议，采取按人头付费、疾病诊断相关组（DRGs）等方式向医疗卫生机构付费，从而控制卫生费用的过快增长。

4. UHCS 与 PHC 的关系 广泛的 PHC 服务体系构成了 UHCS 的服务基础，为 NHSO 推广政策提供了坚实的平台。同时，PHC 服务成本低，也能满足居民的基本医疗卫生服务需求，具有良好的成本效益，能够满足 NHSO 控制 UHCS 成本，保证保障计划可持续的要求。因此，NHSO 有足够动力通过支付政策引导患者流向 PHC 体系，保障了基层医疗卫生机构的患者流，二者相辅相成，构成了泰国医疗卫生服务体系的坚实基础。

（三）泰国经验的借鉴意义

从泰国 PHC 治理体系的特点和演变来看，泰国构建 UHCS 的历程与中国有一定的相似性。泰国 NHSO 采取的带量采购、DRGs 付费等政策也走在了中国之前，提高了泰国医疗卫生服务利用程度和卫生系统效率，侧面验证了中国成立国家医疗保障局，深化医疗保障制度改革的有效性。但是，泰国经济发展程度较低，国民医疗卫生服务需求和规模与我国比较相对较小，高校附属医院等高等级的医院能力总体偏弱，我国基层医疗卫生机构服务能力较稳定等国情也决定了我国应采取与之不同的治理政策，建立具有中国特色的基本医疗卫生服务体系。

（王颖航）

三、古巴初级卫生保健体系

英国广播公司曾在2006年将古巴的医疗卫生体系评为"世界最好的公共服务"之一。古巴政府一直强调把提高全体国民的健康水平作为社会主义建设的一项重要战略任务。作为一个第三世界国家，古巴究竟是如何实现"让人人享有健康"的奋斗目标的？他们的初级卫生保健有哪些经验值得我们学习借鉴？

（一）社会经济和卫生状况

古巴共和国是北美洲加勒比海北部的群岛国家。古巴的国土面积为 109 884 平方公里，人口 11 326 600 人，14 岁以下儿童占总人口的 15.92%，65 岁以上人口占总人口的 11.7%。据世界银行数据统计，古巴 2019 年名义 GDP 达 1031.31 亿索比，同比增长 3.1%，人均 GDP 超过 9000 美元。

在基本卫生指标方面，古巴人均寿命达到 79.1 岁，婴儿死亡率为 4.782‰。与此同时，古巴拥有超过 10 万名专业在职医生和 48.5 万卫生专业人员，每年有 10 000 名医疗专业毕业生，其人均医生数量位于世界前列，每千人拥有 9 名以上医生。

作为典型的第三世界国家，古巴在医疗卫生服务方面却优于许多发达国家。深入了解古巴全民免费医疗制度，探索其基本初级卫生保健的经验启示，将有助于我国基层医疗卫生服务体系的进一步建设完善。

（二）初级卫生保健的典型做法

1. 完备的初级卫生保健服务体系 古巴采用三级医疗保健体制，由三级全国医院、二级中心医院及初级卫生保健机构构成，基本覆盖全国 99.1% 的人口。其中，初级卫生保健机构主要指社区综合诊所，配备内科、小儿科、妇产科和牙科的专科医生、护士、心理医生和其他业务人员，负责全区每个居民的医疗保健工作。一般而言，80% 的疾病都可在联合诊所进行诊疗。同时，初级机构主要依据预防与治疗相结合、以预防为主的基本方针开展工作，并与二级和三级医疗体系相协调（双向转诊等），与本社区群众组织等社会力量的参与相结合，向本地政府负责。

就诊时间上，古巴的初级医疗联合诊所提供 24 小时全天候医疗服务，使民众在夜间也能及时就诊。在就诊的空间分布上，古巴力求分级诊疗制度全境覆盖，无论城市或农村，平原或山区，均建立完备的居民家庭卫生档案。其医疗覆盖率高达 98%，远超一众发达国家。

2. 健全的家庭医生制度 古巴 1984 年开始推广家庭医生计划，目前已实现全覆盖。21 世纪初，古巴家庭医生占医生总数的比率已经接近五成，每年有 97% 的医学院毕业生加入家庭医生队伍中。古巴的家庭医生类似欧美国家的全科医生，负责 150 ~ 180 个家庭的医疗服务，包括疾病预防（注射疫苗）、药物治疗、康复训练及健康方面（如吸烟、饮酒、饮食和锻炼等）的宣传教育工作，同时协助解决居民的环境卫生和饮水卫生等问题。

家庭医生诊所设立在服务社区内，配备一名护士和基本的医疗设备、药品。家庭医生按家庭为每一个居民建立卫生档案，定期为居民进行体检，充分掌握每个居民的健康情况，并将患病记录及健康状况记录在档案内。此外，家庭医生还轮流到社区中的综合诊所值班。除紧急情况外，患者通常在固定的家庭医生处首诊。如果家庭医生诊所和综合诊所无法诊治，家庭医生则会负责将患者送至二级医院或更高级别的医院诊治，但仍要跟踪和掌握患者的病情发展，配合其治疗。在职业发展方面，古巴给予全科医生等同其他医生的职业发展机会，即只要通过专家委员会审核满足晋升条件，均可晋升到二级专家职称，解决了全科人才的职业顾虑。

3. 全面的人才培养机制　由于美国与古巴的历史纠纷，古巴政府在 20 世纪 80 年代针对医务人员的紧缺采取了免除学费、大幅扩大招生等策略。此外，古巴政府通过调整入学标准、学科设置、课程与培训内容设计、毕业分配等事务的计划安排，优化了医务人员的结构与分布。其中，医学教育计划以公共卫生和初级卫生保健为重点，并根据需求调节各科的招生，对于报考不积极的专业，采取更优惠的政策以吸引学生。且由于古巴较重视公共卫生，就业时只有毕业成绩达到前 10% 的学生才能被选中进入公共卫生领域。

古巴的卫生人力费用占卫生总投入的 20%。所有综合诊所和家庭医生服务站的医生全部经过近 12 年的教育实践培养（6 年医科大学教育、3 年专科医生教育、3 年基层工作经历）。此外，古巴在偏远地区实行轮换服务制，即作为接受免费高等教育的交换条件，每个医学院学生毕业之后要服从国家安排到医药资源缺乏的偏远农村地区服务两年。

（三）思考与展望

他山之石，可以攻玉。在医疗资源分配方面，我国可以借鉴古巴相关做法，优先发展社区医疗，加大对基础医疗和医学教育的财政投入，推动社区医疗的发展和家庭医生的输入进入良性循环，引导高层次的家庭医生承担起诊疗和预防的双重职责，推动医疗公平性和可及性；在医疗管理监督方面，切实落实分级诊疗政策，推动三级医疗服务网络建设，扩展社区医可承担的诊疗范围，根据区域内的人员情况精准划定其所属的社区医疗机构和负责的家庭医生，发动行业协会和群众组织辅助政府管理监督。

作为中低收入国家，古巴实行了真正意义上的全民免费医疗，主要健康指标和人类发展指数较高，其医疗卫生体制尤其是家庭医生制度、医学教育制度等经验值得我国深入学习。未来应当将古巴经验与我国现实情况结合，继续探索有益于我国基层医疗卫生服务体系发展的新思路。

（赵莉娜）

四、英国全科医生体系

英国全科医生（general practitioner，GP）指具有预防、保健、医疗和康复等系统医学全科知识，为社区居民提供全面、连续、及时、个性化的医疗保健服务的医疗服务从业者。全科医生制度是英国初级卫生保健服务体系中关键的一环，通过对社区居民从出生到死亡的全程健康管理，有效促进社区居民形成健康生活方式，引导患者合理就医，有效控制卫生总费用的支出。

（一）英国全科医生体系概述

英国医疗卫生服务体系属于"国家卫生服务体系（National Health Service，NHS）"，其提供的服务主要为两大类：一类是以社区为主的基层医疗服务，主要由全科医生、牙医和药房提供，每一名英国居民都要先签约家庭医生，然后才能享受全科医生服务；另一类是以医院为主的医疗服务，主要由专科医生提供，包括急症、专科门诊及检查、手术治疗和住院护理等，绝大多数服务需经过全科医生转诊才可获得。

2020年英国全科医生总数52 058人，每千人全科医生数为0.78人，女性多于男性，且差距有进一步扩大的趋势，2016年3月～2020年3月，女性全科医生占比从54%升至58%。全科医生管理分成两类，一是多名全科医生联合开设全科医生诊所，自负盈亏；二是直接受雇于NHS，目前英国的全科医生多隶属于全科医生诊所，但NHS雇员比例近年来有上升的趋势，从2016年3月～2020年3月，NHS直接雇员从26%升至35%，而诊所雇员比例则从60%降至47%。

（二）薪酬待遇

1. 诊所的全科医生　诊所基本收入可由Carr-Hill formula公式计算得出，公式主要受诊所所在地区、签约居民人数、签约居民年龄等影响。除基本收入外，其他收入来源包括基于质量成果达标的情况获得的相应奖金，政府对某些诊所的最低收入保障，增强服务（Enhanced Service）津贴、场地出租、培训收入等。居民每年均可自由选择全科医生签约，因此诊所的全科医生必须积极参与市场竞争，提供更好的服务，获得患者认可，才能获得更好的口碑和更高的收入，进而实现居民健康产出的最大化，避免"应转不转"等情况发生。

2018—2019财年，英国各地区的诊所全科医生平均税前收入较高，英格兰为117 300英镑（1英镑≈8.3888人民币），威尔士为10 6200英镑，苏格兰为10 1300英镑，北爱尔兰为92 300英镑，诊所全科医生平均税前收入约为社会平均收入的3～3.5倍，和专科医生持平，甚至高于专科医生（表1-2-1）。

表1-2-1　2017—2019年英国全科医生收入变化情况表

地区	诊所雇员收入变化情况			NHS雇员收入变化情况		
	2018—2019年全科医生收入/英镑	2017—2018年全科医生收入/英镑	增长率/%	2018—2019年全科医生收入/英镑	2017—2018年全科医生收入/英镑	增长率/%
英格兰	117 300	113 400	3.4	60 600	58 400	3.8
威尔士	106 200	99 800	6.4	58 400	52 100	12.1
苏格兰	101 300	93 100	8.8	65 100	62 900	3.6
北爱尔兰	92 300	93 400	1.2	55 100	56 700	2.8

数据来源：Review Body on Doctors' and Dentists' Remuneration 49th Report: 2021

2. NHS雇员的全科医生　NHS雇员的全科医生区别于"终身雇员"，NHS和全科医生均有权利主动与对方解约。NHS雇员的全科医生采用按合同的年薪制，收入通常随年龄的增加而增加。2018—2019年，四个地区NHS雇员的全科医生平均税前收入较诊所的全科医生低，苏格兰为65 100英镑，英格兰为60 600英镑，威尔士为58 400英镑，北爱尔兰为55 100英镑，但仍为社会平均收入的1.5～2倍。

（三）人力资源建设

1. 稳定人才队伍　2014—2018年，英国全科医生数逐年下降，为稳定现有全科医生团队，英国自2017年起采取了一系列改革措施。具体包括全科医生挽留计划（GP Retention Scheme，针对由于个人原因即将或已经离职的全科医生开展的经济激励计划）、全科医生职业附加计划（GP Career Plus，重点关注55～64岁的全科医生，主要是为其制定时间弹性较大的工作计划）、地方全科医生挽留基金（Local GP Retention Fund，支持地方根据实际情况激励全科医生留在岗位工作，重点关注新执业、考虑离开岗位和已经离开岗位的三个全科医生群体）、全科医生健康服务（GP Health Service，为患有精神疾病的全科医生提供免费治疗）等。经过一系列的改革措施，取得了一定的效果，2019—2020年，全科医生数实现小幅上涨，从2018年的49 569人上升至2020年的52 058人。

英国还计划通过海外招募全科医生，特别是在具有相似培养路径的欧盟国家进行招募，以扩大全科医生来源；同时，英国还将提高全科医生基础培训和专科规范化培训的收入，减轻全科医生培养阻力。

2. 提高工作效率　为进一步稳定全科医生队伍，英国积极采取措施提高全科医生的工作效率，通过整合全科医疗资源、优化业务流程、释放工作人员潜能来提升服务能力，进而减轻全科医生的工作压力；并提出"十大释放潜能高效行动（Ten High

Impact Actions to Release Capacity）"，通过引导患者合理就医、减少不必要的医疗需求以及简化全科医疗工作流程的方式，释放全科医疗人员的工作潜能。

（四）培养与培训

英国全科医生的培训模式为 5 年本科教育、2 年基础培训和 3 年全科专业培训，其中基础培训和全科专业培训阶段，均有政府的补贴收入。基础培训阶段是基于医院的面向所有医学本科毕业生的两年期培训，2 年期间将轮转 6 个科室，其中包括全科医学专业，在基础培训阶段的第一年，经考核合格后可向英国医学会申请医生执业资格。基础培训合格后，可申请专科培训，其中全科医生培训名额占总专科培训名额的50%。全科医生将在医院接受培训 18 个月，在全科医生诊所接受培训 18 个月，培训可选内容包括内科、儿科、妇科、急诊、精神科、老年科、临终关怀科、公共卫生科等，学生可自由选择 3 个专科培训，每个专科培训 6 个月。

专科培训期间，每位学生在基于培训的电子档案系统中有唯一的身份代码，系统将详细记录培训过程和结果，便于培训质量管理和监督考核，每名全科医学专业学生均要通过三个考核：应用知识测试、临床技能考核和工作实地评估。经过 3 年全科专业培训考核合格后，全科医生必须在英国皇家全科医生学会（Royal College of General Practitioners，RCGP）注册为会员，相当于获得全科医生资格，成为真正的全科医生。

已上岗的全科医生，还需按要求进行继续教育，每年必须参加 2 周左右的科研学习和专题讨论，每 3 年必须通过一次国家组织的继续医学教育的考核和评估，合格者才能继续执业注册；全科医生内部建立小组，定期阅读医学文献报道，相互交流服务经验。

综上所述，英国通过有竞争力的薪酬待遇、及时解决全科医生队伍建设遇到的问题、严格的培养培训体系，保证人员队伍的稳定和高质量的服务水平。

（古德彬）

五、法国初级卫生保健体系

（一）法国初级卫生保健体系简介

法国初级卫生保健体系以全科医生为核心，由区域卫生管理机构（Agence Régionale Santé，ARS）协调管理。该体系致力于合理分配医疗资源，确保民众平等获得持续、优质、安全的医疗照护服务。为实现该目标，ARS 根据区域地理、人口、流行病学特征，因地制宜调整国家政策，制定区域卫生计划（PRS），包括区域预防计划、城镇医院区域医疗保健组织计划（SROS）、老幼残区域医疗社会组织计划（SROMS）。在紧急情况下，ARS 将建立一批区域常驻组织，为医疗保健专业人员提供更有效的支持，并对患者需求进行详细评估。

（二）法国初级卫生保健工作者

目前，法国初级卫生保健体系由 23 000 名全科医生组成，平均每 2600 名居民拥有 1 名全科医生。大多数全科医生是个体经营，独立从事初级保健工作，有时也与他人一同工作。公民可自由选择全科医生，并与之签约，签约后的全科医生将成为私人医生。同时，公民也可咨询其他全科医生，但只有他们在注册系统中录入的私人医生，才有权限将患者转诊至专科医生，或其他医疗保健工作者，如护士、理疗师等。如此一来，患者将在医疗保健体系中得到进一步护理。

（三）法国初级卫生保健体系的经济条件

初级卫生保健预算包含在门诊部门总体预算中，该部门也包括专科医生。对初级卫生保健费用的估算表明，该费用约占所有健康支出的 20%。在法国，初级卫生保健覆盖面十分广泛，法国人口中的 99.9% 都享有初级卫生保健服务，而非法移民则通过国家医疗援助获得保障。2016 年，法国全科医生的年平均净收入为 63 900 欧元，他们的收入低于医学专家和牙医，与儿科医生的收入相当，而辅助医疗保健专业人员的收入通常低于全科医生。

（四）法国初级卫生保健成效

在慢病管理方面，法国初级卫生保健同样取得一定成效，但是，慢病患者的全科就诊率还有待提高。同时，法国的疫苗接种率很高，这也归因于初级卫生保健体系的完善。此外，初级卫生保健敏感疾病的入院次数，是衡量初级保健服务质量的重要指标，数据显示，法国诊断为肾脏感染、脱水和哮喘的患者的住院率相对较高。

（五）法国初级卫生保健存在的问题

近年来，法国全科医生数量普遍减少，初级卫生保健服务压力增大。全科医生最密集的是首都法兰西岛地区，以及阳光最充足的普罗旺斯－阿尔卑斯－蓝色海岸大都市区，平均密度为每 10 万居民分别有 71.09 名和 110.60 名全科医生。此外，法国城乡全科医生密度差距较大，每 10 万居民分别有 202 名和 78 名全科医生。因此，法国全科医生存在区域和城乡分布不均的问题。

另外，法国缺乏有关初级卫生保健机构开放时间的法律规范。初级卫生保健服务通常使用预约系统，并提供电话咨询。初级卫生保健机构下班后，居民获取初级卫生保健服务只能通过三种方式：志愿服务的全科医生、初级保健合作社、医院急诊室。

在连续性方面，全科医生没有正规的患者名单系统。根据规定，患者必须在全科医生处注册才能全额报销门诊费用，但他们可以选择任何类型的医生（包括非全科医生）并随时更换其他医生。然而，约 90% 的患者称，他们最后一次选择的全科医生是他们的首选医生，他们未必都对自己的首选医生感到满意。

此外，法国的制度规定，如果患者未经其首选医生转诊，其费用报销可能减少，或被要求缴纳额外费用。然而，全科医生与专科医生的联系并不紧密，初级保健与二级保健的合作有限，联合咨询、更换专科护理、全科医生接受专科医生建议等行为很少发生，这为患者转诊带来阻碍。

（刘穗斌）

六、德国初级卫生保健体系

德国是一个人口稠密、高度工业化的国家。其人口超过 8200 万，位居欧洲第一。德国男性平均预期寿命为 77.6 岁，女性为 82.8 岁，65 岁及以上的人口比例正在上升。德国没有国家卫生保健体系，而是通过若干自治机构和协会进行管理，如法定健康保险制度（GKV）、与 GKV 签订合同的医生协会和医院协会。目前，约 90% 的德国人通过全国 100 多家法定健康保险公司购买保险，约 10% 的德国人购买私人保险。德国每年的医疗支出占 GDP 的 11.1%，整体卫生资源和健康消费高于欧洲平均水平。2021 年经济发展与合作组织（OECD Health Statistics 2021）卫生统计数据中指出，2019 年，德国每千人口拥有医生 4.5 名，每千人口拥有病床 7.9 张，但全科医生占医生比例（18.4%）低于欧洲平均水平。2020 年，人均卫生总支出 6731 美元，其中政府或强制支出占 5729 美元，两者均位列欧洲第一。

（一）治理体系

在治理体系方面，初级卫生保健的责任被分散到各州。强制性健康保险地方医生协会（Kassenarztliche Vereinigung）负责本地计划的制订，计划需要明确当地医生的数量和具体分配。所有为法定健康保险患者服务的医生，都须加入强制性健康保险地方医生协会。这些医生还负责提供所有的个体急诊服务（Sicherstellungsauftrag），服务内容包括：满足人群健康需求，州范围内的所有卫生与健康服务，从疾病基金获得适当调整的健康预算（这些预算将分摊到所有协会的成员）。全科医生需要提供强制性的门诊全科服务。

德国卫生保健体系中卫生保健服务自治机构与健康保险基金同立法机构同样发挥了非常重要的作用。立法机构制定立法框架，医疗服务自治机构由医生、牙医协会、德国医院联盟和健康保险基金联邦协会组成，主要负责提供诊疗方法评估、医疗服务内容及安全保障等不同情况下的具体服务。

与英国的守门人制度不同，在德国患者可以自由选择医生。对于门诊机构医生的诊疗范围没有清晰的区分。譬如糖尿病患者可以选择全科医生或糖尿病专科医生就诊。但同时，如果临床问题比较复杂，需要特殊治疗，患者会被转诊给专科医生。从专科医生或医院转往全科医生的患者较少。专科医生和全科医生也很少沟通。据估计，

75% ~ 80% 的患者都是由全科医生独立诊疗而不经转诊。德国卫生保健体系内门诊与住院的分离，专科与全科的分离主要是靠其支付系统来确认，不同的治疗和专业对应的支付系统不同。

（二）卫生费用

在卫生费用方面，德国 2020 年初级卫生保健支出占卫生总支出的 13.3%，略高于欧洲平均水平（13.1%）。约 90% 的德国人享有强制性健康保险，该保险规定，患者在全科医生或牙医首诊时需要支付 10 欧元，同一季度内选择同一医生多次就诊不需要额外付费，若更换医生则需要再次付费。几乎所有的全科医生为个体营业，他们同保险公司签约，收入来源于人头费和付费服务。只有 13% 的全科医生领取固定薪酬。全科医生收入低于专科医生。

（三）诊疗服务质量和效率

在诊疗服务质量和效率方面，自引入疾病管理项目（DMP）之后，针对慢病患者的服务质量有了明显的改善。此外婴儿疫苗接种水平超过 90%，主要由儿科医生完成。过去三年，适龄妇女乳腺和妇科检查比例超过 50%。每年每位德国人平均选择全科就诊 18 次，全科医生平均诊疗时间为 7.6 分钟。每名全科医生平均每周诊治 22 名患者，约占全科医生 70% 的诊疗时间。此外，每名全科医生平均每周出诊 25 次，12% 的患者每年至少需要全科医生出诊一次，绝大多数为女性或老年人。

（四）人才培养

在人才培养方面，随着德国人口老龄化和慢病患者人口的增长，对全科医生的需求也相应增加。但是由于职业吸引力不足等问题，年轻一代医生很少愿意成为全科医生，人员总体上呈下降态势。当前，德国正在试图通过招聘国外医生的方式补充全科医生队伍，但仍面临着语言障碍、缺乏经济激励、其他国家竞争等困难。德国的全科医生职业培训需要长达 5 年的时间，其中包括 2 年的住院内科学习，18 个月的个体或团队医生培养，剩余 18 个月选择跟随全科医生或在住院部内科学习。儿科或妇科医生的职业培训同样需要至少 5 年。所有门诊医生都需要接受强制性的继续医学教育并获得相应的学分。

（曹子健）

七、瑞典初级卫生保健体系

（一）社会经济概况

瑞典位于北欧斯堪的纳维亚半岛东部，国土面积 45 万平方公里，人口约 1023 万，其中 85% 的人口生活在城市地区，人口主要集中在首都斯德哥尔摩及哥德堡和马尔默，行政区划包括 21 个郡和 290 个市。2020 年瑞典人均国内生产总值为 52 196.7 美元，其中卫生保健支出占国内生产总值的 11.4%。瑞典的健康状况位居全球前列，婴儿死亡率为 3.4‰，平均期望寿命为 82.5 岁（男性 80.7 岁，女性 84.2 岁）。缺血性心脏病和卒中是全人群死因顺位前二的疾病，意外伤害、自杀和饮酒相关疾病导致的死亡人数逐年降低，而阿尔茨海默病、超重以及青少年心理问题人数有所增加。

（二）医疗卫生体系概况

瑞典作为高福利国家的典型代表之一，其医疗卫生体系在体系设计和政策执行中，主要遵循三个原则，即人的尊严、需要和团结、成本效益。人的尊严指所有居民无论其收入和社会地位如何，都需得到同等的尊重；需要和团结指最需要的人优先得到治疗；成本效益则指在选择不同的治疗方案时，应考虑医疗成本和健康促进作用两个方面。

医疗卫生系统管理采用三级管理模式，分别为国家级、郡级和市级。国家层面卫生和社会事务部及 8 个相关部门负责整体卫生保健政策和监管；郡级层面负责医疗卫生服务的资金筹集；市级层面则在上级的指导下，开展具体医疗卫生服务。瑞典的《卫生和医疗服务法》规定：瑞典居民可在全国范围内自由就医，医生可在郡范围内自由选择执业医院。

医疗卫生费用由公共财政支出、患者自付、私人医疗保险三部分承担，其中大部分由公共财政支出负担。2016 年，瑞典年医疗卫生支出占 GDP 的 10.9%，其中约 84% 为公共财政支出；16% 为患者自付，多用于支付药费和牙科护理；私人医疗保险以补充保险的形式存在，其支出与医疗总支出的占比低于 1%。同时，瑞典通过设置自付费用上限，减轻居民就医负担，如专科咨询上限为 1100 瑞典克朗（约合 120 美金），院外药费的上限为 2250 瑞典克朗（约合 246 美金，18 岁以下人群免费）。

（三）初级卫生保健的特点

初级卫生保健系统是瑞典政府保障人民健康和医疗的基础，也是满足大多数人对医疗照护、疾病预防和康复需求的系统。瑞典的三级医疗体系包括 8 个区域医院、65 个郡医院和 1000 个社区卫生服务机构，其中 8 个区域医院主要负责疑难杂症诊疗、教学与研究。65 个郡医院负责普通疾病及精神病的治疗，而 1000 个社区卫生服务机构则提供社区内居民的初级卫生保健。瑞典的初级卫生保健主要有以下特点：

一是积极发挥护士和社会工作者的作用。瑞典初级保健护士的执业范围与其他国家比较有所扩大，部分护士会诊可代替全科医生咨询，部分注册护士具备处方权，专科护士在对患者的健康评估、健康管理等方面可发挥较大作用。此外，瑞典积极发挥社会工作者的作用。社会工作者根据其教育培养程度和工作经验的不同，分类别承担相应工作。高中毕业后直接成为社会工作者的，常服务于老人院、残疾人活动中心等机构，从事引导、看护等基本工作；大学社工专业毕业的人员可参与社区内人群的心理疏导、社区医疗机构的管理等方面工作；初级社会工作者人数多、适应性强，可满足社区特殊人群的护理需求；高级社会工作者提供全面、专业的服务，负责处理管理、咨询等更为复杂的问题。

二是以公立服务提供方为主，重视健康公平。瑞典大部分初级卫生保健为公立机构，各郡通过政府购买私立服务，对初级卫生保健服务进行补充，并激发公立社区卫生服务机构的竞争意识，在一定程度上发挥市场作用。此外，瑞典长期致力于减少健康差距，关注弱势群体。1982 年，瑞典颁布了《卫生和医疗服务法》（*The Health and Medical Services Act*），该法案旨在缩小不同收入居民之间的健康差距。2013 年成立了健康和社会保健监察局（The Health and Social Care Inspectorate），在地方，针对不同人群所需建立了相应的社区卫生服务机构，如为满足老年人照护需求建立了老年人之家，满足残疾人康复需求建立了残疾人活动中心等。

三是强调初级卫生保健服务提供过程中的政府责任。卫生筹资的主要来源是税收和国家拨款，郡政府和市政府承担为居民提供卫生服务的责任，通常通过总额预付制，或总额预付制与按人头付费相结合的方式，对医疗机构进行支付。国有的瑞典国家药品公司负责全国药品的调配和销售。政府通过高额支付保护计划，降低人群疾病经济负担，提高卫生服务的可及性。近年来由于税收的降低，可用于卫生服务的资金也随之减少，患者更多地接受门诊服务，减少住院服务，治疗轻症患者的床位数持续减少，床位等待时间逐渐增加。

四是信息化程度高。自 1998 年起，瑞典电子医疗网络初步建立，该系统允许区域内健康服务信息交换，2006 年在全国范围内开通电子医疗系统，全国所有初级卫生保健中心和医院都可以通过该系统进行信息交换，患者的检验诊断报告和病历可以直接在网上平台查询，方便了医患交流。政府在进行区域医疗费用投入评价时，也会充分参考电子档案中记录的就诊量和电子处方的质量。医疗机构定期对一类疾病进行回顾性分析，归纳形成科学有效的疾病管理方案。此外，瑞典建立了临床决策支持系统，该系统可以分析瑞典国家处方库中存储的患者电子处方。

（杨　菁）

八、美国社区卫生服务体系

（一）美国社区卫生服务体系概况

美国的医疗卫生服务体制以市场为主导，医疗卫生系统分为社区医院服务和医院服务两大部分。美国的社区卫生服务起源于 19 世纪末，分为个人卫生服务分系和公共环境卫生服务分系。20 世纪 60 年代的社区卫生服务机构，是基于美国联邦政府干预美国的医疗卫生系统而建立的，其经营性质为私立非营利性医疗服务机构。20世纪80年代末以来，将社区卫生服务机构界定为联邦政府认证的社区卫生服务机构（Federally Qualified Health Center）。目前，美国的社区卫生服务机构包括社区医院（美国医院的主体）、家庭式护理中心、社区卫生服务机构等。

（二）美国社区卫生服务典型特征

1. 家庭医生是美国社区卫生服务的主要力量　美国社区卫生服务主要由家庭医生负责，同时也有专科医生的参与。家庭医生通常以个体或集体的形式开业，承担包括门诊治疗，为居民提供包括初级医疗、转诊建议、与专科医生讨论治疗方案、出院后的康复等在内的全程式医疗服务。美国的家庭医生能够解决80%～90%患者的问题，而家庭医生仅占临床医生比例的60%。通常情况下，每名家庭医生负责2000～2300名居民的基本医疗服务，10名左右的家庭医生会在社区内共同建立诊所。此外，家庭医生与医院存在业务协作关系，而非竞争关系。

2. 同质、严格的医学人才培养方式　美国实行同质化的医学教育措施。美国针对进入社区医院和上级医院的医生，实行相同的医学培养模式。进入社区医院的医生同进入上级医院的医生一样，需要经过4年本科教育、4年医学教育、3～5年住院医生规范化培训，并经过严格考核才能正式进入医院。同质化的医学教育能够保证不同级别的医院在提供基本医疗服务的能力方面达到大致相同的水平。

注重对全科医生的培养。在美国，全科医生执业注册的门槛非常高，美国的家庭医生在取得执业资格并注册成功以后，每6年必须重新注册一次，重新注册的条件非常严苛。如果未及时重新注册，将会被吊销执业资格。注册成功后，也需长期接受继续医学教育，并定期接受考评。

鼓励医学人才到社区医院工作。美国联邦政府和州政府制定了一系列的政策引导医学生到社区医院工作。包括免去医学教育阶段的学费、给予同上级医院医生大致相同的薪酬，为社区医院的医生配偶提供工作机会，为其子女提供支持等各项政策，对医学生具有很大的吸引力，从而为社区医院输送优秀的医学人才。

3. 管控式商业健康保险模式引导患者至基层首诊　医疗保险机构直接参与医疗服务机构的管理，家庭医生与社区人群在充分相互了解的情况下签约，医疗保险机构则采用预付制，"钱随人走"发挥医保支付的杠杆作用。私人医疗保险中的卫生维护组织明确规定：必须通过家庭医生转诊才能前往专科医生处就诊，没有全科医生的推荐不得直接接受专科服务。美国通过管控式商业健康保险模式，引导患者至基层首诊，同时可实现医疗保险机构与医疗服务机构的有效联合，从而加强管理。

4. 政府调节由医疗市场化带来的不公平问题　尽管美国医疗卫生制度以市场化为主导，但政府针对医疗市场不公平问题也发挥着作用。政府通过医疗照护制度（Medicare）

和医疗救助制度（Medicaid）对不同的人群施以帮助。美国社区卫生服务机构的服务对象主要是无医疗保险者或穷人医疗保险者，两者分别占社区卫生服务机构总服务人次的 40% 和 35%，对其实行贫困医疗救助，该类人口产生的医疗收入占社区卫生中心收入的 63.5%，为社区卫生中心最大的收入来源。医疗照护制度是美国社区医疗机构最大的单一付费方。

（宋　琦）

第二章　国家基本公共卫生服务项目实施成效
——迈向全民健康覆盖（UHC）第一步

第一节　回顾沿革：政策为纲，
谋划基本公共卫生服务项目顶层设计

一、建设背景

自 2009 年以来，围绕"保基本、强基层、建机制"的主题，覆盖全民的公共卫生服务逐步开展与推进，国家启动了基本公共卫生服务项目，免费为城乡居民提供建立居民健康档案、健康教育、预防接种、0 ~ 6 岁儿童健康管理、孕产妇健康管理、老年人健康管理、高血压和 2 型糖尿病患者健康管理、严重精神疾病患者管理、结核病患者健康管理、中医药健康管理、传染病及突发公共卫生事件报告和处理、卫生监督协管 12 类基层、2 类省级共 55 项服务。这是促进基本公共卫生服务逐步均等化的重要内容，是深化医药卫生体制改革的重点工作，也是一项惠及千家万户的重大民生工程，覆盖我国 14 亿人口，与人民群众的生活和健康息息相关。

二、制度沿革

（一）基本公共卫生服务项目的发展

中华人民共和国成立后，党和政府提出了"预防为主"的卫生工作方针，自上而下建立起全国范围内的卫生防疫体系，在重点发展农村地区卫生建设的背景下，中国早期公共卫生得以快速发展。2003 年严重急性呼吸综合征（SARS）疫情后，公共卫生事业再次受到国家重视，在公共卫生体系建设方面重点关注疾病预防和控制，并相继颁布相关法律法规，但关于基本公共卫生服务相关的体系建设还有待完善。

2006 年《国务院关于发展城市社区卫生服务的指导意见》提出要"着力推进体制、机制创新，为居民提供安全、有效、便捷、经济的公共卫生服务和基本医疗服务"，同年出台的《城市社区卫生服务机构管理办法（试行）》，提出社区卫生服务机构应该提供的 12 项公共卫生服务项目，包括卫生信息管理，健康教育，传染病、地方病、寄生虫病预防控制，慢性病预防控制，精神卫生服务，妇女保健，儿童保健，老年保健，残疾康复指导和康复训练，计划生育技术咨询指导，协助处置辖区内的突发公共卫生事件和其他公共卫生服务，成为我国基本公共卫生服务的框架。

2009 年，《中共中央国务院关于深化医药卫生体制改革的意见》提出全面加强公共卫生服务体系建设，"促进城乡居民逐步享有均等化的基本公共卫生服务"，将促进基本公共卫生服务逐步均等化作为深化医改的五项改革之一。

2011 年，原卫生部出台《国家基本公共卫生服务规范（2011 年版）》和《卫生部、财政部关于加强基本公共卫生服务项目绩效考核的指导意见》，为基层开展基本公共卫生服务提出政策要求与指导。

2012 年，《"十二五"期间深化医药卫生体制改革规划暨实施方案》提出，要"坚持把基本医疗卫生制度作为公共产品向全民提供的核心理念""推进基本公共服务均等化"。

2016 年，《"健康中国 2030"规划纲要》确立了健康优先、改革创新、科学发展和公平公正四大原则，并强调要"以农村和基层为重点，推动健康领域基本公共服务均等化，维护基本医疗卫生服务的公益性，逐步缩小城乡、地区、人群间基本健康服务和健康水平的差异，实现全民健康覆盖，促进社会公平"。

2017 年，原国家卫生和计划生育委员会出台了《国家基本公共卫生服务规范（第三版）》，在前两个版本的基础上根据卫生方针的变化进行少量服务项目增改，体现出随着医疗体制改革的不断深化、人民健康水平不断提高，基本公共卫生服务项目及其具体服务内容也在根据实际做出动态调整，以更好满足人民的基本健康需要和均等化要求。

2021 年，中共中央国务院印发《中共中央 国务院关于加强基层治理体系和治理能力现代化建设的意见》，要求健全基层群众自治制度，更大程度发挥公共卫生委员会等作用。

2022 年年初，民政部、国家卫生健康委员会等多部门联合出台《关于加强村（居）民委员会公共卫生委员会建设的指导意见》，进一步指导基层基本公共卫生服务的开展与推进，力争初步建立起常态化管理和应急管理动态衔接的基层公共卫生管理机制，为实施健康中国战略、推进全过程人民民主和基层治理现代化建设发挥积极作用。

（二）均等化问题

实施基本公共卫生服务项目是促进基本公共卫生服务逐步均等化的重要内容，是深化医药卫生体制改革的重要举措，也是一项惠及城乡居民的民生工程。基本公共卫生服务均等化是指每个公民都能平等地获得基本公共卫生服务。基本公共卫生服务范围包括：计划免疫，妇幼保健，院前急救，采供血以及传染病、慢性病、地方病的预防控制。我国现阶段的基本公共卫生服务均等化，主要由国家确定并向城乡居民免费提供若干服务项目，基本公共卫生服务的内容根据居民的健康需要和政府的财政承受能力确定。在保障国家确定的基本公共卫生服务均等化的基础上，鼓励地方政府根据当地经济水平和突出的公共卫生问题，适当增加基本公共卫生服务内容。

2006 年，第十届全国人大四次会议上正式提出了基本公共卫生服务的均等化问题，要求完善公共财政制度，实现公共卫生服务均等化，同时还需将教育、卫生、文化等纳入公共卫生服务中，自此我国开始逐渐重视公共卫生服务的发展与制度建设。

2009 年，卫生部出台《关于促进基本公共卫生服务逐步均等化的意见》，明确提出"促进基本公共卫生服务逐步均等化作为落实科学发展观的重要举措和关注民生、促进社会和谐的大事，纳入当地经济社会发展总体规划，切实加强领导"。同年出台第一版基本公共卫生服务项目服务规范，明确了落实基本公共卫生服务的具体项目及内容。

国务院成立的医疗卫生服务小组对基本公共卫生服务均等化的目标进行了划分，以制定并且实施相关政策及项目，逐渐缩小城乡之间公共卫生服务的差距作为短期目标，以实现居民有均等获取相关基本公共卫生服务的机会。

2017 年，国务院印发《"十三五"推进基本公共服务均等化规划》，作为推进基本公共服务体系建设的综合性、基础性、指导性文件，强调在新的时期继续统筹资源、促进均等，继续强化基本公共卫生服务能力建设。

开展国家基本公共卫生项目，是促进基本公共卫生服务逐步均等化的重要内容，是深化医药卫生体制改革的重要工作。近年来，国家对于基本公共卫生服务愈加重视，也多次强调推动基本公共卫生服务均等化，细化实现均等化的目标与策略，对于不断深化医疗体制改革、全面推动健康中国行动建设有着深远的意义。

第二节　探索现状：资源为基，
推进基本公共卫生服务项目落地见效

一、基层公共卫生资源简述

（一）组织架构

1. 项目组织领导情况　在我国，基本公共卫生服务项目被纳入了政府和部门的目标考核，在有些省，则被纳入省政府民生工程实施项目，并成立了基本公共卫生服务项目工作领导小组。一些市县政府以主管卫生的领导为组长，同时在领导小组下设办

公室（或管理中心）、技术指导组等。

各级卫生行政部门主要负责明确牵头管理处室、业务管理处室、专业公共卫生机构的职责分工。

2. 项目组织管理模式

目标管理：年初部署、适时督导、按期考核；

经费管理：按服务人口预算、预拨，考核后，按月、季度、年度结算；

培训模式：专业机构指导、督查；

考核模式：逐级下沉，抽样考核。

乡镇卫生院和社区卫生服务机构分别负责村卫生室、社区卫生服务站的人员培训、项目实施和考核。

（二）机构设置

本章所讨论的基层公共卫生服务提供的机构主要包括提供基本公共卫生服务的基层医疗卫生机构和专业公共卫生机构的基层机构。截至 2021 年，全国基层医疗卫生机构有 98 万个，专业公共卫生机构约有 13.3 万个，专业公共卫生机构中，含疾病预防控制中心 3376 个、卫生监督机构 3010 个、妇幼保健机构 3032 个。专业公共卫生机构总量减少约 8%，可能与新型冠状病毒肺炎疫情以及专业公共卫生机构与基层医疗卫生机构的公共卫生职能调整与合并有关。新医改以来，专业公共卫生机构数量在 2014 年达到峰值，后随着我国卫生政策的调整，计生机构、专科病防治机构等数量减少或合并到医院中，专业公共卫生机构的数量呈逐年递减趋势，但总体上疾病预防控制中心、妇幼保健机构和卫生监督机构数量变化较为稳定，如图 2-2-1 所示。

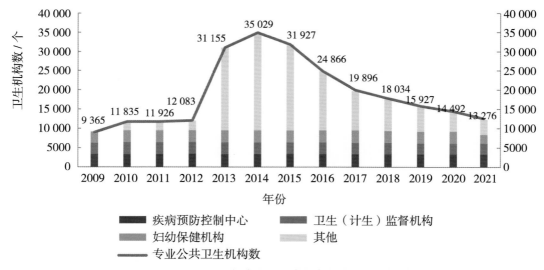

图 2-2-1　2009—2021 年我国不同类别专业公共卫生机构数量

（三）人员配置

2011 年，卫生部出台的《医药卫生中长期人才发展规划（2011—2020 年）》中指出要加强公共卫生人才队伍建设，建立公共卫生专业人员管理制度，促使实现城乡居民基本公共卫生服务均等化。文件要求到 2020 年专业公共卫生机构人员应达到每万人口 8.3 人的配置，约 117 万人，然而统计数据显示，2021 年我国每万人口仅有 6.79 名专业公共卫生机构人员（图 2-2-2），约 95.8 万人，较 2020 年目标仍有 21.1 万人的缺口，差距较大。此外，还存在公共卫生人力资源分布不均衡、区域差异明显等问题，因此公共卫生人才储备有待进一步加强。

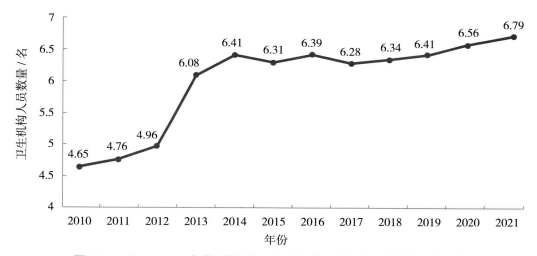

图 2-2-2 2010—2021 年我国每万人口专业公共卫生机构人员数量变化趋势

二、国家基本公共卫生服务项目进展与成效

（一）服务内容

实施国家基本公共卫生服务项目是促进基本公共卫生服务逐步均等化的重要内容，是我国公共卫生制度建设的重要组成部分。为规范国家基本公共卫生服务项目的实施，原卫生部于 2009 年出台了第一版《国家基本公共卫生服务规范（2009 年版）》，对基本公共卫生服务的类别、服务对象及基本项目和内容进行了要求，初步拟定城乡居民健康档案管理、健康教育、0 ~ 36 个月儿童健康管理、孕产妇健康管理、老年人健康管理、预防接种、传染病报告和处理、高血压患者健康管理、2 型糖尿病患者健康管理、重性精神疾病患者管理 10 个类别的内容。

结合国家基本公共卫生服务项目启动以来的成效和人均基本公共卫生服务经费补助的上调，2011 年原卫生部印发第二版《国家基本公共卫生服务规范（2011 年版）》，并配备专门网站和手册进行宣传。其中包括城乡居民健康档案管理、健康教育、预防接种、0～6岁儿童健康管理、孕产妇健康管理、老年人健康管理、高血压患者健康管理、2型糖尿病患者健康管理、重性精神疾病患者管理、传染病及突发公共卫生事件报告和处理以及卫生监督协管服务规范11项内容，在各项服务规范中，分别对国家基本公共卫生服务项目的服务对象、内容、流程、要求、考核指标及服务记录表等作出了规定。

为进一步促进基本公共卫生服务逐步均等化、规范国家基本公共卫生服务项目管理，原国家卫生和计划生育委员会结合我国居民实际健康情况和公共卫生经费状况对上一版本规范进行了修订，于2017年出台了《国家基本公共卫生服务规范（第三版）》（表2-2-1）并沿用至今。该版本包括了居民健康档案管理、健康教育、预防接种、0～6岁儿童健康管理、孕产妇健康管理、老年人健康管理、慢性病患者健康管理（包括高血压患者健康管理和2型糖尿病患者健康管理）、严重精神障碍患者管理、肺结核患者健康管理、中医药健康管理、传染病及突发公共卫生事件报告和处理和卫生计生监督协管12项内容，要求各地在实施国家基本公共卫生服务项目过程中，结合全科医生制度建设、分级诊疗制度建设和家庭医生签约服务等工作，不断改进和完善服务模式，积极采取签约服务的方式为居民提供基本公共卫生服务。2014—2017年国家基本公共卫生服务主要项目及其指标见表2-2-2。

表2-2-1　第三版国家基本公共卫生服务项目

类　别	服务对象	项目及内容
建立居民健康档案	辖区内常住居民，包括居住半年以上非户籍居民	1.建立健康档案；2.健康档案维护管理
健康教育	辖区内常住居民	1.提供健康教育资料；2.设置健康教育宣传栏；3.开展公众健康咨询服务；4.举办健康知识讲座；5.开展个体化健康教育
预防接种	辖区内0～6岁儿童和其他重点人群	1.预防接种管理；2.预防接种；3.疑似预防接种异常反应处理
儿童健康管理	辖区内常住的0～6岁儿童	1.新生儿家庭访视；2.新生儿满月健康管理；3.婴幼儿健康管理；4.学龄前儿童健康管理
孕产妇健康管理	辖区内常住的孕产妇	1.孕早期健康管理；2.孕中期健康管理；3.孕晚期健康管理；4.产后访视；5.产后42天健康检查
老年人健康管理	辖区内65岁及以上常住居民	1.生活方式和健康状况评估；2.体格检查；3.辅助检查；4.健康指导
慢性病患者健康管理（高血压）	辖区内35岁及以上常住居民中原发性高血压患者	1.检查发现；2.随访评估和分类干预；3.健康体检
慢性病患者健康管理（2型糖尿病）	辖区内35岁及以上常住居民中2型糖尿病患者	1.检查发现；2.随访评估和分类干预；3.健康体检

续表

类　别	服务对象	项目及内容
严重精神障碍患者管理	辖区内常住居民中诊断明确、在家居住的严重精神障碍患者	1. 患者信息管理；2. 随访评估和分类干预；3. 健康体检
结核病患者健康管理	辖区内确诊的常住肺结核患者	1. 筛查及推介转诊；2. 第一次入户随访；3. 督导服药和随访管理；4. 结案评估
中医药健康管理	辖区内 65 岁及以上常住居民和 0 ~ 36 个月儿童	1. 老年人中医体质辨识；2. 儿童中医调养
传染病和突发公共卫生事件报告和处理	辖区内服务人口	1. 传染病疫情和突发公共卫生事件风险管理；2. 传染病和突发公共卫生事件的发现和登记；3. 传染病和突发公共卫生事件相关信息报告；4. 传染病和突发公共卫生事件的处理
卫生计生监督协管	辖区内居民	1. 食源性疾病及相关信息报告；2. 饮用水卫生安全巡查；3. 学校卫生服务；4. 非法行医和非法采供血信息报告；5. 计划生育相关信息报告
免费提供避孕药具	1. 省级卫生计生部门作为本地区免费避孕药具采购主体依法实施避孕药具采购；2. 省、地市、县级计划生育药具管理机构负责免费避孕药具存储、调拨等工作	
健康素养促进行动	1. 健康促进县（区）建设；2. 健康科普；3. 健康促进医院和戒烟门诊建设；4. 健康素养和烟草流行监测；5. 12320 热线咨询服务；6. 重点疾病、重点领域和重点人群的健康教育	

表 2-2-2　2014—2017 年国家基本公共卫生服务项目及其指标

服务项目	2017 年指标	2016 年指标	2015 年指标	2014 年指标
电子健康档案建档率 / %	75	75	75	70
适龄儿童国家免疫规划疫苗接种率 / %	90	90	90	90
新生儿访视率、儿童健康管理率 / %	85	85	85	85
早孕建册率和产后访视率 / %	85			
孕产妇系统健康管理率 / %		85	85	85
老年人健康管理率 / %	67	65	65	65
高血压患者管理率 / %		40	35	
高血压患者规范管理率 / %	60		50	38
2 型糖尿病患者管理率 / %		35	30	
2 型糖尿病患者规范管理率 / %	60		50	25

续表

服务项目	2017 年指标	2016 年指标	2015 年指标	2014 年指标
严重精神障碍患者规范管理率 / %	75			
肺结核患者管理率 / %	90	90		
老年人、儿童中医药健康管理率 / %	45	40	40	30
传染病、突发公共卫生事件报告率 / %	95			

数据来源：《关于做好 2014 年国家基本公共卫生服务项目工作的通知》《关于做好 2015 年国家基本公共卫生服务项目工作的通知》《关于做好 2016 年国家基本公共卫生服务项目工作的通知》《2017 年国家基本公共卫生服务项目主要目标任务》

（二）经费保障

国家基本公共卫生项目是面向全体居民免费提供的最基本公共卫生服务，开展服务项目所需资金主要由政府承担，中央、省级、市县各级财政按比例分担。

2010 年，国家明确服务项目的补助由县（区）级财政部门承担，中央财政通过专项转移支付对地方补助，资金拨付的依据是"当年按服务人口预拨，次年根据绩效考核结算"。同年，为细化对基层医疗卫生机构的财务管理，连续出台了《基层医疗卫生机构财务制度》和《基层医疗卫生机构会计制度》，明确基本公共卫生资金收入与支出明细，规范机构会计核算及运行。2015 年《公共卫生服务补助资金管理暂行办法》，指出基本公共卫生服务项目补助资金根据各地实际服务的常住人口数量、国家规定的人均经费标准等，统筹考虑区域财力和绩效评价后确定。2019 年，我国财政部、国家卫生健康委员会、国家医疗保障局和国家中医药管理局联合出台《基本公共卫生服务补助资金管理办法》和《关于印发基本公共卫生服务等 5 项补助资金管理办法的通知》，其中明确转移支付资金采用因素法分配，即某省（区、市）应拨付资金 = 常住人口数量 × 国家基础标准 × 中央与地方分担比例 + 绩效因素（原则上不低于 5%）分配资金。基本公共卫生服务支出责任实行中央分档管理，一共分为 5 档，中央支出分别负担 80%、60%、50%、30%、10%。

随着财政投入的不断增长，基本公共卫生服务人均经费标准由 2009 年每人 15 元逐年递增至 2022 年的每人 84 元，详见图 2-2-3。由于服务项目的经费一部分来源于地方，各地也可以在国家制定的标准上进行额外的调整。以江苏省为例，2022 年江苏省基本公共卫生服务人均补助标准达 93 元，高出国家人均补助标准 9 元，可为基层医疗卫生机构提供更灵活的绩效管理范围，提高基层卫生人员积极性。

国家对于基本公共卫生的财政投入总体也呈上升趋势，见图 2-2-4，其中 2021 年和 2022 年的拨款与 2020 年比较有所减少，可能是因平衡新型冠状病毒肺炎疫情导致的重大公共卫生项目支出，但总体上，稳定的财政经费为国家基本公共卫生服务项目的开展提供了坚实的保障。

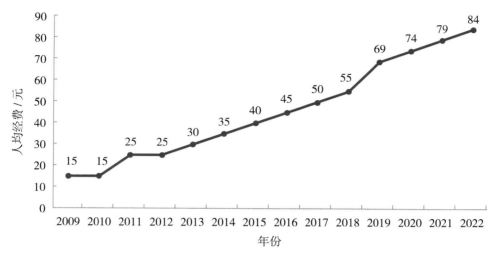

图 2-2-3　2009—2022 年我国基本公共卫生项目人均经费标准变化趋势

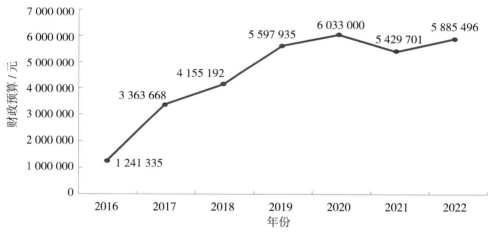

图 2-2-4　2016—2022 年我国基本公共卫生国家财政预算变化趋势

（三）考核评价

2010 年，原卫生部与财政部出台《关于加强基本公共卫生服务项目绩效考核的指导意见》，对于基本公共卫生服务规范、绩效考核和资金管理办法提供了指导意见，但由于 2009 年和 2011 年版《国家基本公共卫生服务规范》都规定由各地根据本地实际情况自行确定基本公共卫生服务项目的考核指标标准，该指导意见实际为地方自行制定考核安排提供了参考。

2015 年，原国家卫生和计划生育委员会出台了《关于印发国家基本公共卫生服务项目绩效考核指导方案的通知》，进一步规范了国家基本公共卫生服务项目绩效考核工作，强化地方考核的主体责任，客观、真实地反映国家基本公共卫生服务项目实施情况，从而充分发挥考核对基本公共卫生服务工作的促进作用，推动基本公共卫生服务项目全面、规范实施，不断提高基本公共卫生服务均等化水平。该考核方案依照深化医药卫生体制改革的要求，结合相关绩效考核、资金管理等相关文件，对县级、地市级、省级承担国家基本公共卫生服务项目的医疗机构或主体进行考核，从组织管理、资金管理、项目执行和项目效果四个方面考核上一年度国家基本公共卫生服务项目的实施情况。

2019 年，国家卫生健康委员会按照中共中央办公厅《关于解决形式主义突出问题为基层减负的通知》要求，由注重过程评价向效果评价转变，并将评价结果与经费拨付挂钩。国家层面实施抽查考核，根据项目工作重点、难点和上年度考核情况，从指标体系中选择部分指标进行抽样考核，并对地方考核结果进行复核；省市县层面主要依据国家级绩效考核方案，结合本地实际，制订辖区考核方案，主要通过委托第三方和本地区专业公共卫生机构相结合的方式进行绩效考核，其中省级对市级、市级对县级的考核覆盖范围为 100%。省市级考核时，进行抽查考核每年至少开展 1 次，县级考核按照指标体系全面开展，每半年至少开展 1 次。

（四）实施结果

1. 建立健康档案　健康档案是医疗卫生机构为城乡居民提供医疗卫生服务过程中的规范记录，是以居民个人健康为核心、贯穿整个生命过程、涵盖各种健康相关因素的系统化文件记录。国家基本公共卫生服务的三版规范中均提到"各项公共卫生服务项目服务记录表单应纳入居民健康档案统一管理"，并将居民档案管理放在基本公共卫生服务项目首位。随着信息化水平提高，电子健康档案管理系统建立、档案逐步向居民开放，对于各项公共卫生服务效率的提升、居民自我健康管理等都有重要的作用。2019 年，我国健康档案建档率已达到 88.25%，电子健康档案建档率达 86.82%，健康档案使用率为 55.34%。

2. 健康教育与健康促进　健康教育与健康促进是开展国家基本公共卫生服务的目标之一，良好的健康素养有利于提高居民的整体健康水平。各地区基层医疗卫生机构通过提供健康教育资料、设置健康教育宣传栏、开展公众健康咨询活动、举办健康知识讲座和个性化健康教育等活动，有效地提高了居民健康素养。监测结果显示，2020 年我国居民健康素养水平达到 23.15%，比 2019 年提升 3.98 个百分点。2009—2019 年，全国发放健康教育印刷资料累计约 63.11 亿份，2020 年全国城市居民健康素养水平为 28.08%，农村居民为 20.02%，较 2019 年分别增长 3.27 个和 4.35 个百分点。东、中、西部地区居民健康素养水平分别为 29.06%、21.01% 和 16.72%，较 2019 年分别增长 4.46 个、4.70 个和 2.42 个百分点。

3. 预防接种　2011 年，国务院颁布实施了《中国儿童发展纲要（2011—2020 年）》，覆盖国家、省、市、县四级的免疫规划监测管理体系逐步健全，为基层医疗卫生机构提供 0 ~ 6 岁儿童和其他重点人群的预防接种工作创造了良好的政策环境。2020 年，适龄儿童各种纳入国家免疫规划的疫苗接种率均接近或超过 99%（图 2-2-5），国家免疫规划疫苗接种率持续保持在 90% 以上。

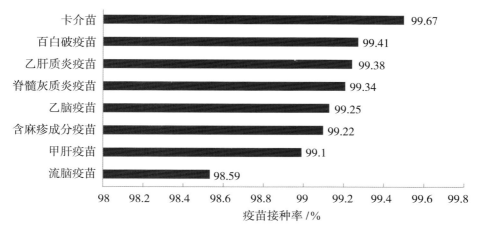

图 2-2-5 2020 年纳入国家免疫规划的疫苗接种率

4. 妇幼健康管理 随着基本公共卫生服务项目的深入，孕产妇建卡率、孕产妇系统管理率和产后访视率总体呈逐年上升趋势。孕产妇建卡率与产后访视率基本维持在 90% 以上，孕产妇系统管理率由 2009 年的 80.9% 提高至 2020 年的 92.7%，见图 2-2-6。新生儿访视率等基本保持在 90% 以上，见图 2-2-7。妇幼健康管理过程指标不断改善，服务质量稳步提升，促进了健康公平。

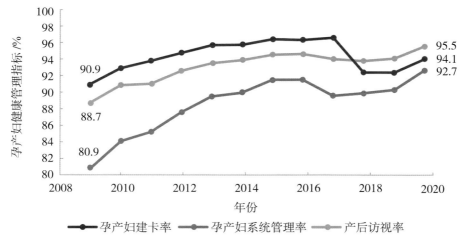

图 2-2-6 2009—2020 年孕产妇建卡率、系统管理率及产后访视率

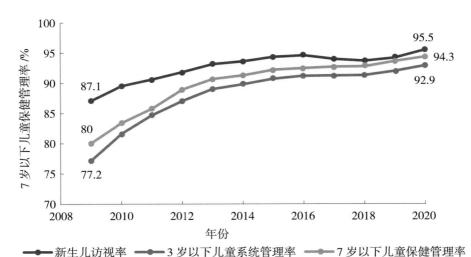

图 2-2-7 2009—2020 年新生儿访视率、3 岁以下儿童系统管理率及 7 岁以下儿童保健管理率

5. 老年人健康管理 我国人口老龄化程度不断加深，而老年人消耗的卫生资源是全人群平均消耗卫生资源的 1.9 倍，所以老年人的健康问题也成为社会关注的重点。在老年人健康管理项目中，主要服务对象为辖区内 65 岁及以上的居民，内容为每年为其提供 1 次健康管理服务，其中包括生活方式和健康状况评估、体格检查、辅助检查和健康指导。自国家开展基本公共卫生服务项目以来，老年人健康管理人数呈逐年上升趋势，2019 年，全国老年人健康管理率达 67.41%；2020 年人均期望寿命达 78.4 岁。

6. 慢性疾病患者健康管理 慢性疾病对我国居民造成的疾病负担日益沉重，2008—2018 年，我国居民高血压、糖尿病患病率分别由 54.9‰、10.7‰，上升至 181.4‰、53.1‰（图 2-2-8）。城市、农村居民高血压、糖尿病患病率均不断增长，要求基层医疗卫生机构进一步增强慢性疾病管理职责。基本公共卫生服务项目规范要求由基层医疗卫生机构为既往确诊过高血压及糖尿病的患者提供筛查、随访评估、根据患者情况分类干预及健康体检等服务。在项目的深入推进下，我国高血压患者与糖尿病患者规范人数逐年增长，从地区分布来看，东部地区慢性疾病患者管理人数明显高于中部和西部地区。2019 年，高血压患者规范管理率 74.54%，糖尿病患者规范管理率 73.76%。

7. 中医药健康管理 基本公共卫生服务项目的中医药健康管理主要对 65 岁以上老年人和 0~36 个月儿童进行健康管理，分别为二者提供中医体质辨识、中医药保健指导和儿童中医饮食调养、为家长传授穴位按摩等服务。基层医疗卫生机构中医药职能的强化吸引了更多的目标人群获取中医药健康管理服务，社区卫生服务机构的中医门急诊量总体呈上升趋势，见图 2-2-9。

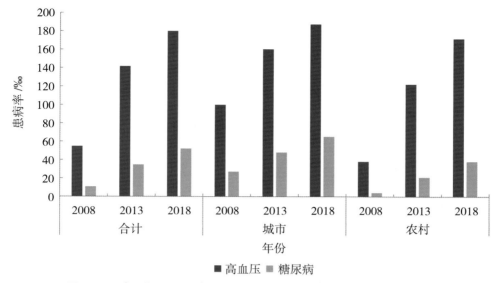

图 2-2-8　我国居民 2008 年、2013 年和 2018 年高血压和糖尿病患病率

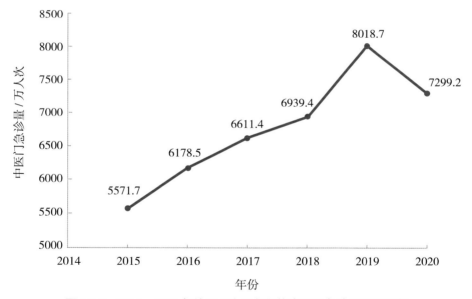

图 2-2-9　2015—2020 年社区卫生服务机构中医门急诊量变化趋势

　　8. 传染病和突发公共卫生事件的报告和处理以及卫生计生监督协管　国家基本公共卫生服务项目明确，基层医疗卫生机构应承担传染病和突发公共卫生事件报告、卫生监督协管工作。传染病报告方面，基层医疗卫生机构应在专业机构的指导下，收集并提供相关信息，排查、评估传染病疫情、突发公共卫生事件风险，分担患者医疗救治、管理及流行病学调查责任。卫生监督协管方面，基层医疗卫生机构应协助上级单位，在辖区内开展卫生安全巡查，报告食源性疾病信息。据统计，2020 年全国基层医疗卫生机构传染病疫情报告率和报告及时率、监督协管信息报告率均在99%以上。

第三节　展望未来：改革为先，
促进基本公共卫生服务项目扩面提质

一、国家基本公共卫生服务项目推动医改进一步深化

自2009年国家基本公共卫生服务项目实施以来，项目工作整体推进，进展迅速，初步建立了系统的国家基本公共卫生服务项目实施、筹资、考核等制度体系，各项服务数量和质量达到任务要求，促进了保基本、强基层、建机制医改任务的落实。该项目保证了城乡居民真正享受到基本公共卫生服务，截至2015年，基层机构公共卫生服务项目的工作量约占43.5%；推动了基层医疗卫生服务模式转变，医生日均门急诊人次呈上升趋势；此外，该项目还有利于稳定乡村医生队伍，推进基层医疗卫生机构健康发展。

此外，国家基本公共卫生服务项目对于我国迈向全民健康覆盖起到了重要的作用。进一步落实了预防为主的疾病防控策略，城乡居民免费获得了12类国家基本公共卫生服务项目，健康素养水平、健康状况逐年提升，基本公共卫生服务的公平性、均等化水平大幅增长，社会经济效益逐步显现。国家基本公共卫生服务项目的开展有力推动了科学先进的基本公共卫生服务制度框架建设，一方面，该项目落实了预防为主、防治结合的卫生工作方针，明确了政府责任，加快了基本公共卫生服务均等化进程；另一方面，也体现了公平正义，更为进一步深化医疗改革、推进健康中国行动、提升人民总体健康水平提供了保障。

二、完善基本公共卫生服务筹资机制，优化资源配置

以国家基本公共卫生服务项目为例，其资金保障和经费调整由国家卫生健康主管部门和我国财政部共同确定，因此在资源的流通中应更加明确专用于基本公共卫生服务的资金增长和长效保障机制。同时，随着医疗水平的提升和医疗设备设施的升级完善，各地基本公共卫生项目人均经费标准的具体金额在国家标准的基础上结合当地经济条件适当上浮，还存在本身欠发达的地区可能会面临相对更大的运行成本的压力等问题。这要求在国家基本公共卫生服务项目的优化乃至我国基本公共卫生服务体系的健全进程中，不断完善筹资机制，推进基本公共卫生服务和基本医疗的整合，为分级诊疗制度的建立提供保障。

三、优化基层卫生人员结构，保障服务质量

促进公共卫生人员和基层卫生人员增加并提高其服务能力是保障基本公共卫生服务良好开展的重要途径。在人才来源层面，应增强专业公共卫生机构和基层医疗服务机构对高校毕业生的吸引力，通过政策扶持、提高薪酬待遇等优惠手段吸引人才、留住人才；在人才素质层面，应进一步加强对公共卫生专科医生和基层全科医生的培训，完善学习与训练制度和平台，打造专业的基层公共卫生服务团队，提高公共卫生服务人员工作服务能力与技术水平；在人才发展层面，卫生部门与教育部门应相互配合，宽口径培养公共卫生复合型人才，并为之创造良好的发展环境与政策保障，同时加大公共卫生的宣传力度，增强工作人员的职业归属感及国民对公共卫生的认同感。

四、扩大健康档案覆盖率及其质量

2009 年，原卫生部出台《卫生部关于规范城乡居民健康档案管理的指导意见》，提出居民健康档案是居民享有均等化公共卫生服务的重要体现，是医疗卫生机构为居民提供高质量医疗卫生服务的有效工具，是各级政府及卫生行政部门制定卫生政策的参考依据。

居民健康档案是开展连续性医疗服务的依托，可真实、连贯地反映居民健康状况，可供各级医疗机构作为参考有针对性地提供医疗服务，也可供各级卫生健康行政部门使用，了解辖区居民健康状况，循证制定卫生政策。切实发挥居民健康档案作用，需要基层医疗卫生机构做到对辖区居民全覆盖，长期动态跟踪、更新数据，提高居民健康档案质量。

五、继续推进重点人群管理，提高整体健康水平

国家基本公共卫生服务项目建设的任务之一是以重点人群为切入点提升基本公共卫生服务质量。第三版的国家基本公共卫生服务项目规范在上一版本的基础上更加细化了重点人群，将老、妇、幼和各种具体的慢性疾病患者单列分类管理，一方面保障了其获得公共卫生服务的质量，各类人群可以便捷地享受一整套完善的基本卫生服务和健康管理；另一方面，精细化的重点人群管理也提高了基层公共卫生服务的效率，避免了医疗资源的不必要浪费。

（李金漪　赵宁）

第三章　基层医疗保障发展的回顾与展望
——夯实基层医保"压舱石"，守护群众健康"保障线"

个人健康是立身之本，人民健康是立国之基。而"看病难、看病贵"一直以来都是保障人民群众生命健康的"拦路虎"，更是基层面临的重大难题。为纾解基层看病就医之困，突破基层医疗的难点和痛点，党的十八大以来，在"强基层"战略及分级诊疗制度的推动下，基层医疗保障不断发展完善。尽管如此，当前我国基层医疗保障发展不平衡不充分的问题仍然突出，保障服务能力与基层群众需求仍存在一定矛盾，有待在回顾基层医疗保障发展的基础上，进一步探索其存在的问题，并做出针对性改善。

第一节　基本情况：回首基层医保的建设之路

一、建设背景

医疗保险是一种由国家立法机关规范并运用强制手段，向法定范围的劳动者及其他社会成员提供必要的医疗服务和经济补偿的社会化保险机制，是减轻群众就医负担、增进民生福祉、维护社会和谐稳定的重大制度安排。基层医疗保障是乡镇（街道）、村（社区）空间单元与医疗保障制度的有机融合，也是保障基层医疗卫生服务体系平稳运行的"支撑点"，强调"覆盖全民、城乡统筹"，关乎广大人民群众的生命健康权益。本文提及的基层医疗保障主要是指整合后的城乡居民基本医疗保险制度。为缓解基层群众看病就医负担，遏制因病致贫、因病返贫，推动基层医疗卫生持续健康发展，基层医疗保障应运而生。随着党和国家对基层越来越重视，基层医疗保障不断发展完善。

二、制度沿革

中华人民共和国成立后，我国的基层医疗保障最初以农村合作医疗制度的面貌呈现。随着生产力水平的不断提高和人民群众对生命健康的不懈追求，国家先后出台多个文件、法规，以促进我国不同时期基层医疗保障的发展完善。回顾梳理我国基层医疗保障的演变历程，大致可分为以下 3 个阶段。

（一）初步建设阶段（1951—1978 年）

该阶段我国城镇职工的医疗保障主要是以企业为主要责任的劳保医疗和以财政为主要责任的公费医疗；而我国的基层医疗保障主要表现为以集体与个人合作分担医疗费用的农村合作医疗制度。1955 年 5 月，由农业生产合作社、农民和医生共同集资建立的山西省高平县米山乡联合保健站挂牌成立，标志着中国农村合作医疗制度的建立。1976 年，全国有 85% 的生产大队实行了合作医疗，覆盖了 90% 的农民。在农民自主探索实践的基础上，1979 年原卫生部发布的《农村合作医疗章程（试行草案）》对合作医疗从实施任务、管理机构、合作医疗基金、医务人员等方面进行了制度化的规范。

作为解决中国农村卫生问题的"三大法宝"，农村合作医疗制度与县、乡、村三级医疗卫生网、乡村医生队伍（赤脚医生）一道，被称为解决中国农村卫生问题的"三大法宝"，开创了解决发展中国家农村卫生问题的独特"中国模式"，它曾被世界卫生组织和世界银行誉为"发展中国家解决卫生保障的唯一范例"。世界卫生组织和世界银行在 20 世纪 80 年代的一份考察报告中还称："初级卫生工作的提出主要来自中国的启发。中国在占 80% 人口的农村地区，发展了一个成功的基层卫生保健系统，向人民提供低费用和适宜的医疗保健技术服务，满足大多数人的基本卫生需求，这种模式很适合发展中国家的需要"。

（二）探索重建阶段（1979—2008 年）

改革开放以后，随着社会主义市场经济体制的确立，农村合作医疗难以满足人民群众日益增长的健康需求，逐渐走向解体，基层医疗保障制度开启了漫长的改革探索之路。面对传统合作医疗中遇到的问题，原卫生部组织专家与地方卫生机构进行了一系列的专题研究，为建立新型农村合作医疗（下称新农合）打下了坚实的理论基础。2002 年 10 月，中共中央、国务院发布《关于进一步加强农村卫生工作的决定》，明确指出要逐步建立以大病统筹为主的新型农村合作医疗制度，2003 年 1 月国务院办公厅转发原卫生部等部门《关于建立新型农村合作医疗制度意见的通知》，正式提出建立新型农村合作医疗制度。从 2003 年开始，本着多方筹资、农民自愿参加的原则，新型农村合作医疗的试点地区正在不断地增加，通过试点地区的经验总结，为将来新型农村合作医疗在我国的全面开展创造了坚实的理论与实践基础，截至 2004 年 12 月，全国共有 310 个县参加了新型农村合作医疗（参合），有 1945 万户、6899 万农民参合，参合率达到了 72.6%。此外，为实现基本建立覆盖城乡全体居民的医疗保障体系的目标，我国于 2007 年颁布《国务院关于开展城镇居民基本医疗保险试点的指导意见》，开展覆盖全体非从业居民的城镇居民基本医疗保险。

（三）发展完善阶段（2009 年至今）

2009 年 3 月，《中共中央、国务院关于深化医药卫生体制改革的意见》的发布标志着新医改正式开启，文件中强调建设覆盖城乡居民的医疗保障体系，发展和完善全民医保制度。2012 年 8 月，国家发展改革委等六部委发布《关于开展城乡居民大病保险工作的指导意见》，明确针对城镇居民医保、新农合参保（合）人大病负担重的情况，引入市场机制，建立大病保险制度，大病医保报销比例不低于 50%。以 2016 年国务院印发的《关于整合城乡居民基本医疗保险制度的意见》为标志，我国正式在全国范围内合并城镇居民基本医疗保险和新型农村合作医疗制度，建立统一的城乡居民基本医疗保险。2017 年 10 月，党的十九大报告要求，"全面实施全民参保计划，完善统一的城乡居民基本医疗保险制度和大病保险制度"，对完善医疗保障体系，扩大医疗保险覆盖面提出具体目标。2018 年，《国家医保局 财政部 人力资源社会保障部 国家卫生健康委关于做好 2018 年城乡居民基本医疗保险工作的通知》，明确 2019 年在全国范围内全面启动实施统一的城乡居民医保制度，由此推进城乡一体化进程成为全国医疗保险发展的方向。

此外，2021 年 9 月，国务院颁布《"十四五"全民医疗保障规划》，明确提出了"十四五"期间的全民医保的总体目标，强调要加快建立覆盖全民、城乡统筹、权责清晰、保障适度、可持续的多层次医疗保障体系，努力为人民群众提供全方位全周期的医疗保障，不断提升人民群众的获得感、幸福感、安全感。

第二节　建设成效：细数基层医保的有力之举

一、制度体系不断完善

中华人民共和国成立以来，随着经济社会的不断发展，基层医疗保障在横向的制度架构方面逐步从城乡二元走向整合统一，城乡居民医保整合一体化，实现了原城镇居民医保、原新农合向城乡居民医保的平稳过渡和规范化运行，让农民群体享受到了改革发展的红利，享受到了更为均衡的医疗保险待遇；随着基本医疗保险"保基本"职能的落实，在纵向的保障体系方面也渐渐从单一层次走向多层次，基本形成以基本医疗保险为主体，医疗救助为托底，补充医疗保险、商业健康保险、慈善捐赠、医疗互助等共同发展的多层次医疗保障体系，更好地满足了人民群众多元化的医疗保障需求。

二、保障功能持续增强

近年来，随着全民医疗保障制度改革的持续推进，基层医疗保险的保障功能不断巩固增强。一是覆盖面持续扩大,从惠及部分到全民普惠,截至 2021 年年底,基本医疗保险参保人数达 136 297 万人,参保覆盖面稳定在 95% 以上,其中参加城乡居民基本医疗保险人数达 100 866 万人。二是筹资标准不断提高,2021 年城乡居民医保人均财政补助标准新增 30 元,达到每人每年不低于 580 元,同时,个人缴费标准提高 40 元,达到每人每年 320 元。三是支付范围逐渐增大,以医保药品目录为例,2021 年版药品目录品种增至 2860 种,67 种谈判药品平均降价 62%。四是待遇水平进一步提升,2021 年居民医保参加人员共享受待遇 20.81 亿人次,比上年增长 4.7%。其中:普通门急诊 16.83 亿人次,比上年增长 4.0%;门诊慢特病 2.44 亿人次,比上年增长 13.7%;住院 1.53 亿人次,与上年基本持平。次均住院费用 8023 元,比上年增长 6.3%。其中在三级、二级、一级及以下医疗机构的次均住院费用分别为 13942 元、6626 元、3623 元,分别比上年增长 3.0%、2.5%、11.9%;政策范围内住院费用基金支付分别为 64.9%、72.6%、77.4%。居民医保参保人员住院率为 15.2%,比上年增长 0.1 个百分点;次均住院床日 9.4 天,比上年增加 0.2 天。

三、支付改革继续深化

长期以来,我国采取按项目付费的医保支付方式,无法有效控制医疗机构的趋利行为,过度医疗现象凸显,没有发挥医保改善质量、提高效率、控制成本的激励约束作用。新医改以来,各地积极实践探索医保支付方式改革,改革影响延伸至基层,在保障基层参保人员权益、合理控制基层医疗费用增长、提高基层医保基金使用效率等方面取得积极成效。2020 年中共中央、国务院印发《关于深化医疗保障制度改革的意见》指出,完善医保基金总额预算办法,推行以按病种付费为主的多元复合式医保支付方式。2021 年国家医疗保障局制定了《DRG/DIP 支付方式改革三年行动计划》,加快推进按疾病诊断相关分组(DRG)付费、按病种分值(DIP)付费等支付方式改革全覆盖。截至 2021 年 12 月底,全国 30 个按疾病诊断相关分组付费国家试点城市和 71 个区域点数法总额预算和按病种分值付费试点城市全部进入实际付费阶段。

四、基金监管稳步推进

随着《国务院办公厅关于推进医疗保障基金监管制度体系改革的指导意见》和《医疗保障基金使用监督管理条例》等一系列政策文件的出台以及医保基金监管工作的全面部署和稳步推进,基层医保基金监管的制度体系愈发健全、各相关主体的责任更加明确、在整治违法违规和欺诈骗保行为等方面取得了一定的监管成效。2018—2020 年,全国共查处违法违规定点医药机构 73 万家,解除医保协议 1.4 万家、移送司法 770 家,追回医保资金 348.7 亿元;2021 年,继续加强医保行政部门专项检查和医保经办机构日常核查，共检查定点医药机构 70.8 万家，处理违法违规机构 41.4 万家，其中解除医保服务协议 4181 家，行政处罚 7088 家，移交司法机关 404 家；处理参保人员 45704 人，其中，暂停医疗费用联网结算 6472 人，移交司法机关 1789 人。全年共追回医保资金 234.18 亿元。组织开展飞行检查 30 组次，检查定点医疗机构 68 家、医保经办机构 30 家，查出涉嫌违法违规资金 5.58 亿元，有助于保障基金安全、促进基金有效使用。

五、经办服务有效提升

作为基层医保政策落地执行的"窗口"，基层医保经办管理服务体系经历了从"无"到"有"、从"建立"到"完善"的过程，基层医保经办管理服务取得了长足进步，采取了优化服务环境、规范服务行为、简化服务流程等便民举措，经办服务质量不断提高，人民群众满意度不断上升。2020 年各级医保经办体系建设全面推开，5 月发布的《全国医疗保障经办政务服务事项清单》为经办服务标准化规范化提供了明确方向。随着全国医保经办体系基本成形，2021 年后经办管理服务体系建设将继续向着更统一、更下沉的方向发展，力争构建起全国统一，覆盖省、市、县、乡镇（街道）、村（社区）的服务网络。

六、疫情应对及时有效

为使民众获得及时的医疗救治、减轻民众的就医负担，2020 年 1 月，国家医疗保障局、财政部颁布了《关于做好新型冠状病毒感染的肺炎疫情医疗保障的通知》以及相应的《补充通知》。通知指出，新型冠状病毒肺炎的疑似病例、确诊病例从门诊留观到住院服务期间的全部费用，在由基本医保、大病保险、医疗救助等依法承担后，个人承担部分则由财政部门负担，实行"零自付"的政策，确保患者不因费用问题影响就医、收治医院不因支付政策影响救治。2022 年 3 月，国家医疗保障局办公室颁布了《关于切实做好当前疫情防控医疗保障工作的通知》，强调主动适应防控形势变化，及时调整优化疫情防控医疗保障政策措施；强化各项政策落实，全力做好新形势下常态化疫情防控医疗保障工作。此外，国家实行减征缓缴政策，以做好费用保障。2020 年 2—7 月，国家为 975 万家参保单位累计减征 1649 亿元，其中为企业减征超 1500 亿元。向新型冠状病毒肺炎患者定点收治机构预拨专项资金 194 亿元，累计结算新型冠状病毒肺炎患者医疗费用 28.4 亿元，其中，医保基金支付 16.3 亿元。

第三节　面临问题：反思基层医保的困顿之境

一、基层医疗保障水平不均衡不充分

基层医疗保障主要指覆盖乡镇（街道）、村（社区）空间单元的城乡居民基本医疗保险制度。当前，基层医疗保障发展水平不均衡、不充分的问题主要表现在区域和城乡两部分。就区域而言，由于经济发展水平不同，医疗资源分布不均，各地对基层医疗保障的财政投入、管理模式、激励机制不同，不同统筹地区在基层医疗保障的筹资运行、待遇保障、支付机制、基金监管和经办管理服务等方面都存在显著差距。就城乡而言，从城乡分割的"双轨"制转变为城乡整合的"单轨"制尚未完全实现，仍有一些地区存在着形式整合而实质上城乡依然有别的现象，例如，筹资机制和待遇水平等方面仍存在不一致的情况，部分地区城乡居民医保采取分档次筹资的原则，保障水平与缴费水平挂钩，而缴费档次的选择与参保人的经济基础与支付能力相关，形成了收入高的人群医疗保障水平高、收入低的人群医疗保障水平低的隐性不公平，低收入人群仍存在因病致贫、因病返贫的困扰。

二、基层医保支付杠杆作用不明显

医保支付是调节医疗服务行为、引导医疗资源配置的重要杠杆。然而由于医疗资源配置不合理、基层医保政策与基层医疗机构的协同性较差，基层医保支付的杠杆作用不明显，主要表现在基层首诊落实不顺利和基层医保基金使用不合理两方面。一方面，由于没有在不同级别医疗机构的报销比例上拉开差距，基层医保支付不能有效引导患者在基层医疗卫生机构看常见病、多发病，"基层首诊"无法有效落实，基层医疗卫生机构"守门人"功能没有得到有效发挥。另一方面，基层医保基金的利益分配问题阻碍了双向转诊制度的发展完善，转诊可以向上转但不能向下转，不利于有效引导患者合理流动，也无法将基层医保基金使用控制在合理范围内。

三、基层医保基金安全性待加强

因基层医保基金使用主体多、链条长、风险点多、监管难度大等特点，一直以来，基层医保基金管理都是制度运行中的薄弱环节。从需方角度，基层参保人总体受教育程度有待提升，"小农意识"较强，套取医疗保险基金、欺诈骗保、医保卡冒名滥用等道德风险较大，基层医保基金安全形势依然严峻。从供方角度，基层医保对基金监管不够重视，现行基层医保基金监管存在工作任务较重、专业人员缺乏、仅注重事后

查处、监管责任不清、监管执法不规范等问题，监管总体形势不容乐观，"不敢骗、不能骗、不想骗"的监管环境有待形成。

四、基层医保经办管理服务待提升

目前，基层医保经办管理服务存在的主要问题，一是基层经办网点有限、可及性较差，特别是农村地区基层经办网点更少，老人儿童等弱势群体无法及时便捷地获取医保服务，影响了基层群众的"获得感"。二是基层经办服务水平偏低、便捷性有限，除基层群众"多跑腿"之外，基层医保还存在由区域分割、属地化管理带来的关系转移不畅、异地就医报销难等问题。三是基层经办服务人才缺乏、专业性不足，由于基层经办管理服务的工作量大、薪酬待遇较低，对经办服务人才的吸引力低，导致基层经办服务力量不足；由于缺少专业的知识培训，基层经办人员专业性缺失，影响工作效率与质量。随着基层群众对经办服务的质量和效率的要求不断提升，基层医保经办机构越来越需要具备医保专业素养的复合型经办人才。

五、基层医保信息化建设待突破

我国基层医疗保障的信息化建设开始较晚，但随着国家一系列政策的实施，我国基层医疗保障的信息化建设已初见成效，但仍存在一些问题。其中较为突出的问题是因缺乏充足人力、物力、财力，无法建立公认的信息化标准和统一的信息化平台，难以实现跨部门、跨区域的互联互通，"信息屏障"与"信息孤岛"现象突出，不利于实现信息数据交换与共享，阻碍了分级诊疗和县域医共体建设等方面的有效落实。此外，由于"基层"身份的限制和信息安全保护意识不强等，无法进一步利用医保信息系统进行监管，无法满足日益增长的基金管理需求。

第四节　未来展望：聚焦基层医保的突破之计

一、提升基层医疗保障水平

1. 促进基层医疗保障的均衡性　在财政补贴方面，提高财政补贴金额，同时财政投入力度应该多向农村居民和偏远贫困区域倾斜，推动优质医疗资源下沉，缩小区域、城乡的差距，进而实现基层医疗保障的区域、城乡均衡发展。在缴费标准方面，多档缴费模式使区域、城乡之间医保待遇存在差异，为保障区域、城乡居民享受公平的医保待遇，可以推行一档制缴费模式或者逐渐细化提高缴费档次，以解决缴费的不平衡问题。在待遇水平方面，区域、城乡之间要制定统一报销比例、统一待遇范围和标准、统一医保待遇清单，避免厚此薄彼。

2. 提高基层医疗保障的充分性　首先要确保医保覆盖范围的广泛性，完善医保支付政策，统一医保目录并实行动态调整机制，适当扩大基层医疗卫生机构服务和用药范围并适时更新调整，提升保障水平。其次要落实医疗保障待遇清单制度，明确权责边界，避免过度保障和保障不足的问题。最后要完善以医疗救助和大病保险为托底的多层次医疗保障体系，明确划分重点扶持对象和救助对象的范围，可以通过优惠政策、资金补贴等形式，对困难群众进行帮扶，解决其看病难、看病贵和因病返贫、因病致贫的问题。

二、增强基层医保支付杠杆

一方面，利用DRG发挥医保支付的杠杆和引导作用，例如科学合理地规定不同层级医疗机构服务报销比例，提高基层医疗卫生机构首诊的报销比例，降低三级医院首诊的报销比例，引导患者优先到基层医疗卫生机构就诊；将符合规定的家庭医生签约服务费纳入医保支付范围，发挥家庭医生的"守门人"作用；对符合规定的转诊住院患者可以连续计算起付线，减轻患者的转诊负担等。另一方面，在紧密型县域医共体内建立"总额预算、结余留用、超支分担"的医保支付的激励约束机制，二、三级医疗机构针对亏损的病组向下转诊，将院前（术前）工作下移到基层医疗机构，推动医疗资源下沉，合理引导双向转诊，有效控制医保基金的使用。

三、健全基金监管体制机制

1. 创新基金监管方式　积极探索多样化的监管方式，如建立健全与医药机构订立协议、大数据智能监控与行政监督的三维智能医保监督机制；同时改变仅依赖于事后监管、事后审计的模式，要对医保服务行为进行事前预防、事中监管、事后核实，对医保服务行为进行全程动态化监管，及时发现问题，防患于未然；此外，还应搭建基层医保管理网络，推动医保监管权力下放。

2. 落实基金监管机制　一是应用大数据手段，实现全方位、全流程、全环节实时智能监控审核，有效识别欺诈骗保的违法行为、过度浪费的违规行为；二是落实日常巡查、专项检查、飞行检查等多种常态化监管工作机制，完善监管的相关细则，明确监管责任追究；三是健全基金监管执法体系，加强执法权责清单，完善相关工作规范、流程和标准，畅通优化举报渠道。监管执法过程中要做到公平公正、公开透明，维护基金安全；四是综合运用司法、行政、协议等手段，以"零容忍"态度严厉打击欺诈骗保行为，同时加强宣传教育，使基层医疗机构和个人务必规范使用医保基金，形成"不敢欺诈、不能欺诈、不想欺诈"的风气，守护好人民群众的"健康钱"。

四、提高经办管理服务能力

1.构建经办服务网络，提高可及性　推进更多经办的场所设备向基层下沉，将医保经办服务下延至乡镇（街道）、村（社区），构建基层医疗保障经办服务网络，实行网格化管理，拉近服务供给方和被服务方的物理距离，打通医疗保障服务"最后一公里"，解决经办服务机构远、办事不便的问题，此外，可以摸索建立上门服务机制，设法为更多不便到现场办理业务的居民送去业务宣传和服务，还可以设立"联络人"制度，为特殊参保群体提供代办服务等。

2.优化经办服务水平，增强便捷性　推动基层医保经办管理服务均等化、标准化、规范化，实现医疗保障一站式服务、一窗口办理、一单制结算。为基层群众提供精细化、快捷高效的服务，方便群众就医办事。适应人口流动需要，做好基层群众参保和医保关系跨地区转移接续，依托医疗保障信息平台加快完善异地就医直接结算服务。

3.注重经办人才培养，提升专业性　在高等院校培养复合型经办人才，以适应新形势的要求；扩大招聘规模，引入专业化的经办人才，不断充实经办队伍；加强对经办人员的业务培训教育，提升经办管理服务的本领，以更好地完成参保登记、缴费申报、保费征缴、权益记录、待遇支付、费用结算、档案和财务管理、数据统计分析等业务经办工作；制定具有吸引力的薪酬待遇制度，激发经办人员的工作积极性。

五、加强基层医保信息化建设

首先，依托人工智能、大数据等新技术，构建覆盖城乡、功能齐全、资源共享的"智慧医保"信息平台和管理系统，统一信息标准和操作软件，实现信息化整合；其次，加大医保信息系统资金投入和开发力度，逐步实现医保、定点机构和部门间的信息数据共享；再次，利用信息平台发展诊间结算、床边结算、线上结算和医保电子病历等，简化网上平台的操作界面，统一办事入口，改善医疗机构和参保人的使用体验；最后，完善医保信息系统，让医保经办机构能够通过网络对定点医药机构的医保服务行为进行实时监控。

（邵小钰　赵莉娜）

第四章　紧密型县域医共体发展现状与对策研究

——强基惠民的便捷之路

　　紧密型县域医疗卫生共同体（下称医共体）是旨在提升基层医疗卫生服务能力，推进分级诊疗，完善医疗卫生资源配置和使用效率的三级联动医疗服务体系，主要包括县级医院、乡镇卫生院、村卫生室。在分级诊疗制度及"健康中国"战略的推动下，县域医共体的建设进入了高速发展阶段，截至 2021 年 4 月，我国已建成 4000 多个县域医疗共同体。尽管如此，我国的县域医共体建设现仍处于起步阶段，距离分级诊疗格局的最终完善及健康中国目标的实现仍存在一定差距。本文通过追溯和总结县域医共体在我国的建设历程、政策沿革、发展现状，探讨县域医共体建设中存在的问题及未来展望。

第一节　基本情况：从独立到联合，看医共体兴起

一、建设背景

　　为进一步推动分级诊疗，细化医疗分层、分区，落实医疗机构功能定位、提升基层服务能力、理顺双向转诊流程，2017 年 4 月国务院办公厅印发了《关于推进医疗联合体建设和发展的指导意见》（以下简称《意见》），《意见》指出作为实现分级诊疗的重要路径，医疗联合体以统筹规划、科学合理的原则联动各级医疗资源，协同不同功能定位、不同级别的医疗机构。医疗联合体（以下简称医联体）建设，是深化医改的重要步骤和制度创新，有利于调整优化医疗资源结构布局，促进医疗卫生工作重心下移和资源下沉，提升基层服务能力，有利于医疗资源上下贯通，提升医疗服务体系整体效能，更好实现分级诊疗和满足群众健康需求。

　　医疗联合体包括城市医疗集团、县域医共体、跨区域专科联盟和远程医疗协作网，各联合体特征见图 4-1-1。

　　城市医疗集团：由在设区的市级以上城市，由三级公立医院或者业务能力较强的

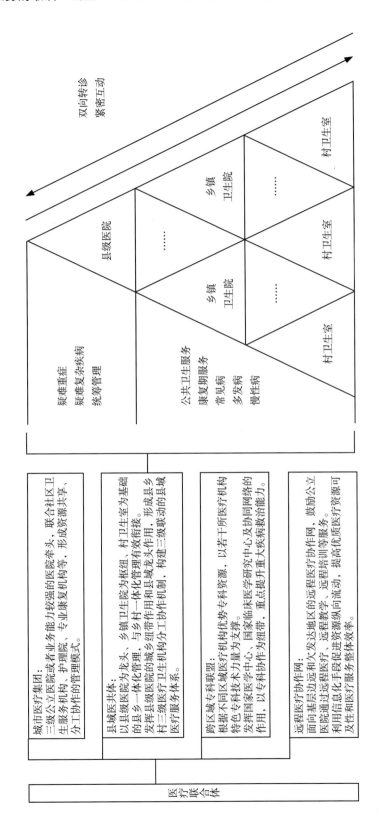

图 4-1-1　我国医疗联合体示意图

医院牵头，联合社区卫生服务机构、护理院、专业康复机构等，形成资源共享、分工协作的管理模式。在医联体内以人才共享、技术支持、检查互认、处方流动、服务衔接等为纽带进行合作。

县域医共体：以县级医院为龙头、乡镇卫生院为枢纽、村卫生室为基础的一体化管理组织，旨在完善县级医院、乡镇卫生院（社区卫生服务机构）的管理体制和运行机制，形成服务共同体、责任共同体、利益共同体、管理共同体；

跨区域专科联盟：根据不同区域医疗机构优势专科资源，以若干所医疗机构特色专科技术力量为支撑，充分发挥国家医学中心、国家临床医学研究中心及其协同网络的作用，以专科协作为纽带，组建区域间若干特色专科联盟，形成补位发展模式，重点提升重大疾病救治能力。

远程医疗协作网：面向基层边远和欠发达地区的的远程医疗协作网，鼓励公立医院通过远程医疗、远程教学、远程培训等服务，利用信息化手段促进资源纵向流动，提高优质医疗资源可及性和医疗服务整体效率。

建设医联体是推动优质医疗资源下沉，优化基层医疗资源配置，提高资源供给量和使用效率，形成"小病不出村，常见病不出乡（镇、社区），大病不出县，疑难危重病再转诊"的就医模式，实现"大医院舍得放、基层接得住、患者愿意去基层"诊疗格局的重要途径。

作为医联体的重要组成部分，县域医共体紧密联动县、乡、村三级医疗网络，对激活乡镇基层医疗活力，进一步推动优质医疗资源向基层和边远贫困地区流动有重要促进作用，有利于逐步实现"制度强、服务强""人民健康水平高、对医改满意度高"的"两强两高"目标。

二、制度沿革

2015 年国务院办公厅发布的《国务院办公厅关于推进分级诊疗制度建设的指导意见》中指出"通过组建医疗联合体等方式提高基层医疗服务能力"，首次以正式文件形式提出"医疗联合体"。

2017 年 4 月，国务院办公厅印发《关于推进医疗联合体建设和发展的指导意见》，其中对医疗联合体的四种组织模式进行了明确阐述，即城市医疗集团、县域医共体、跨区域专科联盟和远程医疗协作网。

2019 年 5 月，国家卫生健康委员会、国家中医药局发布了《关于推进紧密型县域医疗卫生共同体建设的通知》，该文件进一步明确了县域医共体的发展目标，计划2020 年底，在 500 个县（含县级市、市辖区，下同）初步建成目标明确、权责清晰、分工协作的新型县域医疗卫生服务体系，形成服务、责任、利益、管理的共同体。

2020 年 7 月，国家卫生健康委员会、国家中医药管理局联合颁布《关于印发医疗联合体管理办法（试行）的通知》，强调要加快推进医联体建设，逐步实现医联体网格化布局管理。同年 8 月，国家卫生健康委员会办公厅、国家医疗保障局、国家中医药管理局联合签发了《关于印发紧密型县域医疗卫生共同体建设评判标准和监测指标体系（试行）的通知》，明确了紧密型医共体的建设标准和监测指标，为紧密型县域医共体的评价体系制定了规范化的客观标准。

2021 年，在北京召开的全国医改工作电视电话会议上，中共中央政治局常委、国务院总理李克强强调，新一轮医改要加快区域医疗中心和县域医共体的建设。国务院孙春兰副总理指出，加快构建分级诊疗体系、以区域医疗中心、医联体、医共体建设为重点，促进就医秩序更加趋于合理。

同年，为提升县域内医疗服务能力与质量，国家卫生健康委员会印发《"千县工程"县医院综合能力提升工作方案（2021-2025 年）的通知》，强调要逐步实现县域内医疗资源整合共享，有效落实县医院在县域医疗服务体系中的龙头作用和城乡医疗服务体系中的桥梁纽带作用。通知还指出，到 2025 年，全国至少应有 1000 家县医院达到三级医院医疗服务能力水平，发挥县域医疗中心作用，为实现一般病在市县解决打下坚实基础。

现有政策文件梳理见图 4-2-1。

第二节　现状与成效：由试点到推广，话医共体成长

近年来，我国正在积极开展健康中国的建设，为进一步实现优质医疗资源下沉，优化基层医疗资源配置，提高资源供给量和使用效率，各县域积极开展医共体建设，2019 年国家卫生健康委员会、国家中医药管理局在全国遴选一批地方党委政府重视、改革意识强、工作基础好的县作为紧密型医共体建设试点县。

通过遴选试点地区的县域医共体建设，可进一步提升基层服务能力，提高县域医疗卫生服务整体绩效，更好的推动分级诊疗制度和健康中国建设。"十三五"期间，我国在 567 个县开展县域医共体建设，目前已建成 4028 个县域医疗共同体，县域内就诊率达到 94%，一定程度上改善了不合理的就医格局。其中，安徽、浙江、云南、山西、河南等地的县域医共体建设取得了较为瞩目的成绩。

作为我国紧密型县域医共体的典型代表，安徽省天长市的医共体建设备受瞩目，当地政府严格遵循紧密型县域医共体的建设路径，将市级三甲医院、县域内乡镇卫生院、村卫生室纳入医共体建设体系，从医保补偿、运营监管、常见病诊疗、药品供应等方面着手，构建"上联三甲，下联乡村"的紧密型县域医共体，构建了一种即具有中国

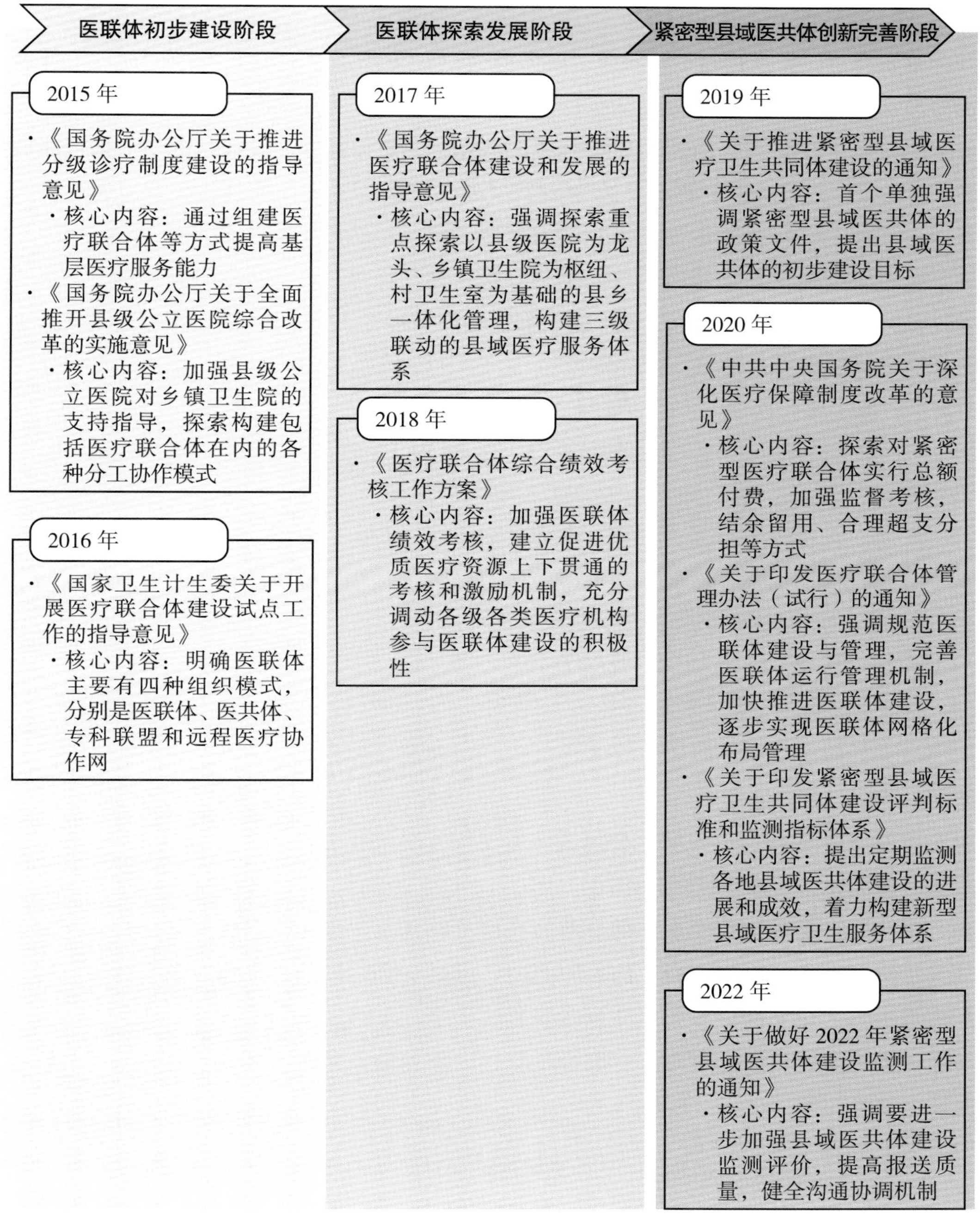

医联体初步建设阶段　　　医联体探索发展阶段　　　紧密型县域医共体创新完善阶段

2015 年
- 《国务院办公厅关于推进分级诊疗制度建设的指导意见》
  - 核心内容：通过组建医疗联合体等方式提高基层医疗服务能力
- 《国务院办公厅关于全面推开县级公立医院综合改革的实施意见》
  - 核心内容：加强县级公立医院对乡镇卫生院的支持指导，探索构建包括医疗联合体在内的各种分工协作模式

2016 年
- 《国家卫生计生委关于开展医疗联合体建设试点工作的指导意见》
  - 核心内容：明确医联体主要有四种组织模式，分别是医联体、医共体、专科联盟和远程医疗协作网

2017 年
- 《国务院办公厅关于推进医疗联合体建设和发展的指导意见》
  - 核心内容：强调探索重点探索以县级医院为龙头、乡镇卫生院为枢纽、村卫生室为基础的县乡一体化管理，构建三级联动的县域医疗服务体系

2018 年
- 《医疗联合体综合绩效考核工作方案》
  - 核心内容：加强医联体绩效考核，建立促进优质医疗资源上下贯通的考核和激励机制，充分调动各级各类医疗机构参与医联体建设的积极性

2019 年
- 《关于推进紧密型县域医疗卫生共同体建设的通知》
  - 核心内容：首个单独强调紧密型县域医共体的政策文件，提出县域医共体的初步建设目标

2020 年
- 《中共中央国务院关于深化医疗保障制度改革的意见》
  - 核心内容：探索对紧密型医疗联合体实行总额付费，加强监督考核，结余留用、合理超支分担等方式
- 《关于印发医疗联合体管理办法（试行）的通知》
  - 核心内容：强调规范医联体建设与管理，完善医联体运行管理机制，加快推进医联体建设，逐步实现医联体网格化布局管理
- 《关于印发紧密型县域医疗卫生共同体建设评判标准和监测指标体系》
  - 核心内容：提出定期监测各地县域医共体建设的进展和成效，着力构建新型县域医疗卫生服务体系

2022 年
- 《关于做好 2022 年紧密型县域医共体建设监测工作的通知》
  - 核心内容：强调要进一步加强县域医共体建设监测评价，提高报送质量，健全沟通协调机制

图 4-2-1　紧密型县域医共体示意图

特色又符合当地特点的分级诊疗、分级转诊服务新模式；浙江省湖州市德清县整合当地医疗资源，构建两个紧密型县域医共体，通过改善医保基金管理方式、设立合理的薪酬制度、完善管理体系等方式解决了医保基金外流、域内医疗机构恶性竞争等问题；

2019 年，云南省临沧市 8 县（区）被国家列为紧密型县域医共体建设试点县，在当地政府的领导下，尝试构建"以县级医院为龙头、乡镇卫生院为枢纽、村卫生室为基础"的一体化管理架构；山西省在全省范围内推行县乡医疗卫生机构一体化改革，通过整合县域医疗卫生资源，组建紧密型县域医共体，为群众提供全方位、全生命周期的健康照护，为进一步巩固改革成果，颁布了《山西省县域医疗卫生一体化改革促进条例》；河南省汝州市先后被确定为全国和河南省紧密型县域医疗卫生共同体试点县（市），在紧密型县域医共体的建设中加入了具有特色诊疗优势的社会办医医疗机构，先后出台一系列政策深入推进县域医疗卫生服务供给侧结构性改革，县域医疗效能持续提升，群众医疗健康服务获得感不断增强。

第三节　问题与挑战：从初期到后期，诊医共体弊病

目前，我国的县域医共体建设正处于起步探索阶段，虽已取得阶段性成果，但距离分级诊疗格局的最终形成以及健康中国目标的实现仍存在一定差距，在医共体建设的不同阶段依旧体现出各类问题。

一、医共体建设初期——"不想联"

在医共体建设初期阶段，许多地区医共体建设过程中存在着政府包办，强制"拉郎配"等，导致共同体成员单位合作不密切、协作积极性较低等问题出现。具体而言，政府主导成分过多一定程度上会降低各方参与人员的积极性和灵活性，此外，由于部分地区财政投入不足导致牵头医院负担过重，进一步加大了牵头医院的"离心"倾向。

而从法人关系的角度看，部分地区在医共体建设早期采用各医共体单位保留原有法人，或实行唯一法人但保留各成员单位法人地位的形式。这类形式只是将牵头医院、乡镇卫生院简单结合，未能真正形成责任、服务、管理、利益共同体，无法激发各参与主体的积极性。换而言之，"联而不紧，合作松散"是医共体建设初期各主体医疗机构不愿参与的另一重要因素。

二、医共体建设中期——"不会联"

进入发展中期后，医共体建设往往又面临着其他配套机制问题：

（一）人事管理问题

医疗专业人才始终是社会发展的稀缺资源。从医共体建设外部看，县域地区受到区位、经济等因素的影响，其对高质量人才的吸引难以与城市地区匹敌，人才队伍的质量、数量与编制不足，以及结构不合理等问题使得县域医共体的建设面临较大困难；

从医共体建设内部看，县级牵头医院的设备、技术、团队属于相对最优，且绩效薪酬待遇也存在上下差异，因此优秀人才往往不愿意下沉基层，医共体内部的流动性较差。

（二）财务管理问题

医共体建设对各级医疗机构都提出了新的要求。然而医共体建设中期，许多地区还存在县级牵头医院对成员医疗机构的财政与运营管理不足，具体表现在预算编制、成本管理、绩效考核等方面。更进一步而言，由于牵头县级医院与基层医疗机构过往会计科目存在较大区别，难以获取直接有效的财务数据，整合报表难度较大。此外，医共体内部的资金分散，业务人员水平参差不齐，财务运营管理难度陡然提升。

（三）药品管理问题

合理用药管理是医共体发展的重要环节。但在医共体建设中期，许多医共体的基层医疗机构仍然存在药品品种单一、用药指导不规范、药师专业素养差等问题，直接增加了患者用药风险，不益于基层基本医疗服务的开展。

（四）信息管理问题

信息化建设程度是衡量医共体建设水平的重要标尺。在医共体建设中期阶段，县域的信息化建设水平善未完全提升，在资金投入有限的背景下容易形成"信息孤岛"。同时，由于缺乏统一规范的信息化建设标准，部分地区医共体内部的信息堵点依旧存在，以电子化代替信息化的现象时有发生。此外，医保信息化建设的程度也存在差异，直接影响医保大数据在医共体建设中的重要抓手功能。"向内不通，向外不连"成为信息化管理面临的重要问题。

（五）监督管理问题

医共体建设中期，监督体系善未健全，存在着横向纵向的监管困境。一方面，当前政府有关机构在监管过程中存在多头管理、管办不分、沟通不畅、权责不明的现象，这给医共体建设效率评估带来了诸多障碍；另一方面，由于医共体内部存在卫健部门监管和医共体监管部门监管双线，各层政府对其管辖范围内单一层次医疗机构的监管与医共体整体监管间也存在矛盾。

三、医共体建设后期——"联不动"

进入医共体建设后期，各地主要面临着"联而不动"的困境。

具体而言，首先是医疗层面，县级牵头医院建设后劲不足。人才素质、队伍建设、编制设置等问题始终影响着牵头医院的高质量建设与发展。"龙头单位"的牵头作用日益减弱直接影响着县域医共体的建设成效，也直接反映在县域地区居民的就诊选择之中。长此以往，患者和医保基金的流出又进一步加重了建设负担，最终或出现牵头县级医院不堪重负等情况。此外，医共体建设强调"上下联通，双向转诊"，但部分地区的实践显示，基层医疗机构在面对下转患者时存在"不敢接""不愿接"等心态，使得分级诊疗的制度优势未能体现，慢病管在基层的愿景也难以实现；其次是医保层面，指挥棒功能未充分显现。具体表现在三大方面：一是 DRGs 支付方式改革实行对县级牵头医院要求较高，程序复杂且周期较长。二是医保基金使用不规范，没有形成明确的责任与义务对应机制，监督体系不健全，或存在推诿重症患者等问题。三是利益分配机制不合理，预付额度存在夸大，结余留用分配不均衡等情况时有发生。受到上述三方面影响，医保作为出资方未能充分发挥对医疗资源的调配功能。最后是医药层面，改革效果未持续推进联合发展。随着带量采购等利好政策的出台，药品中虚高水分被挤出，但大部分地区的医共体建设未将医药与医疗、医保结合综合考量，即如若药品改革带来的红利不能及时有效地配合好医疗建设再投入和医保基金运营，那么单一制动将无法带来医共体整体收益的提升和长序有效的医共体建设发展。

第四节　对策与建议：从松散到统一，谋医共体出路

结合县域医共体发展中的存在的问题，本研究拟提出针对性建议，从责任共同体、管理共同体、服务共同体和利益共同体等层面出发，健全完善医共体建设发展策略。具体策略模式见图 4-4-1。

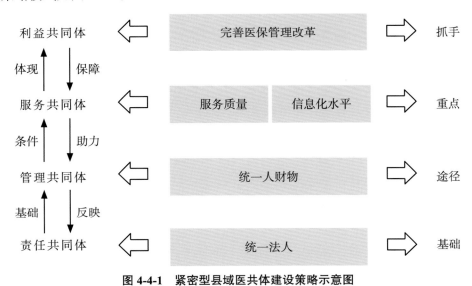

图 4-4-1　紧密型县域医共体建设策略示意图

一、建设责任共同体——统一法人结构

多重法人是当前医共体建设中面临的重要堵点问题。应当推进医共体的单一法人结构，逐步取消各成员单位的法人地位。只有实现了一个法人，医共体才能真正成为"一

家人"，才能提升各参与主体的积极性，后续的人财物一体化管理才能最终实现。此外，要强调医共体建设过程中的管办分离，政府机构要做好宏观设计与把控，提供必要政策支持与保障，但在具体内部事务的决策中要充分放权医共体牵头管理机构，避免过度干涉。与此同时，政府部门还应当定期参与医共体的监督管理工作，确保医共体良性建设与发展。

二、建设服务共同体——统一人财物管理

明确建设责任主体后，医共体应当着力推进管理共同体的进步。具体包括人员统筹、财务统一和药品统一。

人员方面，要探索医共体内部"人才池"制度建设，采用统招统用的方式，吸纳医疗卫生人才进入医共体服务；应当将基层建设作为职称晋升的考核指标，鼓励有志进步的医务人员积极支援基层医疗机构，助力基层整体服务能力提升。此外，对于中医类医疗机构还应完善"传帮带"激励机制，积极发展"师徒制"教育模式；薪酬方面，应逐步推进薪酬制度改革，设立基层服务、健康管理等导向的薪酬政策。

财务方面，应当建设医共体财务管理中心，设立专岗专人，做好财务运营分析与财务管理工作，实行全面预算管理、成本管理、资金管理；实施财务业务流程标准化再造，规范操作流程与业务步骤；统一会计核算制度，做好核算口径、银行账户和核算流程的统一管理。

药品方面，应当推行药品采购统一管理，建立医共体内部唯一药品采购账户，同时还应建立统一采购配送体系，统一支付药品货款，建立统一用药目录，实现全方面统一的药事管理；此外，还应当加大对基层药师的统一规范化培训，助力药事工作同质化管理。

三、建设服务共同体——提升服务质量与信息化水平

（一）推进各级医疗机构服务质量提升

为继续落实"基层首诊，双向转诊"的分级诊疗制度，应当不断加强医共体各级医疗机构的服务能力，提升服务质量。对于县级医院而言，应当加强专科能力建设，改善技术设备，增强急危重症抢救能力和救治能力。同时，应当重点针对本地区转外病种目录，有针对性地派出骨干医务人员前往上级医疗机构学习，提升专科疾病治疗能力，实现从"县级强"到"县域强"转变；对于乡镇卫生院和村卫生室，应当真正建立起家庭医生团队，着眼于慢病管理，做好医防融合，从治病向防病转变，积极承担健康宣教和健康管理等工作。同时，还应当不断发展康复等学科，积极承接下转患者，实现双向转诊通道畅通。

（二）提升信息化体系建设能力

信息化水平注定成为未来衡量医共体发展的重要依据，也注定成为医共体未来建设的重要保障途径。因此，首先应当建立统一的信息化标准规范，确保内部基础信息的互联互通；其次，应当积极投入软硬件信息化设备，打造医疗检查、辅助诊断、远程会诊、线上门诊等"云平台"，通过信息手段助力基层医疗服务能力提升，满足域内人民的就医与健康需求。

四、建设利益共同体——完善医保管理

医保改革是引导患者流向的重要指挥棒。应当根据各地经济社会发展情况，探索适合当地的医共体总额预付制，探索多元支付方式的结合，促进医保支付精细化转变；应当合理分配医共体内部的结余资金，完善基金结余的分配机制，提高医务人员积极性；应当进一步完善各级医保报销比例，由基层高报销比例带动基层首诊的实施，降低患者成本；应当健全医共体医保基金使用监管体系，由医保、卫健、医共体、社会等多方力量通力合作，借助大数据等信息化手段，保障基金的合理有效使用。

综上，医共体建设是一个整体工程，任何环节的缺失或都将导致分级诊疗、优化资源配置的目标无法实现。因此，未来应当坚持以系统联动的思维解决医共体有关问题，强调统一协同的核心理念，以健康为最终目标，从医疗、医保、医药三方协同发力，真正实现医疗资源整合，满足区域内居民的就医与健康需要。

第五节　案例剖析："云县模式"背后的"破"与"立"

推进紧密型县域医疗卫生共同体建设是提升我国基层服务能力，提高医疗卫生服务水平，推动分级诊疗制度和促进"健康中国"战略实施的重要举措。实践表明，现阶段我国县域医共体建设在取得初步成效的同时也存在着诸多问题，具体包括医疗卫生服务体系不完备、体制机制改革不到位、服务能力与质量不达标、保障机制不健全等。"他山之石可以攻玉"，云南云县医共体作为首批紧密型县域医共体试点单位，在探索中发掘出独特的"云县模式"，为我国后续县域医共体建设提供了参考。未来应当继续积极组织开展调研，总结先进经验，坚持以提升基层医疗质量，推动分级诊疗为目标，构建"单核多层"服务体系，围绕政策引领、协同发展的核心思想，从实务操作、制度建设、重要保障和监督管理四个层面出发，建设"县强、乡活、村稳、上下联、模式新"的紧密型县域医共体。

一、基本概况

云南省云县地处我国西南边陲，总面积 3760 平方千米，辖 7 个镇、5 个乡，常住人口为 389180 人。卫生事业方面，截止 2020 年，云县拥有各级各类医疗卫生机构 254 个，其中：县级医院 4 个，乡镇卫生院 12 个，民营医院 7 个，村卫生室 194 个，全县医疗卫生机构人员 2884 人。医疗卫生机构实有床位总数 1761 张，每千常住人口拥有病床数 4.5 张。

二、建设成效

早在 2014 年云县就率先探索并采用了县域医共体发展模式，由云县人民医院牵头整合云县人民医院、乡镇卫生院、村卫生室，实行一体化改革。2018 年，云县进一步全盘整合县内医疗资源，继续探索紧密型医共体建设。2019 年，云县被确定为全国紧密型医共体建设试点县，开始尝试医保基金打包支付改革。2020 年正式下发《云县城乡居民基本医疗保险总额控制打包付费支付方式改革实施办法》。

2020 年，云县荣获全国医共体建设示范奖、中国县域医疗改革之星奖等多项荣誉。共同体内，云县人民医院于 2019 年晋级为三级医院，12 家乡镇医院达到省甲级水平；医务人员数量不断提升；下转院患者数量占比在 2020 年达至 10.24%，三年内增长 5%；同时，基层就诊率三年间也提高近 5%，居民就医次均费用降低，医疗卫生服务公平性提升。与此同时，云县 2020 年县域城乡居民基本医保基金使用占比为 71.93%，基金结余近 2000 万元，使用效率与整体服务能力均远优于其他县域。

三、经验启示

作为经济欠发达的少数民族聚居地区，云县在县域医共体建设中走在了全国前列。对云县县域医共体建设及发展经验的分析，可为我国医共体建设提供参考。

（一）抓好四个共同体机制建设

云县医共体坚持以"责任共同体、管理共同体、服务共同体、利益共同体"为目标，将组织结构集团化。由云县人民医院牵头，设立医共体管理中心，负责垂直管理医疗、人事、财务、中医药、妇幼健康等具体业务模块。这一架构将医共体打造成类集团组织，有利于统一规划、部署与利益分配。

（二）做好人事与绩效制度改革

以聘用选拔制度代替原有的编制体系，通过市场化选择实现人岗匹配。核心管理团队，采用年薪制聘用，依照能力选拔人才，提升医共体的专业管理水平；所有医务人员的绩效与工作量和医疗质量挂钩，同时将绩效权重向乡镇和村级倾斜，促进人才下沉与流动。

（三）探索医保打包付费新思路

云县将所有医疗资源整合为一个医共体，采用整体打包付费的方式，将财政补助经费、医保基金和公共卫生基金统一打包，由医共体自行进行预算管理、资源分配和考核监管。在这一模式下，医共体掌握资金自主权，有利于进行灵活动态管理，最大限度调动了医共体内部的积极性。

（四）融合信息化与大健康产业

云县医共体强调全域全体系信息化建设，通过"云县医疗卫生机构区域信息平台"，统一规范医疗、检验、公共卫生服务、慢病管理，实现大数据互联共享。此外，云县医共体还率先建成国内首家县域医共体互联网医院，开展线上诊疗、健康管理，依托智慧医疗建设有效实现医防融合、健康管理，提高诊疗效率同时最大限度改善了患者的就医体验。

（赵莉娜　刘宝琴　刘穗斌）

第五章 基层医疗卫生适宜技术与药品供应
——家门口的技术和用药

适宜技术和药品供应是提升基层医疗卫生机构整体效能必不可少的基础保障。基层的卫生适宜技术与药品供应保障是与疾病抗争的"前线弹药"，是牢牢守住人民群众的生命安全"网底"，因此应当符合基层医疗卫生服务的合理需求，突出其安全性、有效性、可及性与经济性。随着分级诊疗在上下联动体系中的构建与完善，有序就医格局逐步形成，我国基层医疗卫生也应适时借助信息技术手段，辅以专科联盟和远程医疗联动协作的网格化医联体管理，强化其适宜技术应用和药品保障供应的普及模式。

基层医疗卫生体系迫切需要应用效果好、安全性高且可负担的适宜卫生技术和基本药物。本章节注重基层医疗卫生机构服务的实用性需求，从真实国情出发，一方面重点探讨了基层常见病、多发病的初诊初治能力，建设基层医护团队应用适宜技术的培训体系，以及利用互联网等远程手段提高适宜技术成效等问题；另一方面围绕基本药物制度，聚焦医改环境下基层药品供应保障的具体状况，提出因势利导的"为基层备药""助基层用药""让基层有药"，才能更好地"保基层用药"，让基层近距离守护患者的合理用药。如此形成闭环，能于一定程度上帮助缓解基层人民群众"看病难、看病贵"的难题，提高群众获得感、幸福感。

第一节 基本情况：健康保卫战，成败看技、药

一、卫生适宜技术的应用普及

在医疗改革总体目标的引导下，我国按照"保基本、强基层、建机制"的要求，遴选了一批符合各地区实际需求的卫生适宜技术，完善其组织框架和管理机制，建立相应的信息系统为其提供切实的科技支撑，加强基层卫生适宜技术的应用和推广，着力于完成卫生健康事业发展新阶段的新任务。基层适宜技术的推广要以基层人民的实际需求为导向，以提高基层卫生机构及其卫生技术人员的技术水平和服务能力为中心，

以依靠科技进步促进基层卫生事业发展为动力，切实让百姓感受到技术在疾病防治中发挥的实际效果，使之为社会主义新农村与社会主义和谐社会的建设做出积极贡献。

1991年，我国实施了"面向农村和基层推广医药卫生适宜技术十年百项计划"，即从1991年至2000年止，每年从全国遴选十项适宜技术成果在全国推广。2004年，"农村卫生适宜技术推广示范研究"项目启动并列入"十五"国家科技攻关计划重点项目，在十个试点省区市得以开展。2008年，"十一五"国家科技支撑计划项目启动"农村卫生适宜技术及产品研究与应用"项目并扩大到17个省份。根据2009年《中共中央国务院关于深化医药卫生体制改革的意见》，基层医疗卫生机构需要严格界定服务功能，明确使用适宜技术、适宜设备和基本药物的标准和规范，为广大群众提供低成本、高水平的公益服务。此外，我国基层医疗卫生服务大力推广中医药适宜技术，以扶持性发展政策促进中医药的继承与创新，推广安全有效、成本低廉、简便易学的中医药技术。2016年，原国家卫生和计划生育委员会、科学技术部等五部委联合发布《关于加强卫生与健康科技成果转移转化工作的指导意见》，明确提出实施卫生与健康适宜技术推广行动，并对相关内容做出具体要求。2020年，国家卫生健康委发布《关于全面推进社区医院建设工作的通知》，提出推广中医药综合服务模式，广泛推广和运用中医药适宜技术。

二、药品供应保障的发展沿革

我国致力于建设覆盖城乡居民的药品供应保障制度，健全从研发、生产、流通到使用的药品供应保障体系，为基层提供适应基本医疗卫生需求、剂型适宜、价格合理、供应稳定、可公平获得的基本药物。近年来，分级诊疗、医联体等政策和"强基层"系列举措先后落地执行，我国公立基层医疗终端药品市场正在持续攀升。受益于新医改和农村消费水平的提升，我国乡镇卫生院的用药金额增速已经超过公立医院，可见基层医疗卫生机构愈发得到重视，基层药品市场规模也将持续扩容。

作为药品供应保障体系的核心，我国于2009年建立基本药物制度，显著降低了医疗费用，助力促进合理用药和规范诊疗行为。随后两年，我国基本药物制度体系初步形成，各省逐步实现国家基本药物制度在村卫生室全覆盖，并向上级医院和非政府办医疗机构延伸。现行《国家基本药物目录（2018年版）》总品种685种，包括西药417种、中成药268种，能够满足基层患者对常见病、慢性病及应急抢救的临床需求。随后，《关于完善国家基本药物制度的意见》（国办发〔2018〕88号）和《关于进一步加强公立医疗机构基本药物配备使用管理的通知》（国卫药政发〔2019〕1号），均要求促进上下级医疗机构用药衔接，建立统一药品采购目录和供应保障机制，逐步实现药品供应和药学服务同质化。2021年11月底，国家卫生健康委员会发布《关于推广三明市分级诊疗和医疗联合体建设经验的通知》，提出免费提供 39 种慢性病基本药物，医联体内各单位提高药品目录的上下匹配性，加强品间替换的指导；提出统一慢病用药目录，建立长期处方制度，将符合条件的基层医疗和慢病医疗机构按规纳入医保定点范围。随着全面推广三明经验，我国重塑用药终端格局，将以点带面产生连锁反应。

第二节　现状与成效：技术为"粮草"，药品作"弹药"

一、基层疾病诊治能力循序渐进

适宜的卫生技术，是既合乎科学，又符合当地需要，既为国家的资源所维持，又为群众的经济能力所承受的卫生技术；是经过实践、有科学根据、可靠且适合当地开展初级卫生保健需要的卫生技术；是既能为基层卫生人员掌握、使用，也能被人民群众接受、欢迎的卫生技术；是符合当地社会经济的发展，能为经济欠发达地区负担并充分利用的卫生技术。

基层用于诊治常见病、多发病的卫生技术具有相应的特点与规律。首先，常见病、多发病的诊疗大多根据专家指南和临床诊疗路径，长期临床实践已证明其安全性、有效性；其次，据统计，卫生技术共有近 1500 种，但实际基层医疗常用的仅有 60 ～ 80 种不等，部分卫生技术可适用于诊治不同疾病类型，如放射性核素检查、血尿粪常规化验和静脉输液等，涉及的卫生技术或具有可重复性。因此，治疗常见病、多发病的卫生技术种类是相对固定的。目前，我国浙江、河北、广东等多地已展开适宜技术探索并取得成效，其中，浙江省于 2017 年将 45 个市、县(市、区)中医医院列入基层常见病、多发病中医药适宜技术推广基地建设单位，三年后这些基地均顺利通过专家验收，将继续发挥中医药适宜技术的优势。

基层常见病、多发病的正确诊治离不开专业力量，适宜技术人才培养与队伍建设应兼顾公共卫生服务能力与基本医疗服务能力，与基层医疗工作的业务活动相适应，以基层群众的需求为导向。当前相关人才的引进与培养主要有三种途径：一是灵活、多渠道引进专业技术人才，让百姓在家门口享受知名专家的诊疗技术；二是通过培养定向社区相关专业的毕业生，制定长期技术人才委托培养机制；三是加强相关类别医生培训转岗。目前，重庆、甘肃、安徽、广西等地区率先建立了人才培养和团队建设评价机制，培养了一批专业化的卫生健康技术研发和应用人才。例如，甘肃省的甘谷、静宁两县探索建立传帮带模式，培养了一批基层卫生专业技术骨干；浙江省武义县中医院依托县域医共体内的人才循环，明显提高了乡镇卫生院的适宜技术服务能力，已作为国家基本公共卫生创新项目向全省推广。

此外，远程诊断和互联网医疗同样有助于推广适宜技术，通过平台建立卫生健康技术库和成果库，有助于实现政策发布、信息公开、技术申报、技术查询、基地和项目管理等推广工作的信息共享和高效管理。目前浙江、四川、山西、河北和安徽的适宜技术推广平台功能相对完善，内容较丰富。远程医学信息系统运行管理模式的建立提高了基层医疗业务管理水平，其有序、稳定、可持续地运行，将持续为农村居民和基层医务人员共享优质医疗资源提供技术支撑。

二、基层用药保障水平稳步提升

基本医疗卫生需求和医疗保障水平的变化，是基本药物目录品种和数量增减的依据之一。国家基本药物制度实施以来，基层药品供应保障能力稳步增强，基层无药可用成为过去式，公民医药费用负担得到有效缓解，公民基本用药需求得以保障，卫生服务利用公平性显著提高。现阶段，我国亟待完善基层药品供应保障体系建设，突出基本、防治必需、优先使用、保证质量、降低负担，全面带动上下级医疗机构用药衔接，推动医药产业转型升级和供给侧结构性改革，为分级诊疗、双向转诊奠定良好的用药基础。

在基础医疗保障和大病保障体系加强后，分级诊疗、医联体、多点执业、家庭医生签约等政策接连落地，基层医疗需求将获得更快地增长。基药目录调整、医保报销比例倾斜等支付层面引导下的一系列"强基层"措施，如增加基层医疗卫生机构设备投入、鼓励民营资本介入、鼓励第三方医疗服务发展等，也正显著增强基层医疗卫生机构的服务能力。逐渐完善的医保体系激发了农村居民的医疗保健需求，乡村基层医疗获得了更多的就诊量。另外，药品带量采购影响市场份额，与零售连锁药店比较，基层医疗卫生机构在公信力、专业化服务能力、医保支撑等方面优势明显，势必成为企业的重点关注对象。

在疾病谱转换、人口老龄化的社会背景下，我国慢性疾病患者群逐渐扩大，基层慢病用药市场随之增长。我国长期用药处方管理目前尚处于初期发展阶段，取药和管理模式尚无具体界定和统一规范。因此，探索总结符合国情的长期处方管理制度，是解决慢病患者取药与治疗需求的良策，有助于解决其频繁奔波和在大医院取药困难等问题。重点扩容基层家庭常用药、慢病用药、辅助用药等，各级医疗机构可以配合专家坐诊、义诊、互联网医疗等让优质的医疗服务、药事服务下沉，亟待实现慢病患者从上级医院顺利转诊，提升慢病管理效果。

如此，需求和供给两相叠加，基层医疗卫生机构的配药与备药将迎来全新景象：一方面，基层为健康"守门"，确保群众在家门口就医的用药需求，"药"让患者自愿"来到"基层；另一方面，随着基层医疗卫生机构服务与诊疗能力的提升，未来基层疗护的接诊人次还将持续提升，"药"让患者放心"回到"基层。此外，鼓励药企布局县域医疗市场，带量采购未中选品种积极服务基层终端，使优质创新药大量进入基层，基层药品供应保障能力也能因此得以提升。

第三节 问题与挑战：人才需有所为，物材当尽其用

一、适宜技术开发推广行则将至

第一，现有指标遴选体系相对滞后。当前，各地区的基层卫生适宜技术尚未形成规范化的技术遴选机制，政策链条与政策保障机制间缺乏相关配套措施支持，不利于卫生健康技术的准入与管理。

第二，人才经费保障与激励措施不足。基层适宜技术人才培育的积极性、主动性、实效性还有提升空间，目前培训方式和技术推广渠道相对单一，部分地区存在人才短缺、人才素质偏低、缺乏长期有效的经费支持等问题，不可避免地掣肘适宜技术在基层的推广应用。

第三，需方的资金紧缺加高推广壁垒。技术推广可以通过自主开发和技术引进两种途径，但医学研究成果专业门槛高，其社会效益远大于经济收益，在推广转化方面普遍存在资金不足、环境困难等制约因素。对此，基层政府部门应为适宜技术建立专项推广基金，专款专用地促进其引进和转化。

第四，信息系统的开发与维护缺乏支持。目前我国各省市的信息化建设水平差异依然较大，部分地区尚存信息平台功能模块单一、信息更新不及时、技术资源整合不充分、多主体交流不畅通等问题，导致相关适宜技术"怀才不遇"，难以得到充分宣传和推广。

二、药品供应上下衔接道阻且长

第一，被动行医无药，主动求药受阻。基层医疗卫生机构的用药行为受基本药物目录、医保药品目录和招标采购工作这三大因素影响。若多头政策设计挤兑了基层医疗卫生机构的用药自主性，就难以满足基层患者的多样化需求。如今，基层医疗卫生机构药物目录较窄，医疗业务工作受限，乡镇基层医疗更加"缺医少药"，患者不得不向城市的大医院"迁徙"，进一步削弱了乡镇医疗的诊疗能力，形成负向循环，不利于分级诊疗和双向转诊制度的开展。

第二，慢病管理无力，上下衔接脱节。基本药物制度本该是一项托底保障用药的"地板"政策，实际上却限制了人们的药品使用权，变成了"天花板"政策。如今，不同

层级医疗机构用药目录难以衔接，大医院对患者回归基层缺乏引导；乡镇卫生院与社区卫生服务机构的药物品种、数量较少，而转诊患者开具的药品繁多，并不局限基层现行药品目录范围；基层医疗卫生机构药房库存空间和药师数量有限，难以自行补充、扩大药品目录；另外，现行长期处方制度手续比较繁琐，分次取药要求患者多番往返奔波，一次取药又会出现药品浪费、合并用药不规范等弊端，还存在接续处方权限归属的问题。

第三，远程配送脱节，医保难当大任。一方面，基本药物利润低，存储、配送成本较高，缺乏配送企业的量化考核标准，加之交通状况、极端天气等，生产和配送企业利益驱动不足，造成向边远地区配送药物动力不足，不利于国家基本药物供应保障体系的全覆盖；另一方面，由于依附于医保基金，国家基本药物的实际报销水平低于政策规定，公众并未感受到政策效果，对基本药物的认可度较低。由于政府的补偿激励机制尚不健全，零差率补贴未能完全弥补药品利润，基层医疗卫生机构采购、使用基本药物的意识不足，使用比例不达标。

第四节　对策与建议：力争乘势而上，落实数措并举

一、因地制宜，动态管理技术与人才

在全国实施基本卫生保健，要重视评价、改进、发展、更新人民群众所需要的适宜技术。积极选定农村卫生适宜技术项目，以安全、有效、简便、经济、符合需要作为重要的筛选标准，建立各项技术推广应用的质量控制体系和技术应用评价体系，随着当地经济发展和对医疗卫生需求变化动态发展，形成有特色的适宜技术推广应用模式。

另外，要打造良好的环境，完善基层卫生适宜技术应用的组织管理机制，建立稳定、精干、高效的农村卫生适宜技术培训与推广队伍。建议将适宜技术的推广和医疗保险制度、基本医疗保障体系、医疗服务价格改革等政策紧密结合，例如将农村卫生适宜技术推广应用与新型农村合作医疗建设相结合。此外，鼓励技术专家深入农村和基层社区开展推广活动，定期对受援单位技术人员进行免费培训，亦有助于当地社会、经济和卫生事业的发展。

二、因势利导，智能联动技术与平台

加强各级医疗卫生机构之间的业务协同和信息共享，引导分级诊疗政策和上下联动机制为基层适宜技术推广提供保障。例如，开展远程医学教育，打造低成本、持续运行的适宜技术推广平台，若基层发现某项技术在应用过程中出现问题，可以借助区

域医疗联盟协作体为运营机制和组织结构，及时指导和处置异常情况。此举还有助于建立适宜技术知识库，汇总、分析、比较各基层机构相应的医疗质量数据，以开展医疗质量监管工作。

另外，建议由卫生管理部门发文，面向全省推广技术产品、专利技术成果，适当补贴经费，分地区举办推广培训班，派遣专业技术人员到较先进省市学习，根据当地的常见病、地方病特征邀请专家来传授技术。例如，河南省为解决居民影响较严重的心血管疾病，于多年前引进了心脏介入治疗、冠脉搭桥技术，目前该类技术应用能力已经迅速提以提高，实际服务效能得到了基层患者的一致好评。

三、纵横贯穿，整合基本药品供应

加强真实世界研究在基本药物制度、医疗保障制度和分级诊疗制度之间的应用，促进三者联动。2021 年 3 月，全国药政工作电视电话会议的首项重点工作，就是全力推动基本药物制度落地。逐步放宽基层用药限制，使部分非基本药物下沉到基层医疗卫生机构，引导慢性病患者到基层就诊；实施采购主体"主动买"，通过国家集中带量采购，降低慢性病药品采购价格。依托"三医联动"机制，区分基本药物和医保药物，逐步赋权基层医生开具处方；另外，根据地理位置、自然条件和药物覆盖面，灵活探索基层药品配送模式，改善边远地区的药品匮乏情况。

另外，健全基层医疗卫生机构药品配送企业监管机制，提高基本药物整体公平可及性。可由政府出资为边远地区建立公共药库或安排专用配送公司，统一集中采购配送；建议形成层层负责、层层落实的责任制，加快推进在基层医疗卫生机构实施"两票制"，统一与各家配送公司签订药品采购供应合同和质量保证协议；探索基层医疗卫生机构与医药公司合作建立中西药补充配送的模式，有效补充药品目录，积极与上级医院的用药进行衔接。另外，要统一规范基层药品耗材集中带量采购货款结算，解决基层医疗卫生机构药品回款周期过长、药品配送企业资金周转困难等问题。

四、多管齐下，数措护航基层用药

各部门要牢固以患者为中心的医疗服务理念，通过制定工作任务清单，明确责任，强化联动，统筹解决基层药品供应保障政策执行中的问题。例如，多部门组织领导成立医保、卫健、财政、市场监管等部门共同参与的工作协调小组：医保部门负责药品集中带量采购工作常态化、制度化，统筹协调和督促指导责任；财政部门负责相关资金拨付的监督指导；卫健部门负责监测预警药品短缺信息；市场监督管理部门负责监督检查中选药品的质量，打击扰乱市场公平竞争的行为等。又如，跨领域探索部分基本药物全额保障的新模式，免费提供基本药物目录中部分用量大、安全有效的药品：

由政府划归专项资金，或者将每年财政补助医保资金的增量部分纳入全额保障预算；各部门分工具体，记录患者信息，建立地区疾病谱，制定全额保障基本药物的工作台账；针对基层药品的供方和需方，提供不同的知识教育，加强基层医生与药师的责任意识，避免免费药品的浪费或滥用。

另外，方便符合条件且病情稳定的患者，全方位实现长期用药处方的后续服务管理，让家庭医生、基层药师参与慢病防治和健康管理，指导合理用药、提供用药咨询、监测不良反应、宣传合理用药、开展处方点评等。近年多地数策并举，对长期处方进行质量把控，对慢病患者进行随访管理。参考各地探索的经验，家庭医生团队应通过电话、微信及上门服务等方式定期进行随访，监测患者用药后的病情变化情况，由基层药师审核长期处方或延伸处方，为患者提供药物咨询服务及用药教育，确保患者长期用药的安全性和有效性。

基层卫生适宜技术应当符合基层卫生服务需要。政策要完善增强服务能力、降低收费标准、提高报销比例等综合配套措施，引导一般诊疗下沉到基层，借助远程手段和供应机制加强适宜技术的培训与推广，逐步实现社区首诊、分级医疗和双向转诊。随着医疗保障制度的覆盖及初级卫生保健理念的推广，在人人享有基本医疗服务的政策导向下，适宜技术的筛选、应用、质控、推广都将得到进一步完善，各地区基层医疗的服务能力将得以提升。

基层有药用，健康才托底。要加强基层医疗卫生服务体系建设，我国仍需要从顶层设计上完善基层药品供应保障相关政策，引导医保政策的调整、质控制度的落实、基层医疗卫生机构绩效机制的改变等，配合基层药品供应保障政策的落地。基层医疗卫生机构与二、三级医院之间要形成合力，将问题清单转变为幸福账单，推广慢性病"长处方"，扭转基层医生"有方无药""冒险售卖非基药"等现象，让更多常见病、慢性病患者主动留在基层。

综上，我国亟待完善基层适宜技术和药品供应保障体系建设，坚持突出基本、防治必需、安全有效、性价比高、降低负担的原则，全面带动上下级医疗机构诊疗流程衔接，推动防治结合和供给侧结构性改革，为分级诊疗、双向转诊奠定良好的基础架构。如此，让家门口的技术和用药近距离守护百姓的生命健康和幸福生活，更快、更好地推动"健康中国"战略的贯彻落实，让"健康中国"惠及乡村振兴和城镇化发展。

（严　越　毕欣然）

第六章　社区卫生服务机构建设现状分析与对策
——小社区守护大健康

"十三五"期间，我国社区卫生服务可及性不断提高。截至 2020 年底，社区卫生服务机构数量达 35 365 家，通过与其他基层机构协同发展，基本实现了城乡基层社区的全覆盖。然而，当前社区卫生服务机构仍面临诊疗服务能力不足、机构间联动协同机制有待完善等问题，尤其是新型冠状病毒肺炎疫情暴发以来，对平急结合的疾病预防能力建设也提出了更高要求。进一步当好居民健康守门人，社区卫生服务机构的高质量发展必须提上日程。

第一节　建设背景：源自阿拉木图的健康守门人

1977 年世界卫生大会提出了"2000 年人人享有初级健康保健"战略。1978 年，WHO 在苏联阿拉木图举办的国际初级卫生保健大会上通过了《阿拉木图宣言》，旨在推动国际社会，特别是发展中国家用有限的资源解决居民需要的主要卫生服务，同时，还强调达到尽可能高的健康水平是一项世界范围最重要的社会性目标，而初级卫生保健是在社会公正精神下实现这一目标的主要渠道。

社区卫生服务是基层医疗卫生体系一个重要组成部分，它最早开始于 1948 年英国颁布的《国家健康服务法》及在此基础上形成的英国国家医疗服务体系。我国自改革开放后开始引入"社区卫生服务"概念。在城区建立或改造已有的医疗卫生机构（如地段医院、乡镇卫生院等），转变为社区卫生服务中心（站）；在乡村设立村卫生室，形成了遍布城乡的社区卫生服务网络。社区卫生服务机构作为直接为社区居民提供健康服务的"最后一公里"，扮演着"健康守门人"的重要角色，其与医院分工协作，共同推动医药卫生体制改革向纵深发展。然而，从总体上看，目前我国社区卫生服务建设仍处于初级阶段，社区卫生服务机构的服务能力、硬件水平和人员素质无法满足社区居民日益增长的健康需要。因此，促进优质医疗资源下沉、优化现有医疗资源格局、提升社区卫生服务机构整体能力是实现人人享有卫生保健的重要环节。

第二节　制度沿革：廿五载持续发展，新阶段砥砺前行

我国社区卫生服务从 1997 年正式启航，为推动社区卫生服务全面发展，中央及地方政府先后出台多个文件法规，这些政策的制定对促进我国不同时期社区卫生服务的发展和社区卫生服务机构的建设发挥了重要作用。回顾我国社区卫生服务的发展历程，大致可分为四个阶段，分别为起步期、发展建设期、改革发展期和改革深化期（表 6-2-1）。

随着 1997 年《中共中央　国务院关于卫生改革与发展的决定》的颁布，各地不断强调完善社区卫生服务体系、优化社区卫生服务布局的重要性，纷纷投入建设实践当中，社区卫生服务建设的大幕正式拉开。1999 年，我国正式推出第一个专门关于社区卫生服务的文件，从国家层面确定了社区卫生服务的目标、原则、意义。2000 年，《卫生部关于印发城市社区卫生服务机构设置原则等三个文件的通知》颁布，指明了社区卫生服务机构的基本功能、人员配备、基本设施、科室设置和管理制度等，机构建设开始有章可循。2003 年，我国发起"创建全国社区卫生服务示范区活动"，推动在全国范围内进行社区卫生服务机构建设。这一时期，我国社区卫生服务通过引入企事业单位、个人等社会力量共同举办，尚无专项经费支持。

2006 年，国家出台了《关于发展城市社区卫生服务的指导意见》和一系列配套文件，强调优化城市卫生资源结构、发展社区卫生服务是缓解优质资源过分向大医院集中、社区卫生服务不能满足群众基本卫生服务需求等民生问题的重要路径，并对城市社区卫生服务的设置管理、城市社区卫生服务中心（站）的床位、科室、人员、面积、设备等做了详细的、可操作的规定，社区卫生发展进入新的阶段。在经营性质方面，开始强调政府主导、主办社区卫生服务，社会力量只是补充。

2009 年，社区卫生服务体系建设取得初步成效，随着《中共中央　国务院关于深化医药卫生体制改革的意见》的出台，健全基层医疗卫生服务体系成为新医改的五项重点任务之一，我国社会卫生服务建设进入主动式行进的崭新阶段。在此阶段，全科医生的培养引起各界重视，先后颁发多项规范化文件对其重要性和培养模式进行强调和指导，全科医生建设在此阶段有了较大程度的提高。

2015 年，社区卫生服务改革进入改革深化期，分级诊疗制度作为本阶段的主角，国家发布多份文件强调其重要性，并对推进分级诊疗制度建设的总要求、家庭医生签约服务、区域医疗中心建设等工作作出指导。2019 年，聚光灯再次聚焦到社区医院建设，提出社区医院建设是新时期满足群众基本医疗卫生服务需求的重要举措，是推动构建优质高效医疗卫生服务体系的关键环节。自此，社区医院建设迈入全面推进阶段。

表 6-2-1　社区卫生服务发展历程及政策梳理

阶段	政策文件	主要内容
起步期：1997—2005 年	《中共中央　国务院关于卫生改革与发展的决定》	明确了我国卫生事业是政府实行一定福利政策的社会公益事业，并对建立和发展社区卫生服务的形式提出建议
	《关于发展城市社区卫生服务的若干意见》	第一个关于社区卫生服务的专门文件，规定了发展社区卫生服务的总体目标和基本原则，推进了各地社区卫生服务体系的建设工作
	《卫生部关于印发城市社区卫生服务机构设置原则等三个文件的通知》	明确社区卫生服务机构的基本功能、人员配备、基本设施、科室设置和管理制度等
发展建设期：2006—2008 年	《国务院关于发展城市社区卫生服务的指导意见》	强调优化城市卫生资源结构、发展社区卫生服务是缓解优质资源过分向大医院集中、社区卫生服务不能满足群众基本卫生服务需求等民生问题的重要路径
	《关于印发城市社区卫生服务机构管理办法（试行）的通知》	明确了城市社区卫生服务的服务功能、执业范围、机构设置、执业登记、人员配备与管理、执业规则与业务管理、行业监管等
	《关于印发公立医院支援社区卫生服务工作意见的通知》	明确了城市公立医院支援社区卫生服务工作的基本原则、工作目标、任务与主要措施
	《城市社区卫生服务机构设置和编制标准指导意见》	对城市社区卫生服务的机构设置、职能配置、编制配备、机构编制管理做了详细具体的规定
改革发展期：2009—2014 年	《中共中央　国务院关于深化医药卫生体制改革的意见》	把健全基层医疗卫生服务体系作为新医改的五项重点任务之一
	《以全科医生为重点的基层医疗卫生队伍建设规划》	为提升以全科医生为重点的基层医疗卫生队伍建设作出了明确的规划和建议
	《国务院关于建立全科医生制度的指导意见》	逐步建立统一规范的全科医生培养制度、近期多渠道培养合格的全科医生、改革全科医生执业方式、建立全科医生的激励机制
	《关于推进分级诊疗制度建设的指导意见》	提出以强基层为重点完善分级诊疗服务体系，建立健全分级诊疗保障机制两大工作举措，明确了社区卫生服务在我国基层卫生服务体系中发挥的重要作用
	《关于推进分级诊疗试点工作的通知》	确定北京市等 4 个直辖市、河北省石家庄市等 266 个地级市作为试点城市开展分级诊疗试点工作
改革深化期：2015 年至今	《国务院办公厅关于推进医疗联合体建设和发展的指导意见》	明确建设和发展医联体，是使基层群众享受优质便利医疗服务的重要举措，有利于提升基层服务能力
	《关于推进紧密型县域医疗卫生共同体建设的通知》	对开展紧密型县域医疗卫生共同体建设试点提出指导
	《国家卫生健康委办公厅关于开展社区医院建设试点工作的通知》	鼓励有条件的地区启动社区医院建设试点工作，以提升基层医疗机构综合服务能力。
	《关于全面推进社区医院建设工作的通知》	明确社区医院建设的总体要求、建设原则、主要建设任务和工作步骤

第三节 现状与成效：标准规范更完善，资源能力双提升

一、社区卫生资源总量持续提升

（一）供给能力稳步提升

横向来看，截至 2021 年年底，全国已设立社区卫生服务中心（站）36 160 个，社区卫生服务中心（站）床位数 25.17 万张。纵向来看，近五年床位数呈增长趋势，服务供给逐年上升，但增长率保持在 1% 左右，2019 年出现大幅度下降，2021 年增长明显。具体情况见图 6-3-1、图 6-3-2。

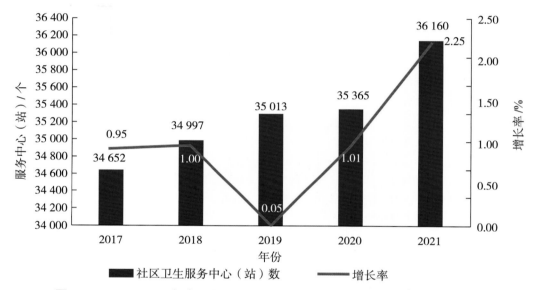

图 6-3-1 2017—2021 年我国社区卫生服务中心（站）机构数量及增长率变化趋势

数据来源：2017—2021 年《我国卫生健康事业发展统计公报》

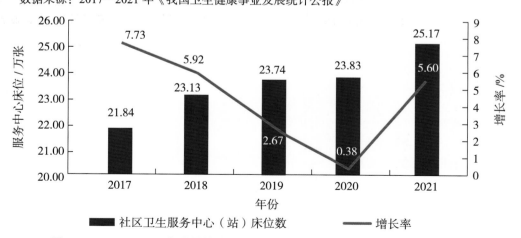

图 6-3-2 2017—2021 年我国社区卫生服务中心（站）床位数及增长率变化趋势

数据来源：2017—2021 年《我国卫生健康事业发展统计公报》

（二）人才梯队逐步完善

横向来看，截至 2021 年年底，我国社区卫生服务中心人员 55.5 万人，平均每个中心 55 人；社区卫生服务站人员 12.8 万人，平均每站 5 人。纵向来看，近五年社区卫生服务中心医护人员数量均呈增长趋势，基本满足社区卫生服务中心的设置标准。具体数据见图 6-3-3。

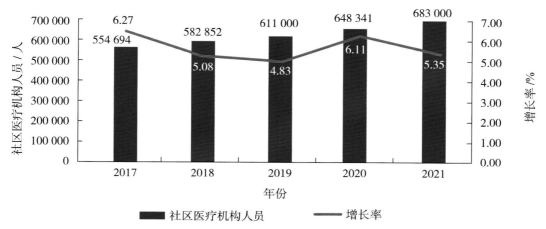

图 6-3-3　2017—2021 年我国社区医疗机构人员数量及增长率变化趋势

数据来源：2017—2021 年《我国卫生健康事业发展统计公报》

二、机构管理标准及规范不断完善

近年来，我国社区卫生服务机构的建设标准、管理办法不断完善。2006 年，为加强对城市社区卫生服务机构设置与运行的管理，原卫生部、国家中医药管理局颁布《关于印发〈城市社区卫生服务机构管理办法（试行）〉的通知》，明确了社区卫生服务机构在服务功能与执业范围，机构设置与职业登记，人员配备与管理，执业规则与业务管理，以及行业监管等方面的管理办法。同期的《关于印发城市社区卫生服务中心、站基本标准的通知》《医疗机构管理条例》，首次明确了城市社区卫生服务中心、站的床位、科室、人员、房屋、设备等基本标准。2019 年，国家卫生健康委员会办公厅颁布了《国家卫生健康委办公厅关于印发社区医院基本标准和医疗质量安全核心制度要点（试行）的通知》，在开展社区医院试点建设工作的同时，明确了社区医院的定位、设置、基本功能、规章制度等基本标准。相关建设标准和管理规范的制定和完善，为社区卫生服务机构的建设提供了有力支撑。

三、机构整体服务能力日益增强

（一）基本医疗服务能力不断提升

2016—2019 年社区卫生服务中心（站）的诊疗人次呈逐年上升趋势，其中，2019年诊疗人次数为 8.59 亿人次，较 2018 年增长 4.17%。2020 年诊疗人次有所下降，诊疗人次数为 7.58.59 亿人次，较 2019 年下降 12.11%，或是由于新型冠状病毒肺炎疫情的影响，2021 年出现回升（图 6-3-4）。同时，除基本诊疗项目外，社区卫生服务中心还承担着儿童预防免疫接种、保证妇幼基本健康等职能。

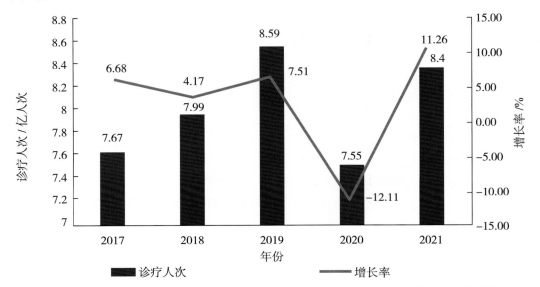

图 6-3-4　2017—2021 年我国社区卫生服务中心（站）诊疗人次数量及增长率变化趋势

数据来源：2017—2021 年《我国卫生健康事业发展统计公报》

（二）公共卫生服务能力进一步强化

2019 年，国务院办公厅颁布《医疗卫生领域中央与地方财政事权和支出责任划分改革方案》，进一步明确了基本公共卫生服务的范围。2021 年，年内在基层医疗卫生机构接受健康管理的 65 岁及以上老年人数达 11 941.2 万人，接受健康管理的高血压患者人数达 10 938.4 万人，接受健康管理的 2 型糖尿病患者人数达 3571.3 万人。同时，基本公共卫生服务项目人均财政补助标准提高至 79 元，较 2020 年增长 5 元。新型冠状病毒肺炎疫情暴发以后，社区卫生服务机构采取一系列有效措施合理开展疫情防控，发挥自身的网底和哨点作用，对疫情防控起到了重要作用。

（三）中医药服务稳步推广

2021 年末，全国中医类医疗卫生机构总数达 77 336 个，提供中医服务的社区卫生服务中心占同类机构的 99.6%，社区卫生服务站占 93.0%，在基层医疗卫生机构中比重较高，与 2020 年相比也有所提高（图 6-3-5）。

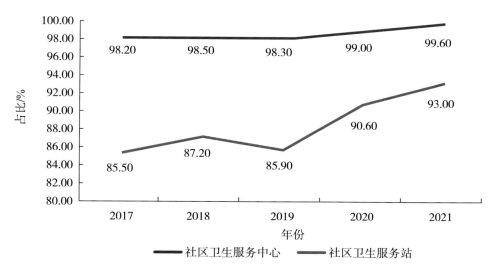

图 6-3-5　我国提供中医服务的基层医疗卫生机构占同类机构的比例的变化趋势
数据来源：2017—2021 年《我国卫生健康事业发展统计公报》

自推行公共卫生服务项目以来，公共卫生工作在社区卫生服务机构所占比重越来越大，"重公卫，轻诊疗"在一定程度上导致了机构的诊疗服务能力下降。作为健康服务的"守门人"，应当明晰诊疗工作是获取群众信任和支持的重要组成部分，未来应进一步提升社区卫生服务机构的诊疗服务能力，提供医防融合、综合连续的医疗卫生服务。

第四节　对策与建议：四措并举精准施策，推动机构高质量发展

一、多措并举配置资源

当前，不同地区的社区卫生服务机构存在着发展水平不一致的问题。由于经济发展水平不一致，各地对社区卫生服务的投入力度、管理模式、激励机制不同，东部地区与中西部地区、各省份之间以及大城市与小城市之间，在社区卫生服务机构人均数量、设施条件、人员配备及学历水平、服务能力等方面都存在一定差距。下一步建议从以下三个方面进行资源配置优化：

一是补充资源增量。建议进一步加快社区卫生服务机构的建设，完善相应基础设施、诊疗设备等资源配置，改善医疗资源"倒三角"的配置现状，实现社区卫生服务机构在整个医疗系统中的资源占比稳步增长。

二是优化资源存量。国家层面应关注各地区间发展不平衡的问题，集中优质资源

向中、西部落后地区及三区三州地区投入。各级政府应高度重视社区卫生服务工作的发展，努力营造良好的建设环境，应因地制宜地制定发展计划，针对当前本地区的卫生服务资源配置不均衡问题，查缺补漏，统一规划建设。

三是进一步加强全科医生队伍建设。面对我国社区卫生服务机构人员数量缺口、结构不合理的困境，未来应着力加强人员的引进与培养，提高社区医疗人员的专业素质。针对全科医生群体，应完善和加强全科医生的培养机制建设，有针对性地选派优秀的社区卫生服务人员到大型三甲医院接受专业培训，提高全科医生的专业技术水平。

二、完善政策体系与运行机制

为进一步提升基层医务人员收入，优化民营机构服务能力及质量，提升社区卫生服务制度创新的实效，建议未来从以下三部分持续完善政策体系及运行机制。

一是加快推进激励政策。加快推进基层医疗卫生机构"一类保障、二类管理"，落实"两个允许"，探索部分诊疗项目自主收费并进行留存，提高社区卫生服务机构人员薪酬待遇，有效调动医务人员积极性，激发社区卫生服务机构发展活力。

二是持续推进医保政策改革。社区卫生服务机构应积极改革医保支付方式，实施按人头付费和总额预付制，积极发挥医务人员主观能动性。同时，当前社区卫生服务机构的药品目录相较于医院而言相对较窄，建议下一步在医保目录内适当扩大基层医疗机构用药范围并适时进行更新调整，真正将价格实惠、疗效显著的药品纳入基本药物目录中，保证社区卫生服务机构能够满足居民用药需求。报销政策方面，坚持不同层级医疗机构药物差异化报销，促进患者流向社区卫生服务机构就医。此外，在老龄化的社会大背景下，医保政策需进一步完善，推动康复护理、家庭病床等合理纳入医保支付范畴。

三是加强对民营机构监管。2016—2020年，非政府办社区卫生服务机构数由4.98万个增长到7.65万个，占比由28.6%提升至30.0%。但由于服务能力和服务质量都存在不足，难以获得群众的认可，民营机构的经营活力受到遏制。建议下一步进一步明确政府角色定位，坚持政府在基层医疗和公共卫生服务中的主导作用。重点加强对民营社区卫生服务机构的监管，出台统一的社区卫生服务机构建设要求、工作范围、监督考核办法，提升民营机构的医疗服务能力和服务质量，杜绝过度逐利、不诚信行医等现象的发生，提升群众对社区卫生服务机构的信任感，推动社区健康服务的规范化发展。

三、持续加强诊疗服务能力

"十四五"期间，我国城镇化、老龄化进程进一步加快，多种疾病负担共存、多重健康因素复杂状况将长期存在，人民群众就近享有多层次、多样化、便捷的健康服务需求将持续快速增长。与此同时，目前部分社区卫生服务机构存在重视公共卫生服务项目、弱化基础医疗服务能力的现象，导致基层医疗的诊疗水平下降，难以满足人民群众的健康需求，更多的患者选择前往大型医院就诊。当前必须明晰诊疗工作是获取群众信任和支持的核心，应持续加强和提升诊疗服务能力，真正推动机构高质量发展，助力健康中国的实现。

一是高质量推进社区医院建设。从 2019 年 3 月，国家卫生健康委员会办公厅印发《国务院办公厅关于开展社区医院建设试点工作的通知》计划在河北省、山西省等 20 各省市开展社区医院建设试点，开始纠正基层医疗卫生机构过度侧重公共卫生服务倾向，将工作重心调整至提供基础医疗服务。2021 年 6 月 10 日，国家卫生健康委办公厅、国家中医药局办公室联合印发《关于加快推进社区医院建设的通知》，拟于年底前再推进建成 500 家左右社区医院，进一步改善社区卫生服务的有效供给。针对社区医疗服务，国家三年间连续三次做出部署，从试点到全面推进，再到加快推进，反映了国家对社区医疗服务的高度重视，同时也展现出提升社区卫生服务机构基础医疗能力的紧迫性。建议下一步继续推进社区医院建设，重点推动城市社区和城乡一体化程度较高地区的基层医疗卫生机构转设社区医院，在达到国家基层服务能力推荐标准基础上，再突出医疗能力建设重点任务，如按照标准开设住院床位、扩大业务用房面积、根据业务需要设置门诊科室、配备常用大型设备等。

二是加速推动医联体、医共体建设。针对基层诊疗能力不足、分级诊疗尚未实现的现状，鼓励通过建设医联体、医共体建设，基于上级医院带动社区卫生服务机构的方式，提升社区医生诊疗服务能力，增强患者对社区卫生服务机构的信任度。推进信息化建设，提升新技术应用能力，实现与上级医院间信息互联互认，给患者就诊提供便利。加快构建"基层首诊、双向转诊、急慢分治、上下联动"的分级诊疗制度。同时，针对医联体内不同机构的特点，引入中医、牙科等特色门诊，实现差异化发展。

三是推进家庭病床服务和家庭医生签约服务。家庭病床将家庭作为治疗和照护场所，可使患者在熟悉的环境中得到有效治疗和护理，更利于患者早期康复。同时，能够减轻家庭负担，缓解医院床位紧张。建议下一步以需求为导向，继续完善家庭病床设置的相关标准及评价方法，加强相关医疗卫生资源的配置，扩大家庭病床服务内容。此外，进一步推进家庭医生制度政策保障，借助医保支付调整医疗资源分配；加强家庭医生人才队伍建设，鼓励开设全科医学课程；建立合理激励机制，增强家庭医生工作热情；加快推进医疗信息共享平台建设；依托医疗联合体，推进双向转诊机制；建立合理的监督机制和评价指标体系。最终使得社区患者可以获得连续性医疗服务，提升基本医疗服务的可及性。

四、构筑多维融合发展模式

在基础医疗服务之外，社区卫生服务机构还承担着健康教育、预防、保健、康复等服务，从长远发展来看，为实现全人群的大健康，需要将服务贯穿健康促进、疾病预防、临床诊治和康复等整个过程。在此背景下，社区卫生服务机构的多维融合发展势在必行。

一是加强公共卫生服务能力，应对新型冠状病毒肺炎疫情挑战。新型冠状病毒肺炎疫情暴发以来，严峻的疫情防控形势给社区卫生服务机构带来了新的挑战。在疫情暴发之初，口罩、护目镜等物资缺乏，对社区卫生服务机构人员安全带来威胁。同时，人力资源的匮乏，也使得各机构在常态化、平战结合的疫情防控过程中承受着巨大的压力。建议借助疫情防控期间高效的联防联控机制，打通各管理部门之间的沟通渠道，厘清社区卫生服务机构在公共卫生应急管理中的定位。通过疫情防控期间的正面宣传，加深与社区群众的交流，增进信任感。搭建社区健康志愿者队伍，并实现常态化管理，群策群力，共同守护群众健康。

二是加速推进医防融合。面对当前医防割裂、资源浪费的现状，建议下一步立足基本医疗服务和公共卫生服务两大重点任务，推动社区卫生服务机构高质量均衡发展。在顶层设计上，实现家庭医生签约服务、基层医疗卫生机构能力建设、爱国卫生运动、健康中国行动等工作的深度融合。实现防控模式的纵向整合，做好社区卫生服务机构与其他机构、部门的并轨、衔接。在管理措施上，建立慢病医防融合管理标准，充分发挥互联网和移动医疗的优势，对社区居民健康状态进行定期检测。在做好医防融合的基础上，进一步完善康复、保健等其他职能。

三是建立社区卫生协同发展机制。社区卫生服务机构战略发展环境可视为由其自身和周边社区、居民、社会机构，以及外部管理部门、其他医疗卫生机构等共同组成的生态系统，只有当系统内各组织建立共同体，才能实现高效协同发展。下一步应加快构建多方共建的社区健康生态，社区卫生服务机构建设应加强与政府部门协同，简化管理线条，明确管理机制和范围。加强与社区的协同，建立双方的沟通协调机制，探索人员在两方兼职的工作机制，便于健康服务的入户开展。加强与社区居民的协同，加深群众对社区公共卫生服务的了解，提升对机构的信任感和满意度。加强与社区内学校及企事业单位的协同，深入开展健康教育、定期体检、健康档案管理等工作。加强与疾控、妇幼保健、中医等专业机构的协同，通过专家下基层等方式，实现诊疗质量和诊疗服务范围的提升。最终实现从政府、医疗卫生机构，再到社区内学校和企事业单位，覆盖全体群众的社区卫生协同发展。

（曹子健　边妗伟）

第七章 基层卫生人才队伍建设成效、问题及对策

——"健康守门人"，关键在"人"

基层卫生人才队伍建设是全面推进基层卫生健康工作高质量发展的重要支撑。回顾"十三五"时期，基层卫生人才队伍建设在人员数量、素质、结构等方面均取得了显著进步。"十四五"期间，如何进一步推进基层卫生人才队伍建设，为基层培养、引进"用得上、留得住、有发展"的适宜人才，仍然是基层卫生健康工作的重点。本章立足于基层卫生人才发展现状、存在的问题，提出"十四五"期间的建议对策。

根据我国卫生统计年鉴对基层医疗卫生人员等相关概念的描述，基层医疗卫生人员指在基层医疗卫生机构工作的职工，包括基层卫生技术人员、乡村医生和卫生员、其他技术人员、管理人员和工勤人员。其中基层卫生技术人员包括基层执业医生、执业助理医生、注册护士、药师（士）、检验技师（士）、影像技师（士）、卫生监督员和见习医（药、护、技）师（士）等专业卫生人员。乡村医生是指在村卫生室工作并且取得"乡村医生"证书的人员，卫生员指在村卫生室工作但未取得"乡村医生"证书的人员。

第一节 基本情况："论发展"优先"析政策"

为加快推进基层卫生人才队伍发展，国家出台了一系列关于基层卫生人才建设的政策，有力地推动了基层人才发展，在人才队伍的规模扩充、素质提升和队伍结构改善等方面取得显著进步。特别是在基层卫生"适宜"人才建设方面，着重对"农村订单定向医学生""全科医生""乡村医生"等群体出台了专项支持政策。

一、卫生事业发展关键在"强基层"

2014年，全国人大常委会副委员长、农工党中央主席陈竺在贵州省调研时曾指出，

当前中国卫生事业发展的关键还是强基层，强基层的关键是强人才、重点是强政策。2017年，原卫生和计划生育委员会印发了《"十三五"全国卫生计生人才发展规划》，明确指出加强基层卫生计生人才队伍的建设是主要任务之一。2021年全国基层卫生健康工作会在京召开，明确提出"不断扩充基层适宜卫生人才队伍"。

二、"强基层"关键在"强人才"

2010年，国家发展改革委等部门印发了《以全科医生为重点的基层医疗卫生队伍建设规划》，规划指出要加强以全科医生为重点的基层医疗卫生队伍建设。截至2020年年底，我国已通过多种途径培养30万名全科医生，逐步形成一支数量适宜、质量较高、结构合理的全科医生队伍，基本满足"小病在基层"的人力支撑要求。

随后国家发展改革委等五部门联合印发了针对农村订单定向医学生免费培养工作的配套政策《关于开展农村订单定向医学生免费培养工作的实施意见》，意见明确了从2010年起将在高等医学院校开展免费医学生培养工作，重点为乡镇卫生院及以下的医疗卫生机构培养从事全科医疗的卫生人才。为进一步支持文件落地，国家发展改革委又相继出台了《关于进一步做好农村订单定向医学生免费培养工作的意见》和《关于做好农村订单定向免费培养医学生就业安置和履约管理工作的通知》等支持政策，切实保障定向医学生就业安置、薪酬待遇、履约诚信等问题。

2015年，人力资源社会保障部印发《关于进一步改革完善基层卫生专业技术人员职称评审工作的指导意见》，要求遵循基层卫生工作实际，建立以医疗服务水平、质量和业绩为导向，以社会和业内认可为核心的人才评价机制，职称、外语成绩、论文、科研等不作为硬性考核指标。

2015年，国务院办公厅印发了《关于进一步加强乡村医生队伍建设的实施意见》，进一步明确了有关乡村医生学历、执业资格、培训教育、待遇保障等问题，对于推动乡村医生为农村地区民众提供安全便捷的基本医疗服务具有重要价值。

2018年，国务院办公厅印发《关于改革完善全科医生培养与使用激励机制的意见》，要求全科专业住院医生规范化培训合格，取得中级职称后在贫困县农村基层连续工作满10年的，经职称评审委员会考核认定，直接取得副高级职称，取得的副高级职称原则上应限定在基层医疗卫生机构聘任。

2020年，国家卫生健康委员会印发了《关于加强基层医疗卫生机构绩效考核的指导意见（试行）》，意见纳入了人力配置（全科医生数量、医护比）、人员结构、职称结构、中医类别医生占比等指标，其中3个为重点监测指标（该体系共42个细项指标，仅有10个重点监测指标），此举突出了建设人才队伍的重要意义。

2021年8月20日，十三届全国人大常委会第三十次会议表决通过《中华人民共和国医师法》（以下简称《医师法》），并于 2022 年 3 月 1 日起施行，为保障医师的合法权益、规范执业准入和管理、加强医师队伍建设提供了法律依据。其中对基层医师建设提供多方面支持：一是放宽了执业权限，对医师定点到县级以下医疗卫生机构执业和县级医疗卫生机构执业助理医师独立执业提供便利；二是优先保障基层、欠发达地区和民族地区的医疗卫生人员接受继续医学教育，加强全科医生培养，尤其是中西医结合全科医生，并要求县级以上人民政府卫生健康主管部门有计划有组织地落实包含一定比例的定向培养和委托培训；三是加强在基层和艰苦边远地区工作的医师的职业待遇，进一步完善对乡村医生的服务收入多渠道补偿机制和养老政策；四是加强技术帮扶，包括职称晋升对基层服务经历的要求或优待政策，以及智能化手段等。

第二节　现状与成效："小数据"解构"大趋势"

一、基层卫生人员数量稳步发展

"十三五"期间，我国基层医疗卫生机构人员总数逐年增加（表 7-2-1）。2016—2021 年，基层医疗卫生机构人员总数从 368.3 万人增长至 443.2 万人，卫生技术人员总数从 235.4 万人增长至 330.2 万人，其中社区卫生服务中心、乡镇卫生院总体增幅较大。2016—2020 年，执业（助理）医生从 114.5 万人增长至 153.6 万人、注册护士从 69.6 万人增长至 105.7 万人，每年加速增长。医护比呈下降趋势，从 1.65 降至 1.45。

全科医生数量增长明显。2018 年全科医生总量达 30.9 万人，提前完成《"十三五"全国卫生计生人才发展规划》中相关任务要求。截至 2020 年年底，全科医生数量接近 40.9 万人（图 7-2-1），平均每万人口拥有全科医生数达 2.90 人。

由于历史原因，我国乡村地区村卫生室保留了一个特殊执业范围的群体——乡村医生及未取得"乡村医生"证书的卫生员。在我国农村发展建设中，乡村医生群体作为农村医疗服务体系中最基础的一环，为农村地区民众提供便捷可及的医疗服务起到了至关重要的作用。随着执业规范化的发展，该群体在新时期出现了相应的变化。2016—2020 年，全国村卫生室乡村医生和卫生员数量逐年递减，执业（助理）医生数量不断增加（图 7-2-2）。

二、基层人才结构有所改善

2016—2020 年，基层医疗卫生人员结构不断完善，总体年龄构成、学历水平、技术职称、提供中医服务等都在一定程度上有所优化，但在年龄梯队上亟须加强年轻人才建设。

表 7-2-1　2016—2021 年我国基层医疗卫生机构人员数量

年份/年	总数/万人					卫生技术人员数/万人					执业（助理）医生/万人					注册护士/万人					医护比			
	总计	社区卫生服务机构（站）	乡镇卫生院	村卫生室	门诊部（所）	总计	社区卫生服务机构（站）	乡镇卫生院	村卫生室	门诊部（所）	总计	社区卫生服务机构（站）	乡镇卫生院	村卫生室	门诊部（所）	总计	社区卫生服务机构（站）	乡镇卫生院	村卫生室	门诊部（所）	社区卫生服务机构（站）	乡镇卫生院	村卫生室	门诊部（所）
2016	368.3	52.2	132.1	143.6		235.4	44.6	111.6			114.5	18.8	45.5	32.0		69.6	16.2	31.9	11.6		1.65	1.16	1.43	2.76
2017	382.6	55.5	136.0	145.5		250.5	47.4	115.1			121.4	19.8	46.6	35.2		76.9	17.6	34.1	13.5		1.58	1.13	1.37	2.61
2018	396.5	58.3	139.1	144.1		268.3	49.9	118.1			130.5	20.9	47.9	38.1		85.2	18.9	36.0	15.3		1.53	1.11	1.33	2.49
2019	416.1	61.0	144.5	144.6		292.1	52.5	123.2			143.7	22.0	50.3	43.5		96.0	10.6	39.1	16.8		1.50	2.08	1.29	2.59
2020	434.0	64.8	148.1	144.2		312.3	55.8	126.7			153.6	23.4	52.0	46.5		105.7	22.0	40.9	3.2		1.45	1.06	1.27	14.53
2021	443.2	68.3	149.2	136.3		330.2	59.2	128.5				24.5	47.6				19.3							

数据来源：《中国卫生健康统计年鉴（2018）》《中国卫生健康统计年鉴（2020）》《中国卫生健康统计年鉴（2021）》及 2021 年《我国卫生健康事业发展统计公报》

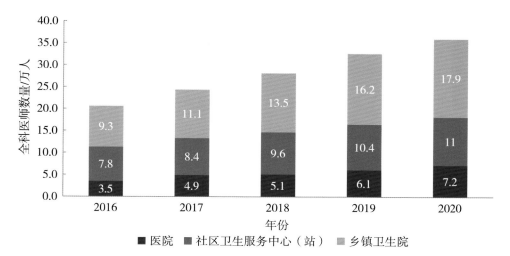

图 7-2-1 2016—2020 年我国不同类别医疗机构全科医生数量

数据来源：《中国卫生健康统计年鉴（2018）》《中国卫生健康统计年鉴（2020）》《中国卫生健康统计年鉴（2021）》

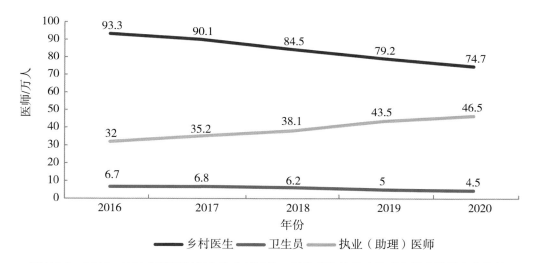

图 7-2-2 2016—2020 年我国村卫生室乡村医生、卫生员和执业（助理）医生数量变化趋势

数据来源：《中国卫生健康统计年鉴（2018）》《中国卫生健康统计年鉴（2020）》《中国卫生健康统计年鉴（2021）》

性别构成方面，社区卫生服务中心（站）和乡镇卫生院中女性占比较高，村卫生室相反，可能与社区卫生服务中心（站）和乡镇卫生院注册护士配比较高有关。社区卫生服务中心（站）和乡镇卫生院注册护士中男性占比不足 2%（图 7-2-3）。

年龄构成方面，社区卫生服务中心（站）和乡镇卫生院卫生人员主要集中在 25 ~ 34 岁、35 ~ 44 岁两个年龄段。截至 2020 年年底，社区卫生服务中心（站）45 岁以下卫生人员占比超过 68.6%，乡镇卫生院 45 岁以下卫生人员占比超过 68.7%。

而村卫生室卫生人员主要集中在 35 ~ 44 岁、45 ~ 54 岁和 60 岁及以上这三个年龄段，且 5 年期间 35 岁以下的比例从 10.6% 下降至 7.1%，村卫生室队伍的高龄化趋势显现（图 7-2-4）。

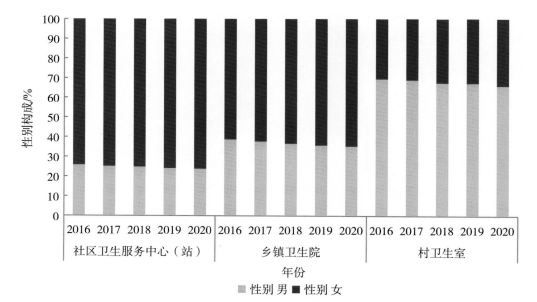

图 7-2-3　2016—2020 年我国不同类别基层医疗卫生机构人员性别构成

数据来源：《中国卫生健康统计年鉴（2018）》《中国卫生健康统计年鉴（2020）》《中国卫生健康统计年鉴（2021）》

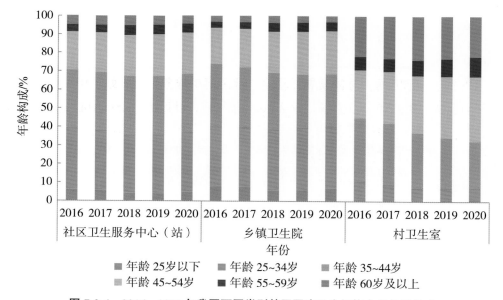

图 7-2-4　2016—2020 年我国不同类别基层医疗卫生机构人员年龄构成

数据来源：《中国卫生健康统计年鉴（2018）》《中国卫生健康统计年鉴（2020）》《中国卫生健康统计年鉴（2021）》

学历构成方面，基层机构的医疗卫生人才总体学历水平不断提高。社区卫生服务中心（站）卫生人才主要以大专上学历为主，大学本科及研究生学历比例逐年增加。截至 2020 年年底，社区卫生服务中心（站）工作人员中大学及本科以上学历者达 43.2%。2016—2020 年，乡镇卫生院大学本科学历卫生人才占比从 10% 增长至 22.1%，中专学历者占比从 44.5% 降低至 32.8%，研究生学历者占比相对稳定。村卫生室卫生人才大专及本科以上学历占比略有增长，从 7.3% 增长至 36.5%（图 7-2-5）。

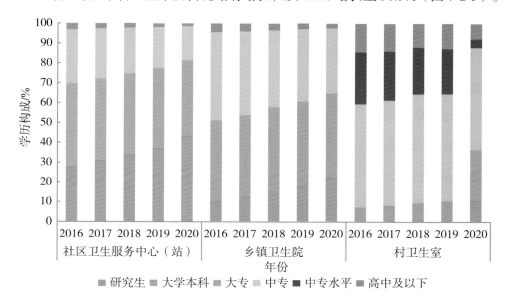

图 7-2-5 2016—2020 年我国不同类别基层医疗卫生机构人员学历构成

数据来源：《中国卫生健康统计年鉴（2018）》《中国卫生健康统计年鉴（2020）》《中国卫生健康统计年鉴（2021）》

聘任技术职称方面，总体发展较稳定。社区卫生服务中心（站）中高级职称者比例优于和乡镇卫生院和村卫生室。截至 2020 年年底，社区卫生服务中心（站）中高级职称者占比超 30%，乡镇卫生院达 18%，村卫生接近 2%（图 7-2-6）。

提供中医服务的基层医疗卫生机构的数量不断增加，占比不断提高。截至 2020 年，提供中医服务的社区卫生服务中心（站）占基层医疗卫生服务机构的比例接近 99%，村卫生室占比超 74.5%，中医医生的总数量持续增加（表 7-2-2）。

村卫生室，乡村医生人员结构相对特殊。性别方面，乡村医生男性数量占比接近七成；年龄方面，总体偏大，其中 45 岁及以上人员超 60%，60 岁及以上人员超 25%。人员学历，主要集中在大专和中专层次，占比超七成，大学本科及以上数量占比不足 8%。

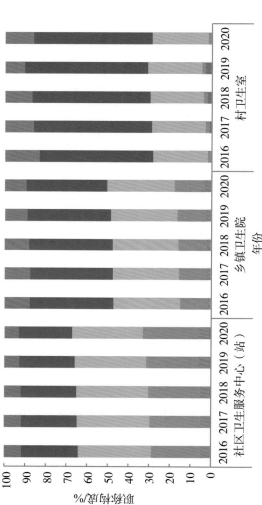

图 7-2-6 2016—2020 年我国不同类别基层医疗卫生机构人员职称构成（按聘任技术职务）

数据来源：《中国卫生健康统计年鉴（2018）》《中国卫生健康统计年鉴（2020）》《中国卫生健康统计年鉴（2021）》

表 7-2-2 提供中医服务的基层医疗卫生机构的数量与占比情况

机构类别	2016 年		2017 年		2018 年		2019 年		2020 年		2021 年	
	数量/个	比例/%	数量/个	比例/%	数量/个	比例/%	数量/个	比例/%	数量/个	比例/%	数量/个	比例/%
社区卫生服务中心	5930	97.5	6274	98.2	6540	98.5	6878	98.3	7201	99.0	10 082	99.6
社区卫生服务站	8164	83.3	8792	85.5	9490	87.2	9981	85.9	10 868	90.6	24 215	93.0
乡镇卫生院	33 444	94.3	34 095	96.0	34 304	97.0	34 148	97.1	34 068	98.0	34 629	99.1
村卫生室	369 263	62.8	388 518	66.4	398 471	69.0	408 588	71.3	423 492	74.5	478 834	79.9

数据来源：《中国卫生健康统计年鉴（2018）》《中国卫生健康统计年鉴（2020）》《中国卫生健康统计年鉴（2021）》以及 2021 年《我国卫生健康事业发展统计公报》

三、基层机构与非基层机构医生相互流动的差值递增

2016—2019 年，基层机构和非基层机构医生相互流动数量不断增高，2020 年略有下降。除 2016 年外，基层机构的医生流向非基层机构与非基层机构流向基层机构的差值均为正数，总体呈上升趋势（图 7-2-7）。

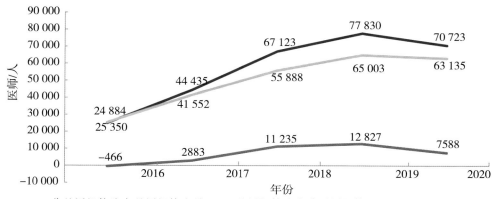

图 7-2-7　2016—2020 年我国基层机构和非基层机构之间医生流动情况

数据来源：国家卫生健康委电子化注册系统

四、人才培训力度不断增强

根据国务院新闻办公室"十三五"卫生健康事业改革发展情况发布会公布的有关数据，"十三五"期间，国家多措并举，通过院校教育、职业教育、继续教育、统一住院医生规范化培训制度，为基层机构输送了一大批人才。培养农村订单定向免费医学生 6.3 万人次；完成全科医生转岗培训 20 余万人次；增加乡、村医务人员专门的执业（助理）医生资格 14.1 万人次；启动 16 省医学专业大学毕业生免试申请乡村医生注册工作；完成 170 万人次基层卫生人员能力提升项目培训。从 2018 年开始，实施对基层医疗卫生机构医生、护士、乡村医生等开展实用技能培训。截至 2020 年，中央财政累计投入 10.2 亿元，累计培训基层卫生人员超过 50 万人。

第三节　问题与挑战："促发展"需要"抓短板"

一、基层卫生人才数量不足

虽然基层卫生人才的数量不断增长，但由于我国人口基数较大，基层卫生人才储

备仍然短缺，中西部地区、农村地区、乡镇卫生院和村卫生室等机构较为明显。执业（助理）医生、全科医生储备短缺。截至 2020 年年底，我国约有 40.9 万名全科医生，总体数量仍然不足。此外，基层机构的中医执业（助理）医生数量也较为短缺，对在基层机构开展中医服务具有一定程度的限制。

二、基层医疗卫生队伍总体素质有待提高

基层医疗卫生队伍总体学历不高，专业职称占比较低。截至 2020 年年底，社区卫生服务中心（站）主要以大专学历为主，大专、中专学历的医疗卫生人员数量占比接近 60%；乡镇卫生院卫生人才学历主要以大专和中专为主，接近占比 80%；村卫生室中专及以下学历者占比接近 90%。基层所有的卫生技术高级职称人员不足 6%。这也是基层医疗卫生总体服务水平不高、居民就医获得感不强的原因之一。

三、基层医疗卫生队伍稳定性有待提高

因为基层卫生工作人员的工作场景主要局限在社区卫生服务机构、县镇卫生院、村卫生室等基层机构，工作环境单一，流动性小，甚至还可能面临边远山区等艰苦条件，薪酬待遇相对偏低，岗位吸引力较低。此外，再加上就业观念偏差、社会认同度低，职业的社会成长性有限，很容易导致一部分从业者产生职业倦怠感，进而造成转行、解约等流失。从整体上削弱了基层医疗卫生队伍的力量，限制了基层医疗卫生事业发展。

四、乡村医生队伍建设有待完善

乡村医生队伍是我国农村地区重要的基层医疗卫生群体，但目前面临总体年龄较大，学历偏低，总体诊疗水平相对有限的局面。此外，在农忙时间、日常工作时，乡村医生还要投入部分时间用于农务生产等工作，空闲时间较少，在继续教育和医疗技术水平提升方面的精力相对有限，知识结构老化，目前在执业认证考核方面有所倾斜照顾。受限于设备条件和乡村医生的知识结构，在推进村卫生室医疗服务电子化和信息化阻力较大。

五、制度措施和配套政策有待完善

在前期工作开展中，部分政策缺乏配套措施，在基层贯彻实施方面也面临一定的难度。如薪酬待遇和激励机制方面，基层卫生人员特别是新入职员工，其岗位、编制、待遇与签约不一致，落实不到位，缺乏监管和监督机制，导致人员积极性受到影响。基层卫生人员的进入退出方面，解约机制、诚信档案政策不明确。毕业生规培方面，财政支持有待进一步提高，对于培训内容、培训规范和考核机制尚不统一，规培水平

参差不齐。培训和继续教育方面，基层医疗卫生人员尚未建立与职业成长相匹配的培训计划和标准，并反映出培训内容重复等问题，与基层实际工作需求还有差距。

第四节 对策与建议："全方位"筑牢"人才网"

一、多措并举"增"人才

（一）扩大基层适宜卫生人才培养规模

卫生行政部门和教育部门应继续联手，优化完善特殊定向、专项招生政策，立足多层次的人才培养，扩大基层适应卫生人才培养规模，尤其加快本科及以上层次的人才培养。丰富基层适宜人才的种类，加强以全科医生为重点的基层医疗卫生人才的培养和配备，特别是能提供中西医结合服务的全科医生；逐步在基层医疗卫生机构配备公共卫生医师，强化基层健康管理、流行病学调查、免疫规划、监测预警等公共卫生工作。同时加大财政补助，向中西部地区、贫困地区倾斜，统筹安排免费农村订单定向医学生招生就业工作，探索户籍到县的定向招生，真正做到有效育人，并面向乡镇卫生院及以下基层机构，适度保留临床医学、中医学专业，加大护理学、康复医学专业专科层次的教育，鼓励非定向医学专业毕业生下基层。

（二）促进医生多点执业

目前国内已开放医生多点执业，多省也在积极探索护士区域化注册试点。《医师法》已明确表示在医联体医疗机构中执业无需变更注册手续，并为医师定点定期到县级以下医疗卫生机构执业提供便利。卫生行政部门可通过医联体平台、"互联网＋医疗""互联网＋护理"等服务模式，鼓励实行医生多点执业、护士区域化注册模式，到基层机构定期开展专家门诊、开展上门或社区护理服务，让大医院的优质人才向基层服务。可优先在慢病管理、延续护理、护理专科门诊、康复门诊等领域合作，促进优质资源下基层。继续探索退休医生返聘、医生空闲时间在线问诊等服务模式。

（三）建立柔性的人才流动机制

充分建立联动性的卫生人才管理机制，建立大的医疗人才库，统筹人员管理，形成县乡村上下贯通的职业发展机制，加强县级以下医疗卫生机构的人才轮转和流动，建议条件成熟的地区或机构，可探索选派相匹配的主治或副高职称的医师到基层卫生机构轮转，并将其作为晋升职称的考核环节或加分环节。鼓励专科医师定期定点到县级以下的医疗卫生机构坐诊，扩大专科医生的职业视野，强化以"健康"为中心的服务理念和对基层人才的帮扶。

二、想方设法"强"人才

（一）多元化培训再提升

为鼓励基层医疗机构卫生人员养成终身学习的意识，提供良好的学习环境和经济支持，针对基层卫生人员，鼓励设置专门适应基层卫生的弹性制学历教育，鼓励基层卫生人员参加医学类成人高等教育、自学考试等多种形式继续教育。加强区县级统筹的基层卫生人员在岗培训。定期组织、安排基层卫生技术人员到高层级的医疗机构进修学习，增强实践培训。边远山区或交通不便等地，依托互联网、5G 等新技术，与医联体牵头医院合作，开设远程教育；利用智能辅助诊断决策系统、基于居民健康档案识别和管理高危人群的系统等帮助基层医生赋能，提升服务能力。注意制订科学有效的培训计划，避免低水平重复。将继续教育、服务能力、实践培训等纳入绩效考核，并作为人员聘任、技术职务晋升重要参考指标。

（二）发挥职称晋升的导向作用

进一步完善基层卫生专业技术人员职称考评方案，结合基层实际的服务需求，设立专门的专业职称考试题目和规则，建立一套符合基层需求、适宜人才发展、不以论文科研为导向的聘任职称晋升机制。充分发挥考评的导向作用，从实际出发，提升医务人员的专业服务能力。

（三）发挥新技术的辅助功能

随着互联网、人工智能、5G 等新技术的不断发展，智能设备的技术成熟度不断提高，经济成本逐步下降，依托大数据和人工智能的优势，逐步探索智能问诊、医生助手等智能化设备的开发，帮助基层医生提高诊疗能力。

三、优化机制"留"人才

（一）完善用人制度和激励机制

进一步改革完善基层适宜卫生人才的选人用人机制，加强人才退出、解约管理。继续推动"两个允许"，完善福利待遇和激励机制。对于乡村医生等村一级医务人员，继续实施"县聘乡用""乡聘村用"管理模式，完善卫生机构编制政策，加大基层医疗卫生机构的岗位吸引力。加强待遇落实、岗位编制落实等监督管理机制，加大资金投入和管理，开通基层人员待遇的专项反馈渠道，保证政策落地。对于推行较好的地方做法，及时总结，宣传推广。

（二）优化人才流动机制

建立以医疗集团、县域医共体为单元的人才流动机制。随着医疗集团、县域医共体等医联体模式的不断发展，医联体单位的合作不断深入，逐渐形成有效的分级诊疗服务体系，在基层人才和上级医院间形成有效联动。医联体内统筹安排，促进人力资源均等化配置，促进基层卫生人才向上流动、横向流动，医联体牵头医院优质卫生资源向下流动。将医联体牵头医院与基层医疗机构人才培养和流动情况，纳入等级评审、绩效考核等评价体系，提高牵头医院建设医联体的积极性。

（三）拓展人才发展空间

结合基层卫生人才的实际需求，积极拓展与基层卫生技术人才相适应的职业发展空间。鼓励建立基层医疗机构专科联盟、专业协会，鼓励地方增设分支机构，加强基层卫生人才的学科交流、业务互助。围绕基层医疗服务，鼓励基层卫生技术与其他学科融合，更好地为基层服务赋能，鼓励基层卫生人才利用空闲时间参与社会举办的信息技术、医疗服务等交流会，拓展基层卫生人员的职业路径、收入渠道和职业发展空间，真正做到福利留人、发展留人。

在实际发展的过程中，不同类型的基层队伍具有不同的薄弱点，特别是农村地区，不同层级的基层医疗卫生队伍发展各有特色，要有针对性地、有侧重地提供不同的应对措施。其中，县医院是县域层面关键"守门人"，核心是要提高县医院的医疗服务能力，保证"大病不出县"，把患者留在基层，重点要"强"；乡级及以下层面的人员流失严重，关键要通过待遇政策和制度保障，把人才"留"在基层，稳定队伍；村级机构中，乡村医生在实际农村医疗服务中经验丰富，具有广泛的群众基础，要保留群体的生存空间，做好执业（助理）医生进村的过渡，让乡村医生在新农村医疗服务的舞台上发挥出更大的价值。

（李昶锋　何美慧　尤治灵）

第八章　基层医疗卫生人事薪酬制度
——"动力源泉"何以涌流？

众所周知，医疗行业具有培养周期长、职业风险高、技术难度大、责任担当重等特点，如何保护好、发挥好广大医务人员的积极性、主动性和创造性，是我们要考虑的首要问题。自 2009 年新医改以来，我国医药卫生事业历经十余年风雨，取得众多进展，为人民健康筑就"万里长城"，而"万里长城"的地基，正是遍布城乡的基层医疗卫生机构。然而，基层人事薪酬制度的改革进程，尚未跟上医药卫生体制改革的整体步伐。薪资结构、人员经费保障等问题致使基层医务人员面临"动力"不足的困境。为此，本章就调整薪资结构、创新经费机制、落实按劳分配、加强监督管理等方面，提出完善基层人事薪酬制度建设的相关建议，使"动力源泉"充分涌流，不断推动基层医疗卫生健康事业高质量发展。

第一节　基本情况：薪酬是"动力源泉"

一、薪酬制度改革的意义

当我们翻开词典，来到"薪酬"一页，映入眼帘的是它的定义，即薪水酬劳。薪酬是对劳动者的报酬，表面上看，它是劳动价值的体现，但实际上，它更多的是对劳动者的保障与激励。早在 19 世纪末，"科学管理之父"泰勒就创造出激励性薪酬制度，以"差别计件制"刺激工作效率的提升。20 世纪 80 年代兴起的新"凯恩斯"主义也提出"效率工资理论"，认为应当以效率定薪酬，并将薪酬作为激励员工努力工作的手段。随着时间推移，人们对薪酬重要性的认识不断加深。如今，薪酬不仅局限于货币和可以转化为货币的报酬，还包括各种非货币的满足，而薪酬是具有激励作用的"动力源泉"，早已成为各行各业的共识。

在医疗卫生领域，薪酬的重要性更加凸显。2017 年，原国家卫生和计划生育委员会发布的《"十三五"全国卫生计生人才发展规划》中就曾指出，要"充分考虑医疗行业培养周期长、职业风险高、技术难度大、责任担当重等情况，建立符合行业特点的医务人员薪酬制度，体现医务人员技术劳务价值"。由此可见，医务人员的薪酬水平应当合理反映其技术劳务价值。适当提高医务人员薪酬待遇，不仅是对其知识、技术价值的肯定，更是一种激励，促使其提供更优质的诊疗服务，助力医疗行业高质量发展。在此背景下，推动医疗机构薪酬水平合理化的各项改革，愈发受到人们的关注。

作为医疗的"最后一公里"，基层医疗卫生服务体系是本书关注的焦点。随着基层卫生事业的发展，尤其是家庭医生签约服务、基本公共卫生服务等工作的逐步推进，基层医疗卫生机构"绩效工资总量与事业发展不相适应、内部分配不够灵活、绩效考核不够规范等问题"日益突出。而基层医疗卫生机构薪酬制度的不合理，将挫伤基层医务人员的积极性，不利于"强基层"战略的真正落实。因此，只有合理化基层卫生薪酬制度，充分发挥薪酬制度的激励作用，让"动力源泉"充分涌流，才能完善基层医疗服务体系，提高基层医疗卫生服务水平，让医疗的"最后一公里"畅通无阻。

二、国家层面政策梳理

在基层医疗卫生服务体系建设不断深化，薪酬重要性日益凸显的双重背景下，国家对基层医疗卫生机构的人事薪酬制度愈加重视。尤其是近年来，相关政策文件大量出台，展现出国家推动基层医疗卫生机构薪酬制度改革的坚定决心。

早在新医改开局之年，人力资源和社会保障部、财政部、原卫生部出台《关于印发公共卫生与基层医疗卫生事业单位实施绩效工资的指导意见的通知》，强调基层医疗卫生机构薪酬制度的重要性，并为基层落实绩效工资制度提供指导。次年，国务院办公厅又出台《关于建立健全基层医疗卫生机构补偿机制改革的意见》，要求各地按照核定的编制人员数和服务量，参照当地事业单位工作人员平均薪酬，核定基层医疗技术人员薪酬工资总额。

自 2017 年起，"提高基层卫生人员薪酬待遇"逐渐成为国家有关政策重点关注的内容。随着"强基层"战略的逐步推进，基层医疗卫生服务体系建设的各项方针政策相继出台。基层服务的关键在人，不论是基层卫生人才培养，还是全科医生队伍建设，都要能"留人"，而说起"留人"，薪酬便成为一道绕不过的坎。也正因如此，近年来出台的基层医疗卫生政策，无论是否以薪酬为主旨，都强调要加快推进基层医疗卫生机构薪酬制度改革，完善基层医务人员绩效评价体系。如今，以福建三明为首的一些地方，在基层医疗卫生机构薪酬制度改革的探索过程中取得良好进展。国家有关部门也出台多项文件，支持"三明经验"在全国推广，以期从薪酬制度实施方面，为各地基层医疗卫生机构提供参考，见表 8-1-1。

表 8-1-1　基层医疗卫生薪酬制度相关政策 - 国家政策汇总（部分）

时间 / 年	政策文件
2009	《关于深化医药卫生体制改革的意见》 《关于印发公共卫生与基层医疗卫生事业单位实施绩效工资的指导意见的通知》
2010	《关于建立健全基层医疗卫生机构补偿机制改革的意见》
2017	《关于开展公立医院薪酬制度改革试点工作的指导意见》
2018	《关于完善基层医疗卫生机构绩效工资政策 保障家庭医生签约服务工作的通知》 《关于学习贯彻习近平总书记重要指示精神 进一步加强医务人员队伍建设的通知》
2019	《关于以药品集中采购和使用为突破口进一步深化医药卫生体制改革的若干政策措施》
2020	《关于完善基层医务人员保障激励政策的意见》 《国务院办公厅关于加快医学教育创新发展的指导意见》 《关于加强基层医疗卫生机构绩效考核的指导意见（试行）》 《关于深入学习贯彻习近平总书记 2020 年中国医生节重要指示精神 进一步加强医务工作者队伍建设的通知》
2021	《关于建立保护关心爱护医务人员长效机制的指导意见》 《关于深化公立医院薪酬制度改革的指导意见》 《关于推广三明市分级诊疗和医疗联合体建设经验的通知》 《关于深入推广福建省三明市经验 深化医药卫生体制改革的实施意见》
2022	《卫生健康系统贯彻落实以基层为重点的新时代党的卫生与健康工作方针若干要求的通知》

三、地方改革进展

紧跟国家步伐，把握政策方向，是地方改革发展道路上的"主旋律"。伴随"提高基层卫生人员薪酬待遇"的号召，自 2017 年起各地相继出台多项文件，推进基层医疗卫生机构薪酬制度改革，助力基层卫生技术人员薪酬待遇的提高（表 8-1-2）。2017年 11 月，浙江省发布《浙江省财政厅浙江省卫生计生委关于全面推进基层医疗卫生机构补偿机制改革的实施意见》，成为较早进行基层医疗卫生机构薪酬制度改革的地方，为业务能力强的机构提供更多补偿，在激发基层卫生人员积极性的同时，提高其薪酬待遇，一改此前"干多干少都一样"的局面。天津市则出台《天津市深化医药卫生体制改革 2018 年下半年重点工作任务》，提出扩大基层医疗卫生机构内部分配自主权，坚持多劳多得、优绩优酬，形成激励机制。

辽宁、广西、海南均从基层人才培养的角度出发，制订加强全科医生队伍建设的改革方案，敏锐抓住"全科医生薪酬待遇水平低"的痛点，明确完善奖励办法、科学核定绩效、落实分配机制等多项措施；吉林、广东、甘肃则从薪酬制度本身出发，聚焦绩效工资改革，旨在全方位落实基层绩效政策，调动基层卫生人员积极性，推进基层医疗卫生机构薪酬制度合理化发展。

表 8-1-2 基层医疗卫生薪酬制度相关政策 - 地方政策汇总（部分）

地区	政策文件
北京市	《北京市关于改革完善全科医生培养与使用激励机制的实施方案》
天津市	《天津市深化医药卫生体制综合改革方案》 《关于改革完善全科医生培养与使用激励机制的实施方案》
山西省	《山西省保障和促进县域医疗卫生一体化办法》
辽宁省	《关于改革完善全科医生培养与使用激励机制的实施意见》
吉林省	《吉林省进一步推进分级诊疗制度建设的实施意见》 《关于进一步完善基层医疗卫生机构绩效工资政策和经费保障机制强化绩效管理工作的通知》
浙江省	《关于全面推进基层医疗卫生机构补偿机制改革的实施意见》
福建省	《关于推进家庭医生签约服务高质量发展的实施方案》
山东省	《山东省加强基层卫生人才队伍建设的若干措施》
河南省	《关于完善基层医务人员保障激励政策的意见》
湖南省	《关于印发进一步加强基层医疗卫生服务能力建设的若干政策措施的通知》
广东省	《关于进一步完善基层医疗卫生机构绩效工资制度的意见》
广西区	《广西改革完善全科医生培养与使用激励机制实施方案》
海南省	《海南省改革完善全科医生培养与使用激励机制实施方案》
云南省	《关于建立保护关心爱护医务人员长效机制的实施意见》
甘肃省	《关于进一步完善基层医疗卫生机构绩效工资政策有关问题的通知》

第二节 现状与成效：薪酬激励显成效

一、"两个允许"的提出

任何制度的产生与发展，必然有其政策背景，基层医疗卫生机构的人事薪酬制度同样如此。2016 年 8 月，习近平总书记在全国卫生与健康大会上的讲话中明确提到"两个允许"，并在随后的公立医院薪酬制度改革中加以体现。所谓"两个允许"，一是允许医疗卫生机构突破现行事业单位工资调控水平，二是允许医疗服务收入扣除成本，并按规定提取各项基金后，主要用于人员奖励。2017 年 2 月与 12 月，国家人力资源社会保障部、财政部、原国家卫生和计划生育委员会、中医药管理局两度发文，循序渐进推动公立医院薪酬改革试点工作，并取得了一定的成效。2018 年 8 月，副总理孙春兰在全国医改工作电视电话会议中强调，要将"两个允许"落实到位。随后，国家卫生健康委与国家中医药管理局联合发布《关于学习贯彻习近平总书记重要指示精神，进一步加强医务人员队伍建设的通知》，要求创造性落实总书记关于"两个允许"的重要指示。时间进度情况见图8-2-1。

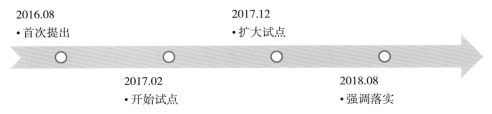

2016.08
• 首次提出

2017.12
• 扩大试点

2017.02
• 开始试点

2018.08
• 强调落实

图 8-2-1　"两个允许"工作落实的时间线

在国家强调创造性落实"两个允许"，以及公立医院薪酬制度改革取得成效的双重背景下，国家先后出台《关于完善基层医疗卫生机构绩效工资政策 保障家庭医生签约服务工作的通知》《关于加强基层医疗卫生机构绩效考核的指导意见（试行）》等文件，为"两个允许"在基层的落实提供指导。部分地区也积极探索基层医疗卫生机构薪酬制度改革，并尝试在基层创造性落实"两个允许"。

2021年2月，中央全面深化改革委员会第十八次会议，审议通过了《关于推动公立医院高质量发展的意见》，文件中再次强调落实"两个允许"要求，同时进一步提出要合理确定、动态调整公立医院薪酬水平，建立主要体现岗位职责和知识价值的薪酬体系，更加注重发挥薪酬制度的保障功能。

二、新医改，"薪"亦改：落实绩效考核

新医改始于2009年，中共中央、国务院发布《关于深化医药卫生体制改革的意见》（以下简称"意见"），拉开了新一轮医药卫生体制改革的序幕。"意见"指出，要转变基层医疗卫生机构运行机制。具体而言，就是要建立能进能出、激励有效的人力资源管理制度，实行"核定任务、核定收支、绩效考核补助"的财务管理办法。同时还强调内部管理的重要性，提出建立"以服务质量为核心，以岗位责任与绩效为基础"的考核激励机制，形成保障公平效率的长效机制。

随后，部分地区尝试建立基层绩效考核制度，但在执行过程中，却往往流于形式，并未充分落实。为此，切实履行绩效制度、科学完善考核方法，对于推进基层医疗卫生机构薪酬制度改革至关重要。2017年10月，第六届基层卫生大会正式召开，会议指出，基层绩效工资政策制定的总体思路在于"提高封顶线，向县级医院看齐"，为基层医疗卫生绩效考核相关政策走向定调。

2019年11月，国家卫生健康委员会发布《关于以药品集中采购和使用为突破口进

一步深化医药卫生体制改革的若干政策措施》，强调要落实完善基层医疗卫生机构绩效工资有关政策，引起各地重视，基层卫生机构薪酬制度改革步入"快车道"。2020年8月，国家卫生健康委员会又发布《关于加强基层医疗卫生机构绩效考核的指导意见（试行）》，对基层医疗卫生机构绩效考核的主体对象、指标体系、考核程序等作详细说明，以指导各地基层医疗卫生绩效考核制度的制定与实施，见图8-2-2。

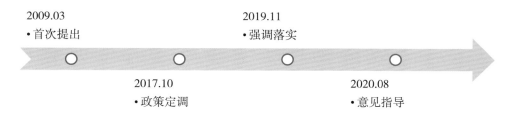

图 8-2-2　基层医疗卫生绩效考核制度推进工作的时间线

三、薪酬增长成效

在基层医疗卫生绩效考核制度和"两个允许"有关要求逐步落实的背景下，我国基层卫生技术人员薪酬的变化情况如何？早在2015年，原国家卫生计生委就曾发布一份调查，对比了新医改启动前后我国农村地区基层卫生人员的薪酬待遇变化。考虑到我国东西部发展不平衡的状况，研究者选取了东部的北京市、山东省，以及西部的青海省、广西壮族自治区，分别展开调研。

调研结果显示，2008年我国东部乡镇卫生院平均收入为 21 351.00 元，标准差为6940.00 元，乡村医生平均收入为 15 289.22 元，标准差为 19 944.69 元，而西部乡镇卫生院平均收入为 23 752.70 元，标准差为 8028.53 元，乡村医生平均收入为 16 393.95元，标准差为 16 608.64 元。到 2012 年，我国东部乡镇卫生院平均收入为 36 707.00 元，标准差为 25 242.00 元，乡村医生平均收入为 18 790.20 元，标准差为 29 072.28 元，西部乡镇卫生院平均收入为 31 509.31 元，标准差为 8218.24 元，乡村医生平均收入为23 799.48 元，标准差为 19 945.80 元，见图 8-2-3。

整体而言，新医改前后，我国东西部农村地区基层卫生人员薪酬水平有较大幅度增长。其中，东西部乡镇卫生院医务人员的平均收入增幅分别为 71.9% 和 32.7%，而东西部乡村医生的平均收入增幅分别为 22.9% 和 45.2%。根据国家统计局统计数据，2008 年我国农村居民人均可支配收入为 4999 元，2012 年增长为 8389 元，增幅达68%。与农村居民人均可支配收入相比，我国农村地区基层卫生人员的收入水平遥遥领先，增速虽有不及，但考虑到农村居民人均可支配收入基数较小，增幅较高也属正常现象。

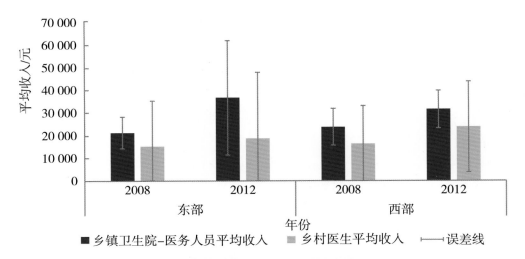

图 8-2-3　新医改前后我国农村地区基层卫生人员薪酬水平

随着医药卫生体制改革的不断深化，以及"两个允许"的提出与落实，我国基层医疗卫生技术人员的薪酬水平进一步提高。2020 年 11 月，时任江苏省卫生健康委员会副主任李少冬表示，江苏省基层卫生人员平均工资性年收入达到 10 万元，其中基层卫生骨干人才的工资性年收入甚至达 15.8 万元，远超 2020 年江苏省人均可支配年收入 4.34 万元。得益于薪酬待遇的提高，江苏省近五年新增基层人才 6.89 万人，基层首诊率也不断增长，"强基层"战略初见成效。

而在中西部地区，财政补助成为基层卫生技术人员薪酬增长的坚实保障。河南省自 2021 年起，将不低于 50% 的基本公共卫生服务任务交由村卫生室承担，财政在保障村卫生室基本运行经费的同时，对服务人口不足 1000 人的村卫生室也按 1000 人标准给予基本药物制度补助。重庆、贵州、云南等地设立乡村医生岗位补助，按每人每年 3600 ~ 4800 元的标准给予补助。甘肃省则发文要求服务 1000 人以上的乡村医生，经考核合格后，每年收入不低于 5 万元，体现了政府提高基层卫生技术人员薪酬待遇的坚定决心。

第三节　问题与挑战："动力不足"因何在

一、薪酬结构待优化

众所周知，基层医疗卫生机构属于事业单位。而根据《事业单位人事管理条例》规定，事业单位工作人员的薪酬由三部分组成，分别为基本工资、绩效工资和津贴补贴。其中，基本工资取决于工作人员的职称、工龄等因素，绩效工资则由工作绩效决定。然而，有学者在调查研究中发现，多数基层事业单位未按有关规定开展绩效考核，工作人员的绩效工资差距较小。另有部分事业单位尚未建立合理的薪酬分配体系，平均发放绩效工资的现象时有发生。显然，上述做法未能发挥绩效工资的激励作用，致使部分基层工作人员"动力不足"。不过，在部分发达地区，基层卫生人员薪资结构却陷入另一种"极端"，即薪酬主要由绩效工资组成，基本工资占比极低。表面上看，这种薪资结构能够充分调动医务人员积极性，实际上却忽略了基本工资的保障作用，易诱发逐利行为。盲目追求绩效而产生的"动力"并非真正的"动力"，在医疗卫生领域，反而抑制其公益属性，致使基层卫生技术人员在服务人民层面"动力不足"。

二、薪酬制度保障功能未充分发挥

在我国，事业单位分为多种类别，而类别不同，意味着经费来源各异。根据《中共中央国务院关于分类推进事业单位改革的指导意见》规定，事业单位按照其社会功能，分为承担行政功能、从事生产经营活动、从事公益服务三类。其中，从事公益服务的事业单位按照职责任务、服务对象、资源配置方式的不同，进一步分为公益一类和公益二类。承担义务教育、基础性科研、公共文化、公共卫生及基层的基本医疗卫生服务等基本公益服务，不能或不宜由市场配置资源的，划入公益一类。显然，基层医疗卫生机构属于公益一类。而对于公益一类事业单位，财政将根据其政策业务需要，给予经费保障，全额拨款。这就表示，公益一类事业单位的经费全部由国家提供，人员费用、公用费用均由国家财政承担。然而，由于政策落实不足、经费不匹配、人员经费不到位、决算反映不完整等原因，一些公益一类事业单位仍存在人员费用和公用费用不足的问题。在此背景下，部分工作人员的薪酬保障未得到落实，致使工作人员"动力不足"，因受制于拨款"规则"，有关机构的薪酬制度改革也"举步维艰"。

三、按劳分配落实效果不佳

所谓基层医疗，重点在于基础，而完善的医疗卫生服务体系，则以基层医疗为托底，旨在建立高效的分级诊疗制度。2015 年 9 月，国务院办公厅出台《关于推进分级诊疗制度建设的指导意见》，提出要以"强基层"为重点，完善分级诊疗体系。随后，多项政策相继出台，鼓励和引导常见病、多发病患者首先前往基层医疗卫生机构就诊。在此背景下，"基层首诊"理念逐步建立，并在一定程度上推动就医人员向基层流动。有学者对贵州省基层医疗卫生机构展开调研，结果显示，有 55.8% 的基层卫生技术人员工作量增加，36.2% 人员工作量无明显变化，仅 8.1% 人员工作量减少。更多的工作量意味着更大的工作压力，在上述接受调查的基层卫生技术人员中，有 71.8% 表示工作压力大。然而，作为"动力源泉"的薪酬，却未能跟上工作量变化的脚步，仅 13.3%

受访人员的薪酬有所增加，19%的受访人员对现有薪酬表示满意。较低的"薪酬满意度"不仅影响基层卫生技术人员的工作积极性，还会加剧人才流失的情况，阻碍基层医疗卫生服务能力提升。而问题的根本，在于有限的薪酬增长无法反映劳动强度的大幅增加，按劳分配未能真正落实。

第四节　对策与建议："源头活水"促未来

一、保基本，促绩效：调整薪资结构

面对"薪""酬"失衡问题，最直接有效的对策为调整薪资结构。具体而言，就是要适度调整基本工资和绩效工资占比。对于基本工资占比过高，绩效工资占比过低的机构，应当在确保现行基本工资数额不变的基础上，逐步增加绩效工资额度，进而提高绩效工资占比，实现"促绩效"；而对于基本工资占比过低的机构，则应在绩效工资总额变化不大的前提下，逐步提高基本工资额度，进而提高基本工资占比，实现"保基本"。如此一来，既不会有基层卫生技术人员因薪酬大幅降低而感到不满，又可实现薪资结构由"不合理"向"合理"平缓转变，赋予基层卫生技术人员更多动力，使其真正为人民服务。另外，基层医疗卫生机构要科学制定绩效工资方案，构建多元化的评价体系，对签约量大、管理效果好、民众满意度高的人员予以更多绩效工资奖励，同时加大绩效工资方案执行力度，确保基层医疗卫生机构绩效工资配置公平、合理。最后，还应对津贴补贴的发放加以规范，既要考虑职称、工龄等基本因素，又要考虑工作人员为基层机构创造的价值，形成更加综合的津贴补贴制度，为员工提供更多津贴福利与晋升待遇。

二、一类保障，二类管理：创新经费机制

人员薪酬要保障，经费机制须创新。随着基层卫生服务体系建设不断深化，基层卫生机构经费制度改革逐渐"提上日程"。自2011年起，广东省基层医疗卫生机构率先实行"公益一类财政保障，公益二类绩效管理"。具体而言，是将基层医疗卫生机构的硬件建设纳入县级政府预算，并足额拨付。同时，基层卫生技术人员定项补偿项目、全额编制人员经费、部分编外人员经费和事业费均由财政保障，为薪酬制度改革"腾出空间"。在此基础上，允许基层医疗卫生机构突破公益一类事业单位工资调控水平，由人社、财政部门按公益二类事业单位政策，核定其绩效工资总量，并根据基层医疗卫生机构年度考核结果，进行适当调整。除此之外，广东省明确取消"收支两条线"政策，扩大基层机构内部分配自主权，建立目标管理责任制，加大财政补助力度，为

地处偏远、人口分散、基底薄弱、效益不佳的基层医疗卫生机构"兜底"，对于经营状况较好的机构，可实现"多劳多得"。近年来，"公益一类财政保障，公益二类绩效管理"逐步得以推广，多地出台文件要求加速落实。如此一来，基层卫生机构经费制度有望进一步完善，人员薪酬保障机制也将进一步加强。

三、多劳多得：落实按劳分配

按劳分配要落实，制度建设是关键。在分级诊疗背景下，基层卫生技术人员的工作压力与日俱增。为此，地方政府与基层医疗卫生机构应综合考虑工作强度、工作质量等因素，合理调整薪资总量，科学设定绩效分配方案。奖励性薪酬也应向关键岗位、业务骨干和贡献突出的卫生技术人员倾斜，体现多劳多得、优绩优酬，并在薪酬分配方案中明确加班补助、值班补助、夜班补助、下乡补助、有毒有害补助等项目，以适应工作量增加带来的各种特殊情况。此外，地方政府应落实投入责任，设立基层卫生人才津贴，重点向边远乡镇倾斜，以实现按劳分配标准下同级机构间的横向公平。而发放绩效时，地方政府、基层医疗卫生机构也应同步加强绩效考核，确保工作强度、工作质量符合政策导向及相应要求。上述做法能够有效打破分级诊疗背景下基层人员薪酬水平与工作强度不符的困境，充分发挥"动力源泉"作用，提高基层人员"薪酬满意度"，调动其积极性，从而吸引并留住基层卫生人才，提高基层卫生服务能力，助力分级诊疗的真正落实，实现"良性循环"。

四、切实行动：加强监督管理

为保障基层医疗卫生机构薪酬制度改革的各项举措切实执行，促使"动力源泉"充分涌流，必须建立完善的监督管理机制，统筹全局，疏通"水道"，助力基层薪酬制度改革持续深化。对于基层医疗卫生机构薪酬制度落实情况，各地应定期上报，并接受上级部门检查。一旦发现薪资结构不合理等问题，应当予以调整，为基层医疗卫生机构薪酬制度的合理化"添砖加瓦"。在推进薪酬制度改革的过程中，部分地区制定的政策内容不具体，导致基层机构执行时困难重重，有关部门应及时发现问题，并对政策内容进行修改完善。据了解，部分地区消极对待基层机构薪酬制度改革，甚至将改革有关举措视为违规行为而加以干涉，监管部门发现此类现象，应当予以制止。此外，监管部门还应完善信息反馈渠道，支持基层机构与工作人员对薪酬制度改革存在的问题进行反馈，并对不合理、不合法行为进行检举，以帮助监管部门及时发现问题，并迅速出台应对措施，见图 8-4-1。

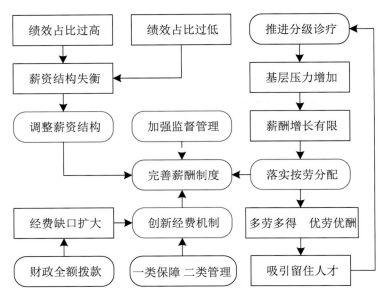

图 8-4-1   基层完善人事薪酬制度的逻辑框架

案例分享

除了文中提到的"公益一类财政保障，公益二类绩效管理"，各地在推进基层医疗卫生机构薪酬制度改革的过程中，还有哪些先进经验？在本章，我们进一步梳理了福建、江苏和上海的做法，这些做法都能够结合当地实际情况，具有针对性，旨在充分发挥薪酬制度的激励作用，解决当地基层医疗卫生服务体系中存在的问题，并取得一定成效。现分享于此，希望能为各位读者带来更多启示。

福建的改革，以三明的综合改革为突出代表。三明市基层医疗卫生机构薪酬改革的亮点主要包括四点：一是实行院长年薪制，将院长年薪纳入院内分配；二是加大绩效分配比例，基层卫生机构业务收入扣除物化成本后，70%可用于绩效分配；三是活用基本公共卫生经费，其中的 50% 可用于支付公共卫生劳务；四是强化财政保底，财政按照差额补偿，对经营状况不佳的乡镇卫生院人员、乡村医生等支付每年 5 万元的最低薪酬。

江苏基层医疗卫生机构薪酬改革突出强化激励。具体包括三点：一是上调绩效工资总量，原绩效工资总额为当地其他事业单位绩效工资基准线的 150%，现将其提高到 180% ~ 190%，基层卫生技术人员经费占业务支出的 40%；二是落实多劳多得，将绩效工资总量的 10% ~ 15% 用于对工作人员加班、夜班和现场服务等超额劳动的补贴；三是支持医生多点执业，并取得合理报酬，加大高层次卫生人员的薪酬分配力度。

上海基层医疗卫生机构薪酬改革注重经费总额控制。自 2014 年起，上海市各类医疗卫生机构，包括基层机构，全部纳入绩效工资行业分类管理范围，实施绩效工资总体预算管理。实施后，工资总额受工作量、绩效评估、成本效益和科学研究成果的综合影响，机构收入分配与个人经济收入间的直接联系被切断。同时，上海市建立绩效工资水平的动态调整和增长机制，原则上采用"三线制"方式进行调控。所谓"三线制"，即当上年度绩效工资总额低于行业小类评价水平的 80% 时，当年工资总额由财政全额保障；当绩效工资总额在行业小类评价水平的 80%～160% 时，分五档进行绩效工资总额水平调整；当绩效工资总额高于行业小类平均水平的 160% 时，维持原有水平。

（刘穗斌　古德彬）

第九章 基层"互联网＋医疗健康"建设
——破晓时分

"互联网＋医疗健康"是卫生健康事业高质量发展背景下提升医疗服务效率、公平性和可及性的"助推器"。随着"互联网＋"与医疗健康的融合日益密切，"互联网＋医疗健康"相关新业态、新模式、新服务不断涌现，配套政策措施逐步完善，掀起了纵贯三级甲等公立医院到村卫生室的"互联网＋医疗健康"建设浪潮。借助"互联网＋医疗健康"推动基层卫生健康服务体系建设，有助于提升基层医疗卫生机构的综合能力，弥补基层优质医疗资源总量不足、分配不均、效率不高的短板，促进基本医疗卫生服务公平可及。基层卫生健康服务体系正逐渐步入转型发展的破晓时分，逐渐适应互联网带来的新变化、新挑战。本章基于我国基层"互联网＋医疗健康"的实践经验，分析相关做法面临的困难，提出相应解决策略，以期为我国基层"互联网＋医疗健康"迈上高质量发展的新台阶提供参考。

第一节 历程回眸：基层"互联网＋医疗健康"政策不断完善

"互联网＋医疗健康"概念源于我国互联网行业近年来的飞速发展，也与我国多年来卫生信息化建设取得的成就密不可分。我国开展卫生信息化实践较早，20 世纪 90 年代就有医院基于局域网开发应用软件。新医改确立的"四梁八柱"的政策体系，明确了卫生信息化是新医改的八个保障机制之一。持续多年的卫生信息化建设中，各级医疗卫生机构均建成了具备基本功能的卫生信息系统，初步具备了实现高水平"互联网＋"应用的能力。移动互联网时代下，随着各行业"互联网＋"应用广泛铺开，"互联网＋"也逐渐与医疗卫生服务相结合，并向基层拓展。

随着"互联网＋"政策逐步完善，我国"互联网＋医疗健康"步入规范化发展轨道，行业应用日益丰富，"强基层"建设中的边界逐渐被拓展。2018 年，为适应、规范日益繁荣的互联网医疗产业，国务院出台《关于促进"互联网＋医疗健康"发展的意见》，文件要求创新优化"互联网＋公共卫生服务""互联网＋家庭医生签约服务"，运用互联网、人工智能、远程教育等方式促进分级诊疗、医联体建设，从服务和支撑两个维度为"互联网＋强基层"建设提供了路径指引。同年，国家卫生健康委员会、国家中医药管理局跟进配套了《互联网诊疗管理办法（试行）》等3个规范性文件，发布了《关于深入开展"互联网＋医疗健康"便民惠民活动的通知》，对基层医疗卫生机构开展"互联网＋"公共卫生服务、家庭医生签约服务、远程诊疗和电子健康档案应用等提出了明确要求。

此后，国家卫生健康委员会陆续发布《全国基层医疗卫生机构信息化建设标准与规范（试行）》《社区医院基本标准（试行）》《紧密型县域医疗卫生共同体建设评判标准和监测指标体系（试行）》等文件，基层医疗卫生机构"互联网＋"建设标准逐步完善，数据互联互通的制度保障更为坚实。2020年，《工业和信息化部办公厅　国家卫生健康委办公厅关于进一步加强远程医疗网络能力建设的通知》《关于深入推进"互联网＋医疗健康""五个一"服务行动的通知》等相继出台，基层"互联网＋医疗健康"服务内容更加丰富，逐步实现从信息化基础建设向更高水平的"互联网＋"应用转变，"互联网＋医疗健康"与"强基层"建设的关系日益密切，2022年2月，国家卫健委发布《互联网诊疗监管细则（试行）》，进一步规范各类医疗机构开展互联网诊疗服务，基层医疗卫生机构开展"互联网＋医疗健康"服务的政策环境进一步优化。政策梳理见表9-1-1。

表9-1-1　部分"互联网＋医疗健康""强基层"相关政策

文件名称	出台时间	发文单位
《关于深化医药卫生体制改革的意见》	2009年3月	中共中央 国务院
《"十二五"期间深化医药卫生体制改革规划暨实施方案》	2012年3月	国务院
《基层医疗卫生机构管理信息系统建设项目指导意见》	2012年5月	国家发展和改革委员会、原卫生部
《国务院办公厅关于推进分级诊疗制度建设的指导意见》	2015年9月	国务院办公厅
《关于促进和规范健康医疗大数据应用发展的指导意见》	2016年6月	国务院办公厅
《关于推进医疗联合体建设和发展的指导意见》	2017年4月	国务院办公厅
《关于促进"互联网＋医疗健康"发展的意见》	2018年4月	国务院
《关于印发互联网诊疗管理办法（试行）等3个文件的通知》	2018年7月	国家卫生健康委员会、国家中医药管理局
《关于深入开展"互联网＋医疗健康"便民惠民活动的通知》	2018年7月	国家卫生健康委员会、国家中医药管理局
《关于印发全国基层医疗卫生机构信息化建设标准与规范（试行）的通知》	2019年4月	国家卫生健康委员会、国家中医药管理局

续表

文件名称	出台时间	发文单位
《国家卫生健康委办公厅关于印发社区医院基本标准和医疗质量安全核心制度要点（试行）的通知》	2019 年 5 月	国家卫生健康委员会
《关于印发紧密型县域医疗卫生共同体建设评判标准和监测指标体系（试行）的通知》	2020 年 8 月	国家卫生健康委办公厅、国家医保局办公室、国家中医药局办公室
《工业和信息化部办公厅　国家卫生健康委办公厅关于进一步加强远程医疗网络能力建设的通知》	2020 年 10 月	工业和信息化部办公厅、国家卫生健康委办公厅
《关于深入推进"互联网＋医疗健康""五个一"服务行动的通知》	2020 年 12 月	国家卫生健康委办公厅、国家医疗保障局、国家中医药管理局
《关于印发互联网诊疗监管细则（试行）的通知》	2022 年 2 月	国家卫生健康委员会、国家中医药管理局

第二节　建设成效：基层"互联网＋医疗健康"实践多点开花

新医改后，我国基层医疗卫生机构信息化建设快速推进，硬件设施和软件功能的配备都有了较大提高。到 2015 年，全国乡镇卫生院和社区卫生服务中心普遍配备计算机、打印机和服务器等设备，中西部地区县级数据中心覆盖率达 82.15%。根据国家卫生健康委员会数据统计，截至 2020 年年底，全国各省、自治区和直辖市 100% 设立基层卫生信息系统，涵盖基本医疗服务、家庭医生线上签约、基本公共卫生服务项目等功能，基层机构基本具备开展"互联网＋医疗健康"建设的基础设施条件。

顶层政策设计和基础设施建设为全国各地在基层围绕"互联网＋医疗健康"进行探索奠定了坚实基础，在医联体建设、基层医疗卫生服务和远程诊疗等领域开展了广泛探索。

一、互联网＋医联体建设

在城市医联体和紧密型县域医共体内部运用物联网、大数据、人工智能等技术，是实现医联体内部检查结果互认和患者信息共享的技术支撑。例如，上海崇明区将域内所有社区卫生服务中心纳入统一数据网络，并在社区和村卫生室配置体征检测设备，通过物联网采集辖区居民健康信息，为新华 - 崇明区域医联体建设提供了数据支持。江苏省常州市借助统一健康信息平台，密切联系医联体内各级医疗机构双向转诊关系，基层医生可以实际参与上级医院会诊、查房，也能在医联体内充分共享患者健康信息和诊疗记录。

浙江湖州市德清县建立县域医共体互联网服务体系，实现医疗费用移动支付和医疗机构双向转诊功能，在医共体内各基层医疗卫生机构建立统一卫生信息系统，保障医共体内信息标准一致、互联互通。此外，德清县政府发布《德清县智能健康三年行动计划（2018—2020年）》，在医共体内开展人工智能辅助诊断试点，将影像辅诊系统应用于县级公立医院和乡镇卫生院肿瘤诊断，增强医联体服务能力。多个地市、县域的实践表明，在医联体内部构建上下联通、共建共享的信息网络，是通过"互联网＋"提升基本医疗卫生服务效率、增强基本医疗卫生服务针对性、精准改善个体健康的基础。

二、互联网＋基层医疗卫生服务

"互联网＋"赋能基层医疗卫生机构，能有效促进基层更好地履行基本公共卫生服务、家庭医生签约职能，创新基层医疗卫生机构服务模式，提升综合服务能力。宁夏回族自治区盐池县基于覆盖辖区内各医疗机构的卫生专网，建立统一的居民电子健康档案，打通原有多套卫生信息系统，构建了涵盖健康管理、慢病管理、妇幼保健和绩效考核的基本公共卫生服务体系。广西壮族自治区梧州市建设家庭医生签约服务平台，按照管、供、需三个维度布设工作台、服务终端和手机应用。分布式家庭医生终端的建立，实现了居民、医生、医疗机构、卫生管理部门之间的互联互通，使家庭医生签约、服务、管理工作更加便利，居民与家庭医生联系更加直接，管理部门对基层家庭医生的考核工作更为直观，提升了家庭医生签约服务的有效性。

上海市静安区在基层医疗卫生机构启动互联网医院建设，于2020年4月上线，成为我国首家社区互联网医院。该互联网医院由静安区彭浦新村街道社区卫生服务中心自行建设、取得营业执照，并被纳入上海市市级互联网医疗监管平台监督，实现了线上复诊、处方开具审查和药品配送等医院基本功能。上海市的探索验证了在基层医疗卫生机构建立互联网医院的可行性，表明互联网医院能够成为社区卫生服务中心的有效补充途径，可增强基层医疗卫生机构服务能力。

三、互联网＋远程医疗

远程医疗协作网是四种医联体模式之一，开展覆盖基层医疗卫生机构、县级医院、三级医院等多级的远程医疗服务，是推动优质医疗资源下沉"强基层"的重要途径。贵州省出台《贵州省远程医疗服务管理办法》，将远程医疗服务纳入基本医保报销范围，构建远程医疗专网等举措，在2018年成功构建覆盖省、市、县、乡四级医疗机构的远程医疗网络。同年，贵州省远程医疗服务量达23.6万例，全省乡镇卫生院服务人次较2017年增长14.16%，基层服务能力显著提高。2018年，陕西省汉中市以宽带网络建设为基础，发挥移动网络作用，将远程医疗服务推进到村，形成"互联网＋健康扶贫"模式，在精准扶贫中发挥重要作用。

中日友好医院作为国家卫生健康委员会直属医院、国家远程医疗与互联网医学中心，依托远程医疗协作网联通全国 5400 家医疗机构，并在应对新型冠状病毒肺炎疫情中发挥重要作用，面向全国开展重症危重症患者远程会诊工作。河南省远程医疗的实践探索同样起步较早，于 1996 年建成了河南省远程会诊中心，并于 2010 年更名为"河南省远程医学中心"。2018 年，在河南省远程医学中心基础上，国家远程医疗中心挂牌成立。目前，河南省正通过覆盖全省的"省—市—县—乡—村"五级远程医疗网开展诊疗服务、医学教育、科研实验等工作。以上实践表明，构建广覆盖的网络体系，是发挥远程医疗服务能力的设施基础，对远程医疗发挥推动优质资源下沉、提升基层疑难疾病诊疗、突发公共卫生事件应对能力具有重要意义。

第三节　挑战解析：基层"互联网＋医疗健康"应用有待深化

尽管新医改以来我国卫生信息化领域"强基层"建设已经取得一定成果，但"互联网＋医疗健康"实际应用整体水平不高，主要面临以下几方面问题。

一、"互联网＋"医联体标准尚待完善

在《关于促进"互联网＋医疗健康"发展的意见》出台后，互联网诊疗、互联网医院、远程诊疗和智慧医院等服务模式的政策规范相继跟进，基层医疗卫生机构信息化建设标准也逐步完善，但当前我国"互联网＋医疗健康"领域的制度建设仍存在一定空白。以《全国基层医疗卫生机构信息化建设标准与规范（试行）》为例，虽然该标准中"双向转诊"功能单独成项，并包含了电子健康档案共享、远程会诊等要素，但在现有卫生信息系统的条件下，并未对纳入医联体的机构开展"互联网＋医疗健康"服务，建设智慧医联体规范。随着分级诊疗政策趋于定型，医联体模式逐渐明确，"互联网＋"语境下的医联体信息化标准亟待补充。

二、既有卫生信息系统整合程度弱

"强基层"建设中，信息孤岛、烟囱数据现象突出，存在信息系统标准化程度低，卫生数据横向交换少，"互联网＋"有效应用弱等现象。在基层卫生信息化建设中，通常同时需要维护多个功能不同的垂直系统。这些系统之间缺乏协同，往往存在数据重复录入现象，增加了基层工作人员的负担。并且，由于不同医疗机构的信息系统缺乏统一标准、建设水平参差不齐，即使是医联体内的数据共享也面临较大困难。现有

的卫生数据无法有效整合成大数据，基于数据的个性化医疗服务和循证决策也就无从谈起，在基层推进"互联网＋"建设缺乏信息共享基础。

三、基层机构缺乏"互联网＋"建设动力

当前政策环境下，基层医疗卫生机构缺乏推进"互联网＋医疗健康"建设的动机。一方面，各级政府对基层医疗卫生机构的财政保障制度长期未能定型，在"强基层"建设前期开展的"收支两条线"制度试点也未能有效改善基层卫生财政投入匮乏的状况。落实"两个允许"政策后，部分地区试点"公益一类财政供给、公益二类绩效管理"政策，但实际激励效应也因地区而异，经济基础较薄弱的地方政策效果相对较差。财政保障的落实程度对"强基层"的效能产生了显影响。另一方面，尽管互联网医疗服务逐渐被纳入基本医保支付范围，但服务的定价机制在各地尚处于试点探索阶段。基层医疗卫生机构在开展"互联网＋医疗健康"服务时，可能存在成本和收益的不确定性。当前实施的公立医疗机构绩效考核制度，仅涵盖二级、三级公立医院，未建立起对不同形式医联体或基层医疗卫生机构的绩效考核制度，无法真正调动基层开展"互联网＋医疗健康"建设的积极性。

四、人力资源与"互联网＋"建设需求不匹配

我国基层医疗卫生人才队伍面临结构性问题，在学历和年龄方面均有短板。2020年我国社区卫生服务中心、乡镇卫生院和村卫生室卫生技术人员中，学历为中专、高中及以下的比例分别为18.6%、35.0%和63.5%，高于医院的14.5%，基层卫生技术人员学历水平与医院存在较大差距。此外，基层卫生人员年龄偏大，特别是在乡村医生队伍中，60岁及以上人员占比高达21.9%，队伍结构老化问题明显。年龄相对较大的卫生人员使用信息化手段时，由于操作较为不便，工作效率较低，信息素养不高，可能无法满足"互联网＋医疗健康"建设的要求。一方面，居民电子健康档案是在基层开展连续性"互联网＋医疗健康"服务的基础。但由于对卫生信息系统不熟悉，一些基层医务人员可能在建立居民电子健康档案时错填、漏填，造成电子健康档案信息失真，影响"互联网＋医疗健康"服务开展实效。另一方面，基层开展"互联网＋医疗健康"服务时，不免会要求医务人员运用电子病历、电子处方系统，甚至更智能化的手机应用或电脑软件，对基层医务人员的信息素养必然会提出更高要求。如何提升当前的基层医务人员队伍的整体信息素养，满足"互联网＋医疗健康"服务的需求，仍是一项亟待研究的问题。

第四节　对策思考：完善机制，
推动基层"互联网＋医疗健康"服务升级

一、完善法律体系

建立健全"互联网＋医疗健康"相关法律法规，从基本规定和行业规范两个角度推进立法。确立不同场景下产生的信息数据的归属权，建立个人健康信息的隐私保护标准和实施指南，明确个人健康信息采集、使用的边界，推动互联网行业规范发展。此外，完善基层"互联网＋医疗健康"相关标准，制定"互联网＋"医联体的建设与运营规范，加强基层医疗卫生机构"互联网＋"制度体系建设。

二、完善配套政策

深入推进分级诊疗制度建设，建立利益共享、责任共担的紧密型医联体。合理划分医联体服务网格，通过促进医务人员横向流动。加强医联体绩效考核，探索将基层医疗卫生机构纳入公立医疗机构绩效考核范围，完善考核中信息化建设要求，将考核结果同医保支付挂钩。重视基层医务人员工资制度改革，落实"两个允许"政策，将医务人员工资同实际工作量和家庭医生签约服务量、电子健康档案建档率、慢性病患者规范化管理率等量化指标挂钩。落实地方政府财政投入责任。合理运用医保支付对医疗服务的引导作用，建立合理的"互联网＋医疗健康"服务定价机制，调动基层机构、人员参与"互联网＋医疗健康"工作的积极性。

三、创新服务形式

推动基层卫生信息化水平从信息化建设向互联网应用转变，创新"互联网＋医疗健康"服务形式。完善健康科普宣教机制，鼓励基层医疗卫生机构利用微信公众号、短视频平台、微博等新媒体平台开展健康知识科普教育，打造网络宣教矩阵，发挥基层医疗卫生机构健康教育功能。借助互联网医院和互联网诊疗建设，在基层医疗卫生机构开展预约诊疗、慢病患者实时健康监测、人工智能辅助疾病筛查等服务，提升患者就医的便利性。依托社区医院试点，探索在基层医疗卫生机构建设互联网医院，在基层实现线上复诊、开处方和线下药品配送，提升患者就诊体验，满足居民基本卫生服务需求。动员社会力量参与基层"互联网＋医疗健康"建设，鼓励发挥互联网企业技术优势和创新能力，打造新的基层"互联网＋医疗健康"服务形式，提升基层医疗卫生服务能力。

（王颖航　张　翮）

下 篇
基层卫生健康发展实地调研

第十章　福建三明：
紧密型县域医共体建设及其管理

第一节　三明市深化医改的主要经验

三明医改是在习近平总书记亲自关心支持下，持续推进、不断深化的。党的十八大以来，习近平总书记先后 4 次听取和研究三明医改工作，充分肯定三明医改经验，强调要做好总结推广。2021 年"两会"后，总书记首站考察来到福建，再访三明，在沙县区总医院视察时指出"三明医改体现了人民至上、敢为人先，其经验值得各地因地制宜借鉴"。他还指出"我很关心医药卫生体制改革，要均衡布局优质医疗资源，做到大病重病在本省就能解决，一般的病在市县解决，头疼脑热在乡镇、村里解决，这个工作在'十四五'时期要大大加强"，为持续深化医改指明了方向。同年 10 月，国务院下发了《关于深入推广福建省三明市经验深化医药卫生体制改革的实施意见》，要求全国各地深入推广三明医改经验。

一、三明医改的背景

改革开放以来，三明医疗卫生事业取得了显著成就，人民健康水平持续提高。但是随着经济社会转型，城乡医疗卫生事业发展不适应人民健康需求及经济社会协调发展要求，资源配置不合理，医药费用上涨过快，个人负担过重，人民群众反映强烈。主要表现在三个方面：（1）居民就医负担过重，"看病贵"问题突出。2011 年医疗费用个人自付占比超过 50%，年均医疗费用占人均可支配性收入的比重达到 10%。（2）医疗服务存在不合理现象，药品耗材多、检查检验多，药品耗材折扣、加成收入成为医院主要收入来源，占比达 40% ～ 50%。医院业务收入中药占比达 60.1%、检查检验占比达 21.6%。行医过程回扣、医生收入与科室钩挂，大检查、大处方常有发生，加重患者负担，社会反响强烈。（3）医药费用增长速度过快，医保资金不堪重负。2006—2011 年医院收入年均增速为 19.4%。2011 年城镇职工医保基金亏损达到 2.08 亿元。

三明医改前所出现的问题，既有特殊性，更多的也是全国普遍存在的共性问题。这些问题有医疗机构补偿政策不到位、财政补助严重不足，技术服务价格倒挂、医务人员劳动价值没能得到体现，支付方式落后、缺乏正确激励和约束机制，三医改革不联动，体制机制存在诸多诟病。这些问题得不到解决，就无法实现以人民健康为中心原则和实现卫生健康高质量发展目标。以问题为导向，三明市于2012年主动启动了实质性医改。

二、三明市深化医改的基本经验

三明医改突出整体性、系统性和协调性。通过建立跨部门协同、权责清晰、高效运转的行政管理体制，深刻把握管理体制、医疗、医药、医保体系的内在逻辑关系和作用机制，勾画清晰的改革逻辑，持续和深入推动"三医联动"改革，实现医疗、医保、医药融合高质量发展。

（一）建立高效的医改领导体制和跨部门协同、权责清晰、高效运转的行政管理机制

1. 市委市政府推进医改目标清晰、决心力度大 始终坚持以人民健康为中心、人民至上、敢为人先、坚定推行改革。市委市政府"一把手"既挂帅又出征，承担推进医改第一责任人责任，对医改任务亲自部署、重大方案亲自把关、关键环节亲自协调、落实情况亲自督察，敢于触碰利益集团的既得利益，推动"三医联动"改革向纵深发展。

2. 建立医改领导小组和高效运转的行政管理机制 行使市委市政府充分授权下的议事决策机制，卫健、医保、财政、编办、人社、市场监管等部门互相协调、互相支持，出台300余份政策文件，推动人事薪酬、基金管理、药品采购等方面综合改革和专项督查，落实到位。改革多部门参与卫生行政管理的"九龙治水"、职责交叉、缺位错位的格局，从而推动医药、医保、医疗"三医联动"，市、县、乡、村"四级联推"的综合改革。

3. 各级政府认真落实办医责任 特别是履行公立医院基本建设、大型设备购置、重点学科发展、人才培养和公共卫生等投入职责，建立起维护公益性、调动积极性、保障可持续性的运行新机制。政府卫生健康支出年均增长15.5%，占财政一般预算支出的比重从2012年的8.5%提高到2020年的11.2%。

4. 充分调动医改主力军积极性，让百姓和医务人员同享改革红利 医改的出发点和落脚点是以人民为中心，实现便民、利民、惠民，着力解决群众"看病难""看病贵"和"看好病""大健康"等问题。医院是改革的主阵地，医务人员是医改的主力军。只有让医院和医务人员不为钱发愁，不为工资失落，"应得尽得"，从逐利中解脱出来，回归公益性、医疗本质，才能让老百姓得到实惠。

（二）坚持"三医联动"，破除逐利机制，持续"保基本、强基层、建机制"

1. 改革药品耗材流通体制 通过重点药品监控、取消药品耗材（中药饮片）加成、联合限价阳光采购、治理流通领域药价虚高和商业贿赂、规范医疗诊疗行为等政策措施，切断利益链条，降低药品耗材价格，使药品回归治病功能，为后续其他改革提供了资金空间。

2. 推进医疗服务价格体系改革，体现医务人员劳务技术价值，优化医院收入结构 按照"总量控制、有升有降、优化结构、逐步到位"的总体要求，通过厘清药品耗材价格下降空间确定调价总额、摸清医疗收支和经济运行把握医院运营成本、筛选调价项目和测算成本确定劳务价格调整、依据医保基金和群众承受能力实现"药""价""保"的有效衔接，先后9次调整服务收费标准8421项，价格调整等因素转移增加的医疗服务收入达57.4亿元，实现"腾空间、调结构、保衔接"。

3. 改革医疗保险体制，构建医保医药协同、撬动公立医院改革、实现"三医联动"的高质量发展的医保新体系 通过"三保合一""招采合一"发挥医保机构在药品采购中的主导作用，理顺医疗服务比价关系，推动服务价格改革，优化支付方式和激励约束机制，控制医药费用不合理增长，医保基金向中医药事业、精准补助、便民惠民政策倾斜，提升医保基金使用效益。

4. 实施全员目标年薪制，规范医务人员诊疗行为，推动实现"医生回归看病角色" 通过建立党委书记（院长）考核评价体系、改革医院工资总额核定办法、实行"全员目标年薪制""年薪计算工分制""全员岗位年薪制"等激励和约束机制，彻底打破人员工资与药品、检查化验、科室创收挂钩的分配模式，遏制不合理医疗行为。这些政策体现了薪酬向医技人员和一线人员倾斜，以公开透明形式，取得群众和社会的监督和认可，提高了医务人员社会地位，调动医务人员的积极性。

（三）改变以治疗为中心的卫生健康服务导向，建立"治已病"与"治未病"并重、医防协同融合的全民健康促进机制

1. 以紧密型医共体（总医院）为抓手 整合县乡村三级医疗机构，建立人、财、物、事、绩高度集中统一管理的一体化健康管护制度，构建覆盖全体居民的整合连续型卫生健康服务供给体系。财政投入上落实"六项政策"，即医院基本建设、大型设备购置、重点学科发展、人才培养、离退休人员费用、公共卫生服务；运行机制上实现"八个统一"，即统一人力资源管理、医疗业务管理、财务制度管理、绩效考核管理、资源配置管理、集中药品耗材采购、信息化建设、医保预付管理；医院管理制度上实行院长聘任制、落实医院经营自主权、实行公立医院编制备案管理、加强公立医院党建工作和实行总会计师制度。

2. 实行医保基金双"打包支付"制度 （即"总额包干、超支不补、结余留用"

的医保基金打包支付和按疾病诊断相关分组收付费规范分组打包收付费），建立医疗行为引导机制，推动医院公益性回归。

3. 以公共卫生机构改革为抓手　建立疾病预防、医疗救治、健康管理"三位一体"的医防协同服务新机制，推动预防、医疗、管理、康复无缝衔接，促进公共卫生与临床医疗队伍、资源、服务、信息"四融合"。在紧密型县域医共体内设立公共卫生科，承担公共卫生服务职责，推行"一病多方"，对患者进行个性化综合治疗和健康指导，县乡村三级公共卫生业务实现连贯、衔接，覆盖全体居民，实施关口前移、重心下移，实现对疾病的早发现、早诊断、早治疗和规范管理，打造防、治、管、教一体融合服务链。

三、三明市深化医改的主要成效

通过坚持不懈地努力，三明市医改初步实现患者、医院、医生、医保基金等多方共赢。主要表现在：

（一）人民健康水平不断提高，健康公平不断改善

据统计，2020 年，城乡居民人均预期寿命由 2010 年的 75.29 岁增至 80.02 岁，婴儿死亡率由 2011 年的 7.82‰ 降至 3.13‰，五岁以下儿童死亡率由 2011 年的 10.43‰ 降至 4.59‰。同时，以上指标城乡居民之间差距在逐步缩小，健康公平性不断改善。

（二）群众看病负担明显减轻，患者满意度持续提升

2021 年，全市人均医疗费用 1871 元，低于全国平均水平。22 家县级以上公立医院城镇职工医保住院患者次均费用实际报销比例由 2011 年的 72.26% 提高到 75.64%，城乡居民医保住院患者次均费用实际报销比例由 2011 年的 46.25% 提高到 67.56%。

（三）公立医院人均收入大幅提高，正向激励机制逐步形成

医院工资总额由改革前 2011 年的 3.82 亿元，增加到 2021 年的 19.56 亿元，增长 5.12 倍。人员经费占医疗费用的比重由 2011 年的 25.15% 提高到 2021 年的 48.06%。医务人员平均年薪由 2011 年的 5.65 万元，提高到 2021 年的 19.34 万元。

（四）医院收入结构不断优化，劳务技术价值得到体现

2012—2021 年，医院医药总收入年均增长 7.19%，相比于 2006—2011 年年均 19.4% 的增幅，明显放缓；医疗服务收入占比从 18.37% 提高到 43.05%；药品耗材收入占比从 60.08% 下降到 30.39%。

（五）城镇职工医保基金安全运行，使用效率明显提高

全市城镇职工医保在赡养比率逐年下降的情况下，连续 8 年保持盈余，累计结余 7.14 亿元。2020 年，在基金减半征收减少 1.2 亿元的情况下，仅赤字 2442 万元，基本实现收支平衡。患者转外就医比率下降。2011 年，城镇职工医保患者转外就医住院人次占比为 7.34%，2021 年降至 6.14%，没有因为改革导致患者流向出现异常。

（六）卫生资源配置更加均衡，持续发展能力增强

2021年全市基层医疗卫生机构诊疗人次966.15万，占总诊疗量的56.68%，比2016年诊疗量增长16.12%，比公立医院同期增幅高11个百分点。医疗服务水平稳步提高，新技术、新项目大幅增长。患者住院总死亡率，急危重症患者抢救成功率及Ⅲ、Ⅳ级手术例数等指标持续向好。人才队伍保持稳定，医院财务运行保持平稳，在2014年全市22家县级以上医院首次实现全部正结余的基础上，保持良好的发展势头。

第二节 三明市紧密型县域医共体建设

整合医疗（Integrated Health Care）通过将健康管理和医疗服务的筹资、递送、管理和组织等活动进行整合，形成从预防、诊断、治疗到康复的全链条服务递送框架，着力建设一个一体化、全环节的医疗服务提供体系。在深化医疗卫生体制改革中，整合医疗的理念也受到政府、学者和管理者的关注，推动"紧密型医疗卫生共同体"（以下简称紧密型医共体）建设已成为医药卫生体制改革的重点之一，更有学者将其视为"中国医改的战略选择"。三明市以县域为单位，整合县域内所有医疗卫生资源组建紧密型医共体，将所有公立医疗机构整合为一体，并赋予紧密型医共体办医自主权，通过医保基金总额包干、结余归己的做法，推动优质医疗资源主动下沉，是构建整合型医疗卫生服务体系的典范。

一、理念与目标

以公众需求为核心，追求公共利益的实现是整体性治理理念的重要内容。在"健康中国"战略不断深入推进的背景下，三明市"以健康为中心"，将其作为县域内相关行动者的共同理念与目标，为县域内居民提供"全方位、全过程、全生命周期"的卫生与健康服务，并将其作为服务子系统与政策子系统的绩效目标。

二、组织结构

整合县域内所有公立医疗机构，打破行政、财政、人事等方面的壁垒，赋予紧密型医共体办医自主权。明确紧密型医共体实行一个机构两块牌子（即总医院和中医院），保持中医机构设置、行政建制及法人单位"三不变"。紧密型医共体领导班子通过整合原县医院和中医院领导班子组成，设党委书记、总院长各1名，包括行政副院长在内的副总院长5~7名，并增设纪委书记，加强执纪问责。同时，为加强医共体党组织的建设，设立直属县委的党委，形成党委领导下的院长负责制。尤溪县在医共体内执行唯一法人制度，医共体院长兼中医医院院长及所有乡镇卫生院院长，实行一套班子、两块牌子、两套财务、一体管理，同时采取"1633 模式"，由乡镇卫生院对村卫生所实行规划建设、人事管理、业务管理、药械管理、财务管理和绩效考核的统一管理，进一步筑牢基层医疗卫生服务"网底"。泰宁县医共体履行基层医疗机构人、财、物托管职责，并提出基层医疗卫生机构主要负责人人事任免建议以及绩效考核（含院长年薪）、医共体内部业务收入分配方案。将乐县医共体按照"三不变、五统一、一推进"的原则，牵头医院对县域医联体人、财、物实行集中统一管理，承担事业法人责任。综上，三明市以目标、管理、资源、服务、权责、利益等为改革内容，探索并建成责任共担、利益共享的紧密型医共体。

三、管理路径

根据国家、省、市医共体建设指导意见，三明市按照"八个统一"管理原则，从人力资源、医疗业务、财务制度、绩效考核、资源配置、集中采购、信息化建设、医保预付等方面进行管理。

第一，人力资源：在医共体内部设立人力资源科室，管理协调人事调配，实行人员统一管理、院长统一任命、人员统一招聘使用。实行公立医院编制备案制管理，宁化县允许医共体在编制总量和人员结构范围内，自主安排用编计划、自主招聘卫技专业人员，并报备县公务员局、编制委员会办公室，对医共体内的职能和临床科室负责人（含副职）实行聘任制。清流县医共体通过健全完善人事管理编制总量核定与动态调整机制，在基层医疗机构编制总量内，合理调剂各基层医疗机构人员编制和职数职称。

第二，医疗业务：结合医共体内部各医疗卫生机构特点，设置不同的业务管理板块，由医共体下设不同科室进行统一管理，做到规章制度统一、技术规范统一、人员培训统一、业务指导统一、工作考核统一。清流县医共体通过开展巡回诊疗和驻点帮扶，推广适宜技术，规范诊疗行为，提高基层医生的诊疗水平。

第三，财务制度：由医共体财务核算中心对内部（含县、乡、村）各医疗卫生机构的财务实行统一会计核算和分账管理；同时，为适应国家对中医药事业发展的要求，医共体要建立一套规范的中医院财务报表。泰宁县对县中医院财务实行分账管理，县中医院按二级甲等医院设立职能科室，具体由牵头医院研究确定。

第四，绩效考核：县、乡、村医疗卫生机构实行绩效统一考核，医共体牵头医院根据绩效考核结果进行自主分配，做到多劳多得、优绩优酬、同工同酬，薪酬分配重点向临床一线、关键岗位、业务骨干和做出突出贡献的人员倾斜，并适当向基层医疗卫生机构的医务人员倾斜，合理拉开收入差距。

第五，资源配置：医共体牵头医院通过优化内部各医疗卫生机构资源配置，将闲置设备、设施流转到急需的医疗卫生机构；同时，加强县、乡两级医疗卫生资源要素和功能整合，所有资源实行共享，推行检查和检验结果互认，提高优质医疗资源规模化、集约化利用，提升基层诊疗能力。

第六，集中采购：医共体牵头医院负责成员单位大宗商品的采购申报工作，认真落实药品（耗材）联合限价采购制度，对基层医疗卫生机构的药房管理、合理用药等执行情况进行指导和监督检查。沙县医共体对基层医疗卫生机构的药房管理、合理用药等执行情况进行指导和监督检查；各基层医疗卫生机构负责辖区内村卫生所所需药品的申购与配送。

第七，信息化建设：按照医共体医疗卫生信息化建设要求，构建县与市、县与基层两级医疗卫生机构日常紧密交互的新型医疗卫生服务模式，实现市、县、乡镇医疗卫生机构和村卫生所四级网络信息无缝对接，促进健康档案管理和双向转诊制度的进一步落实，促进基层医疗卫生服务能力持续提升。

第八，医保预付：医保基金对医共体采取统一预算的方式，实行"总额预付、超支不补、结余留用"制度。通过医保支付的调节作用，促进"小病在社区，康复回社区"利益机制的形成，并催生资源共享、双向转诊，鼓励通过加强内部管理降低成本、减少费用。

四、运行机制

（一）责任机制

三明市按照简政放权、放管结合、优化服务的要求，通过建立外部政府监管与内部医共体自治的运行机制，带动政府部门落实责任，积极探索医共体在行政上的"自治"，充分发挥各级机构的主观能动性，强化县域医共体管理体制变革。三明市主要由政府牵头，对医共体进行统一领导和管理；医共体内部则实行院长负责制和"一支笔"审批制度，赋予医共体人事管理、财务调配、收入分配、职称晋升评聘和医疗业务发展等经营管理自主权，充分发挥政府"穿针引线"和医共体主观能动的双重作用。

（二）管理机制

通过制定县域医共体章程，建立健全内部组织机构、管理制度、议事规则等，对医共体内所有医疗机构相应业务实行扁平化管理。牵头医院构建医共体人员管理、财务管理、药品管理和资源配置的统一模式，从建立组织架构、提高管理意识、加强人员培训、加大信息化投入和实行预算绩效考核等途径全面激活医共体内部管理机制。具体而言，在人才建设框架上，通过推行人事"同质化"管理概念，实行医共体内编制统筹使用，建立县、乡、村人才流动机制，破解人才使用空间障碍；在财务控制层面和绩效分配层面上，通过统一财务管理模式、经济资源分配模式、财务共享中心核算体系和固定资产管理制度，不断优化县域医共体财务管理和绩效分配路径；在药品管理方面，以医共体为单位，设立唯一采购账户，实行统一采购、统一配送、统一支付，并鼓励跨医共体、跨区域联合采购，有效降低虚高价格，并统一县乡用药目录，实施慢性病长处方，促进药品耗材合理使用，方便群众看病用药。

（三）服务机制

三明市医共体主要通过纵向分工与横向协同来构建整体治理、连续服务的运行机制。首先，纵向分工机制：在明确各医疗卫生机构各自功能定位的基础上，通过确定县、乡、村三级医疗卫生机构诊疗病种目录、明确详细规范双向转诊程序及其上下转诊标准以及在县域内开展家庭责任医生团队签约服务等办法，实行病种工分浮动制，下派医生门诊诊查费按下级机构标准收取，差额部分由医保基金全额补足，引导患者有序就医；同时，通过建成全面健康信息平台，在医共体内部实现院务管理、诊疗信息、电子病历和医疗服务的互联互动，并加强县乡医疗机构检验、电子病历、心电、影像、远程会诊系统建设，进一步提升医共体内医疗机构的协同水平，全市仅县级以上医院"十三五"学科建设所需的 MRI（医用磁共振成像设备），就节约政府资金 1.2 亿元。其次，横向协同机制：在医共体内医疗和公共卫生是"共创"发展，而不是形成割裂。三明市紧密型医共体在牵头医院设立公共卫生科，承担公共卫生服务职责，县、乡、村三级公共卫生业务实现连贯、衔接。公立医院内从事预防医学的公共卫生医生执行目标年薪标准，确保与同级别的医生享受同等待遇。各牵头医院设立"医防融合办公室"，统一调度医共体和疾控机构、妇幼保健院、精神卫生等医疗机构相关人员，协同推进医防融合。此外，在人群健康管理层面，对慢性病管理实行"分区、分级、分类、分标"和积分制，融合公共卫生、街道社区等人员对县域内居民健康状况开展网格化摸排与管理，截至 2021 年底，全市高血压管理率 83.08%、糖尿病管理率 82.77%、严重精神病障碍管理率 93.72%、肺结核管理率 99.74%。

（四）利益机制

构建协同利益均衡机制首先要理顺县级医院和基层医疗卫生机构之间的关系，发现多方合作的利益诉求，寻求成员之间的共同利益以及利益平衡点。三明市首先明确医共体牵头医院和各成员单位的功能定位，建立起信任机制，推动不同层级医疗机构开展帮扶与合作，逐步消除纵向合作的壁垒，促进医共体牵头医院和成员单位共同发展。其次，改革医保支付方式。有学者指出，医保支付方式变革是整个医共体利益机制有效运转的核心，不仅有助于推动医共体一体化的进程，而且能促进医共体激励机制的重构，实现从疾病诊治向健康管理的转型。三明市通过建立"总额包干、超支不补、结余留用"机制，将与医保相关联的所有资金，连同财政投入和基本公共卫生经费等一同捆绑作为医共体经费，促使县、乡、村所有医疗卫生机构由过去的竞争对手变成"一家人"。同时，每年确定每个医共体的医保包干总额，明确健康促进经费可从医疗机构成本中列支，将医保基金使用用途拓宽至健康管护，从而提高医保基金使用健康效益。推进县域内城乡居民与各级医疗机构实行健康签约服务，让行政、市场和社群机制发挥协同作用，重构适当的医共体激励结构。2018 年，全市医保基金包干总额 22.77 亿元、结余 1.36 亿元；2019 年，包干总额 25.68 亿元、结余 2.82 亿元；2020 年，包干总额 26.21 亿元、结余 4.9 亿元；2021 年，包干总额 29.5 亿元、结余 4.2 亿元。

五、主要成效

2017 年以来，三明市围绕实现分级诊疗目标，以实施医保支付方式改革为切入点，建立紧密型医共体，取得了初步成效。

第一，体制机制更顺畅。医共体组建后，实行人财物高度统一管理，推动医疗资源下沉，实现医疗资源和信息共享，逐步形成了管理、责任、服务、利益的共同体。

第二，资源流动更均衡。通过推行医学人才、医疗资源、疾病病种"三下沉"，建立医生定期驻乡驻村制度，在医共体内部实施多点执业医生制度，引导患者到基层就医。

第三，群众获得感更明显。千人以上的行政村全部设立卫生所，并将医保报销端口开通到村和社区，并为高血压等 6 大类慢性病患者免费提供 39 种基本药物，打通村（居）民在家门口看病报销的"最后一公里"，让群众在家门口就能享受县级医院的优质服务。百姓看病负担进一步减轻，城乡居民住院费用个人自付费用比例持续下降。进一步提高医保待遇，降低城镇职工医保起付线（由 1200 元降至 1000 元）、提高门诊特殊病种报销比例及医保门诊支付限额（由 120 元 / 人提高至 150 元 / 人）。

第四，医院收入更合理。2012—2021 年，全市 22 家县级以上医院医药总收入由 18.90 亿元增加到 33.26 亿元，年平均增长 7%，与改革前 2000—2011 年年均 16.58% 的增长速度比较，明显放缓。2021 年，全市二级及以上公立医院医疗服务收入占医药总收入的比重为 43.05%、药品耗材收入占比为 30.39%、检查化验收入占比为 26.56%，其中，医疗服务收入占比较 2011 年提高 24.68 个百分点、药品耗材收入占比减少 19.69 个百分点。

第五，慢病管理更有效。三明市抓住被列入全省 Ⅱ 型糖尿病一体化管理试点的契机，设立 5000 万元慢病一体化管理绩效考核奖励资金，重点加强对高血压、糖尿病和严重精神障碍患者等重点人群的管理，推进家庭医生签约服务，努力提高慢性病的知晓率、治疗率、控制率，降低发病率、病死率、致残率。经多种措施，全市高血压管理率达 83.08%、糖尿病管理率达 82.77%、严重精神病障碍管理率达 93.72%、肺结核管理率达 99.74%。

第三节 讨论与展望

三明医改作为我国深化医药卫生体制改革进程中的典型案例，以医药、医疗、医保"三医联动"持续推进系统性改革，为其他省市医药卫生体制改革提供可参考依据。在巩固深化前一阶段改革实践的基础上，三明市进一步探索拓展改革新路径，以组建医共体为载体，以实施医保支付方式改革为切入点，推动优质医疗资源下沉基层，为群众提供"全方位、全过程、全生命周期"卫生与健康服务。实践表明，首先，三明医改取得效果的核心在于市委、市政府主导改革，把医改工作摆在重要位置，"一把手"亲自挂帅出征，承担领导和推进医改的第一责任人责任，并建立部门间常态化协调机制。其次，医改进程中多元主体之间的协商协作、共谋良策，特别是坚持城市公立医院、县级公立医院和基层医疗卫生机构、村卫生所"四位一体"，医药、医保、医疗"三医联动"，市、县、乡、村"四级联推"的综合改革，使三明医改呈现出整体性、规模化的效益。再次，社会各界的大力支持促进改革红利进一步转化为群众卫生与健康福利，让群众成为改革的最大受益者，只有这样，改革才能得到群众的理解和支持，才能越顺利深入。最后，政府办医责任的落实，特别是政府履行公立医院基本建设、大型设备购置、重点学科发展、人才队伍建设、离退休人员费用和承担公共卫生服务等的投入职责，是公立医院改革维护公益性、调动积极性、保障可持续性的坚实保障。医改是世界性难题，改革永远在路上，当前，三明医改以健康为中心，构建新时代健康保障体系，以老百姓不得病、晚得病、少得病为依归，不仅要进一步完善整合型健康管护体系，更需精准地设计与安排改革进程中治理主体的利益协同和以健康为中心目标下的机制协同，以确保改革政策的合理性、科学性、有效性和可持续性。

（饶克勤　戴　悦　詹积富）

第十一章　沪上巡礼：
探秘上海基层医疗卫生服务体系

第一节　基本情况

上海，简称"沪"或"申"，地处中国东部，东临东海，北、西与江苏、浙江两省相接，根据第七次全国人口普查结果显示，全市常住人口为 24 870 895 人，其中 60 岁及以上人口为 581.55 万人，占 23.4%，65 岁及以上人口为 404.9 万人，占 16.3%，老龄化程度较高。在经济方面，2020 年生产总值 38 700.58 亿元，比上年增长 1.7%。

在上海地区，目前覆盖城乡的医疗卫生服务体系基本建成。截至 2020 年末，全市共有医疗卫生机构 5905 所，其中社区卫生服务机构共 331 所，基层医疗资源配置数量在全国处于较高水平。已构建"社区卫生服务机构 + 社会办医疗机构"的基层医疗卫生服务网络，96% 的居民步行 15 分钟即可获得基本医疗卫生服务，基层医疗卫生资源基本可满足居民需求，且呈逐年增长趋势。

通过加强家庭医生签约服务、以互联网赋能基层、建设托管养老机构等做法，为居民提供了相对优质的基层医疗服务，居民健康得到有效保障，预期寿命与发达国家持平。尽管上海的基层医疗建设在全国范围内走在前列，但其仍有较大的发展空间：由于各行政区卫生政策不同，部分区域仍存在医疗机构协作机制运行不畅、双向转诊存在障碍等情况。

为进一步贯彻落实《"健康中国 2030"规划纲要》，基层医疗机构作为"健康中国的守门人"，仍需进一步思考其在地区医疗体系中的定位与作用，如何满足人民群众日益增长的多样化和多层次健康服务需求，如何贴合上海地区人口老龄化的需要，并以 5G 和人工智能技术进一步赋能基层医疗机构。值此"十四五"规划开局之年，本章通过调研和总结上海地区基层医疗机构的主要做法及成效，分析其面临的问题并提出对下一步工作的建议与思考，以供参考。

第二节 成效与经验

一、签约家庭医生，助力分级诊疗

家庭医生由全科医生发展而来，旨在实现有效的社区首诊及双向转诊制度。作为中国经济实力较强、社会发展水平较高的地区之一，上海市在家庭医生制度的推动和落实方面走在全国前列。2004年11月，上海市政府出台文件《上海市市民社区健康促进行动计划（2004—2007年）》，提出促进社区健康的四项重要行动，其中一项即为"实施社区全科团队式服务"。根据计划，全科医生需以团队形式，为社区居民提供公共卫生和基本医疗服务。在此背景下，上海市逐渐形成全科团队服务责任片区的"全科团队服务模式"，为后续全科服务模式的细化，以及家庭医生签约模式的诞生奠定了基础。

2010年，中国新医改正如火如荼地进行。这一年，上海市将构建"家庭医生责任制"体系纳入全市深化医药卫生体制改革的重点举措，自此，上海家庭医生制度进入快速发展阶段。上海长宁、静安、徐汇等10个区正式启动"家庭医生责任制"试点。与此同时，上海市统计局就医药卫生体制改革相关问题在全市范围开展调查，结果显示，75.4%的受访市民对家庭医生制度表示认可，他们认为家庭医生能够了解自己的身体状况并提出专业意见，有助于提升个人健康管理的科学性；不认可该项制度的受访市民仅占10.5%，主要原因在于对家庭医生医疗水平的质疑。至此，上海家庭医生制度试点工作取得一定成效，"家庭医生责任制"逐渐深入人心。

家庭医生签约制度的实施，极大提升了上海基层医疗卫生服务能力，进一步推动了分级诊疗制度的有效落实。2015年11月，上海正式推行"1+1+1"家庭医生签约服务，即居民在签约1名家庭医生的基础上，再签约1家区级医疗机构和1家市级医疗机构，以实现医疗机构组合内的双向转诊。"1+1+1"医疗机构组合签约从制度层面打造分级诊疗体系，有助于推动分级诊疗加快落实。在2021年10月的调研走访中，本书研究团队获悉上海市家庭医生"1+1+1"签约量正稳步提升，各社区卫生服务中心的常住人口签约率均在30%以上，重点人群签约率更达到70%以上。随着家庭医生"1+1+1"签约率的提升，基层首诊制度也在逐渐落实。上海市卫生和健康发展研究中心金春林主任表示，目前上海市首诊服务约1/3发生在基层医疗卫生机构，1/3发生在三级医院，1/3在其他医疗机构，整体呈现"三分天下"的局面，全市基层首诊率与过去相比已有显著提升，但与长期目标相比，仍存在不小的差距。金主任介绍，英国的基层首诊率高达80%，而上海市设立的基层首诊率长期目标约为70%。目前，全市的基层首诊率尚未达到长期目标的一半，落实基层首诊制度"任重而道远"。

在分级诊疗制度的执行方面，上海市也取得一定成果。据悉，上海各级医疗机构已基本实现信息互联互通，患者在双向转诊的过程中也无需接受重复检查。同时，各级医疗机构间也已开设转诊绿色通道，致力于减少患者转诊时间，提高转诊效率。此外，上海多个区均已建成家庭医生服务，或双向转诊服务的信息化平台。徐汇区"汇家医"和普陀区"普陀医养"均可实现家庭医生线上预约、远程问诊和上门服务等功能。在需要转诊时，医生可通过"全专平台系统"将患者转诊至上级医疗机构，患者则可通过患者端 APP 查看相关信息。在确定转诊机构时，家庭医生会优先选择患者签约的区、市级医疗机构，实现"1+1+1"组合内转诊。而当患者病情较重，或患者要求转入其他医院时，家庭医生则选择相应优势专科的上级医疗机构，或患者指定的医疗机构，为患者申请转诊。由此可见，上海市已初步落实以家庭医生为核心，转诊体系较为完善的分级诊疗制度。

二、善用互联网络，赋能基层健康

（一）构建"健康云"一张网

上海市以居民电子健康档案和电子病历为核心，打造上海"健康云"平台，为推动"互联网＋医疗健康"在基层医疗卫生机构和各级医院的应用奠定了坚实的基础。借助"健康云"平台，居民能够从居民端手机软件（APP）及时查看自身健康信息，并预约各类医疗服务；基层卫生技术人员也可通过医生端 APP 从事健康档案维护、慢性病管理、家庭医生签约服务等诸多业务。

上海"健康云"平台的建设以政府为主导，着眼于基层医疗卫生机构实现数字化健康管理的需要，将社会资本运营方、二/三级医院和患者纳入平台覆盖范围，在各方努力下，平台功能不断丰富，居民认可逐渐增强。2014 年 6 月，原上海市卫生和计划生育委员会与万达信息股份有限公司达成协议共建上海"健康云"平台，逐步开发基层医疗卫生机构所需提供的家庭医生签约服务、基本公共卫生服务、预防接种功能。2019 年，"健康云"平台纳入上海市全部三级医院号源，居民可通过平台实现快速挂号，进一步增加了用户黏性。

新型冠状病毒肺炎疫情发生后，上海"健康云"平台又陆续添加核酸检测预约、新冠疫苗接种预约等功能，进一步汇集居民日常所需的各类医疗服务，覆盖人群不断扩大。截至 2020 年 8 月，"健康云"已覆盖上海市 16 个区的 246 个社区及 1200 多个社区卫生服务中心（站），注册居民账户达 2334 万，注册平台医护数达 78 408 人，累计上传 2643 万人次体征电子数据、182.44 万人异常人群信息用于临床参考和慢病随访依据，其中查出糖尿病前期 4.52 万人、糖尿病患者 3.97 万人，筛查出糖尿病并发症患者 15.96 万人，取得较好的慢性病防治和健康管理效果。

（二）远程诊疗推动资源下沉

上海市优质医疗资源丰富，市区集中有大量高水平医院。在此背景下，打通各级机构的资源流动渠道，构建优质高效的分级诊疗体系，是发挥基层医疗卫生机构首诊功能的关键。2018 年 6 月，上海市徐汇区建设的"全专云平台"在斜土街道社区卫生服务中心开展试点。随后，平台依托徐汇区既有的两家医联体，横向覆盖徐汇区所有社区卫生服务中心，纵向连接复旦大学附属中山医院、上海市第八人民医院、徐汇区中心医院等二三级医院，搭建起一套基于远程诊疗技术的"互联网＋分级诊疗"体系。徐汇区"全专云平台"具有诊疗、检查、转诊、教学等诸多功能，可为患者、全科医生和专科医生提供各类服务。借助"全专云平台"，基层首诊患者可在全科医生的陪同下，与上级医院专科医生进行视频面诊，需要时也可直接转诊至上级医院，免去患者排队、挂号等手续的困扰。患者签约的全科医生和专科医生也可通过"全专云平台"实时调阅居民健康档案、共享检验及影像资料，并进行交流培训，促进上级医疗资源真正下沉至基层医疗卫生机构，提升基层服务效率和质量。

近年来，徐汇区"全专云平台"的使用频次和效果均逐步提升。根据社区卫生服务中心有关人员的反馈，自"全专云平台"上线后，即便受到新型冠状病毒肺炎疫情的影响，其使用次数依然呈增长态势，累计使用量达 4000 余例。实际应用过程中，社区卫生服务中心也与上级医院建立起稳定的预约、诊疗和反馈机制。社区卫生服务中心的会诊单发送至上级医院后，基本能够明确接诊医生及具体时间。诊疗期间，基层医生需要充分交待患者病情。此外，诊后转诊渠道也较为畅通。总体而言，"全专云平台"取得了良好的服务效果。

（三）丰富互联网技术应用形式

上海基层医疗卫生机构将互联网技术应用于临床检验、门诊就医、护理服务（"互联网＋护理服务"详见本章节第三部分）等不同服务场景，优化服务流程，显著提升了基层机构在居民健康管理、健康干预等方面的工作成效。

1. 物联网技术　及时监测血压、身高、体重等健康信息，是基层医疗卫生机构预防慢病发生、遏制疾病恶化的重要环节。自 2019 年起，上海市在全市范围内开展智慧健康驿站建设，在社区卫生服务中心及其他公共服务场所，布设智慧健康驿站，为居民提供自助体检、体质监测和健康评估服务。居民可自行前往健康驿站，使用内设的自助血压计、身高体重测量仪、健康评估平台等设备进行体检评估，系统将自动出具报告并将相关信息上传至"健康云"平台供参考。

健康驿站的使用具有一定局限性。作为一种用户自主进行的健康监测方式，健康驿站的操作并非由医务人员完成，在临床诊断中并不具备足够效力。鉴于此，上海市闵行区莘庄社区卫生服务中心与上海市高血压研究所展开合作，依托专题项目，在患者中推广经过认证且具备数据传输功能的上臂式自动电子血压计，搭建家庭血压自动测量、数据自动传输及管理的信息化平台，实现对高血压患者晨起血压等数据的采集，有效提升社区卫生服务中心对高血压患者的管理效果。

2.5G 技术　2021 年 8 月 27 日，上海市徐汇区康健街道社区卫生服务中心建设的5G 社区医院正式签约、揭牌。康健街道社区卫生服务中心，是上海市首批覆盖 5G 信号的社区卫生服务中心之一，在依托 5G 技术开展社区医院建设的过程中占据优势。5G 技术具有低延迟、高并发、高带宽等特点，对优化基层医疗卫生机构各项服务流程具有重要意义。据了解，康健街道社区卫生服务中心的 5G 社区医院尚处于规划建设阶段，已同中国电信上海公司南区电信局、万达信息股份有限公司达成合作。未来，康健街道社区卫生服务中心将基于 5G 技术，构建基层医疗卫生机构的智慧病房系统，实现移动查房、移动输液和家庭医生远程服务等诸多功能。

三、打造线上平台，开展上门护理

上海市普陀区真如镇街道社区卫生服务中心曾率先推出上门护理服务，并积累了许多先进经验。该社区卫生服务中心建于 1947 年，位于普陀区西区，辖区内老年人口较多，60 岁以上老年人口约占辖区内户籍人口总数的 35%，人均期望寿命达 80.52 岁。2019 年，真如镇街道被选为上海市"互联网＋护理服务"工作试点单位之一，并推出"医＠家"互联网平台。该平台以上海市卫生健康委员会制定的"互联网＋护理服务"试点工作方案为指导原则，可提供线上申请上门护理服务，服务流程分为 5 个步骤：患者通过手机 APP 提出上门护理服务申请并点击下单；具有上门护理服务资质的护理人员同样通过手机 APP 审核患者信息，并对患者病情进行初步评估，决定是否接单；选择接单的护理人员按照与患者约定的时间、地点，为患者提供服务；完成服务后的数日内，接单护士需对患者进行电话或网络随访；患者对护理人员的服务做出满意度评价。

"医＠家"平台的主要服务对象是老年患者、出院康复患者、罹患慢性疾病的患者、行动不便的患者和婴儿孕妇等特殊人群。对于首次使用该平台申请上门护理服务的患者，需要评估其身体状况和健康需求，评估合格后方可提出申请。"医＠家"平台提供的护理服务主要是患者需求量较大、医疗风险较低的项目，包括 11 大类共 42 项护理服务项目，涵盖皮肤护理、导管护理、各类注射、标本采集、氧疗护理、中医护理、母婴护理、康复护理、健康指导和安宁疗护。"医＠家"平台要求上门提供护理服务的护理人员必须满足一定的资质，即在具有开展"互联网＋护理服务"资质的实体医疗机构注册，并具备至少 5 年以上临床护理工作经验和护师以上技术职称，才能通过平台接单并提供服务。

"医 @ 家"平台的管理分为事前管理、事中事后监督管理、互联网技术平台管理。其中，事前管理包括制定上门护理服务流程规范，以及相应的管理制度，例如，护理质量控制制度、患者知情同意制度、医疗废物处置流程、纠纷投诉和处理程序、隐私保护和信息安全制度等。除完善服务流程和管理制度外，各实体医疗机构还应对拟上岗的护理人员进行充分的岗前培训。在事中、事后监督管理方面，"医 @ 家"平台构建有相应的应急预案和惩处机制，并利用信息化技术手段对护理人员操作行为及医疗质量进行监督管理。此外，"医 @ 家"平台还会主动向社会公开相关信息，并接受社会各界人士的监督。

利用互联网技术平台进行管理，是指"医 @ 家"平台借助普陀区医养结合信息化管理平台，对为患者提供上门护理服务项目中的护理人员与患者个人信息、医疗行为信息提供后台支持与信息化管理。"医 @ 家"系统汇集辖区医护人员库、需求评估平台、接受平台、服务平台共 4 个数据库的信息，不同数据库中的信息可以相互调用。例如，护理人员可以使用需求服务评估平台的需方老人库，对患者的疾病状况进行评估，再决定是否接单；而患者也可以根据服务平台查看每位护士过往的满意度测评结果，对接单护士进行筛选。每次上门护理服务所产生的表单、图像、视频，以及各种数据信息也将分别实时上传至 4 个数据库中储存。每隔一定周期，普陀区卫生健康委、民政局便会派出专职人员组成质控小组，对平台表单及各类数据信息进行检查和复核（图 11-2-1）。

相比于国内其他地区的"互联网＋护理服务"试点工作方案，上海市普陀区的方案更具地方特色。首先，考虑到上海市人口老龄化程度较高，为满足老年人就医需求，上海市试点方案以老年人健康需求为核心，设计并开展相应服务项目。此外，上海市在国家方案的基础上，进一步纳入各类特色护理项目，如母婴、中医、康复、安宁疗护，这些特色项目拓宽了上门护理服务范围。根据上海市卫生健康委员会公开数据报道，截至 2019 年 10 月，上海市全市已有 1 家三级医院、37 家社区卫生服务中心和 2 家社会办医院开展了"互联网＋护理服务"试点工作，共计服务 2144 人次，其中，截至 2021 年 9 月，"医 @ 家"平台共注册 6864 人，累计完成服务 2121 次。在所有上门护理服务项目中，患者需求量较大的服务有上门抽血、女性导尿和肌肉注射等。

四、托管养老机构，推动医养融合

医养结合，大致可分为三种模式：一是养老机构内设医务部、护理部等医疗部门，为入住老人提供医养一体化服务，简称"养办医"模式；二是医院设立养老科室，为老龄患者提供一体化医养服务，简称"医办养"模式；三是医疗机构托管养老社区，

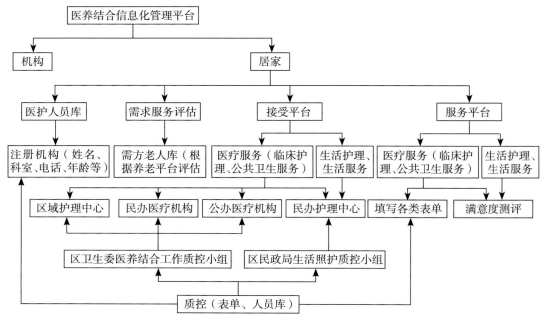

图 11-2-1　上海"医 @ 家"信息化管理平台工作流程图

为其提供医护服务，简称"医养协作"模式。实践证明，无论是"养办医"还是"医办养"的模式，在成本方面均面临较大负担。而"医养协作"模式则多将地方政府建设的养老机构、社区居家养老形成的养老社区等，由当地卫生机构（社区卫生服务中心、乡镇卫生院等）托管医护服务，实现"医养融合"。此模式是对既有医疗和养老资源的有效整合，能够有效激活医疗、养老资源供给引力，是一种较为理想的医养融合模式。

上海市闵行区莘庄社区卫生服务中心与莘庄镇敬老院的合作模式，即为"医养协作"模式。自 2009 年起，莘庄镇政府投资建造莘庄镇敬老院，并委托莘庄社区卫生服务中心全面管理，可称为"政府办院，医院管理"。至今，该系统已运行十余年，逐步发展为独具特色的管理模式。

（一）医疗机构托管养老社区医护服务

目前，上海市开展"长期护理险"（以下简称"长护险"）试点工作，对有需求的老年人进行评估，其中评估结果为 1 ~ 3 级的老年人可享受"长护险"待遇，并享受社区居家护理服务。居家护理服务由"护理站"（第三方民营机构，受闵行区医学会专门成立的专家督导小组监管，"护理站"所在社区卫生服务中心的护士长也是专家督导组成员之一，督导组对护理站的业务运行情况进行定期考核）内的护理人员提供，通过信息系统（采用"派单制"）接收申请信息，前往老人家中提供上门护理。"长护险"仅以老人所在床位为服务单元，服务内容包括清洁、基本医疗、服药等，不包括家政服务，服务费用由医保报销，上门费用则需自付。

家庭病床管理方面，患者首先需要通知家庭医生，由家庭医生助理预约家庭医生和上门时间，前往患者家中评估能否建床、上门服务频率等相关事宜。病情稳定的患者一般符合标准，则可建床。建床后，大多以患者家庭医生开立医嘱、护士上门执行医嘱的形式提供服务。此外，社区卫生服务中心的家庭病床系统、门诊系统、住院系统相互独立，但家庭病床参照门诊收费标准，由医保报销。

（二）医疗机构托管社区敬老院医护服务

敬老院是公办公营的养老机构，主要收治"长护险"评估结果为 4 ～ 5 级的老年人。社区卫生服务中心负责评估工作，与敬老院分属两个独立的管理体系。社区卫生工作者采用"排班制"为敬老院的老人提供医疗服务，并按照护理等级配置护理员。目前，莘庄社区卫生服务中心及其分中心的 90 名护士、40 名医生轮班参与此项工作。此外，家庭医生在敬老院内设的医疗机构内多点执业，提供医疗服务，保证敬老院内的老人及时获得医护服务。恢复情况较好的老年人，社区卫生服务中心复评结果为 3 级以下，则可调回家中，实行居家社区养老。

（三）合理高效的管理与运行机制

闵行区的"医养融合"模式，建有理事会领导下的运营与服务监管体系。早在 2009 年，政府建立敬老院，并委托莘庄社区卫生服务中心管理时，敬老院与社区卫生服务中心的人、财、物即独立运行。为便于管理，闵行区成立理事会，以聘任制聘请社区卫生服务中心院长、副院长、护理中心主任对敬老院进行专职或兼职管理。根据区政府和民政局要求，社区卫生服务中心每月均需将收治老人名单、业务管理、质量安全、经济运行、人员配置等情况汇报给区政府和民政部门、区卫生健康委，并接受考核。

在服务质量保障方面，闵行区的做法也独具特色。2015 年，闵行区政府即出台"1+8"配套文件，对基本工作量和基本工作项目以"标化工作量"进行量化，方便区卫生健康委员会对社区卫生服务中心绩效考核，并设立有一套完整的综合考评体系，包括老人群体疾病管理情况，以及老人在医共体内上级医院、医共体外上级医院的就诊情况等，均为考核指标。此外，社区卫生服务中心与医共体牵头单位闵行区中心医院上下联动，上级医院设置"社区卫生服务部"，下级医院则要求家庭医生与上级医院专家共同查房。家庭医生在上级医院专家查房后，需填写查房记录，上级医院则对查房记录进行审批。待患者病情稳定，则重新下转至社区卫生服务中心，或治愈回家，家庭医生将定期进行随访，并填写随访记录，最终形成完整的双向转诊病史记录。上述过程均被纳入区卫生健康委员会对上级医院、社区卫生服务中心的考核、督导指标。

为落实"最后一公里"的社区卫生服务，闵行区每 10 万人口设有一个社区卫生服务中心或分中心，每 1 ～ 2 万人口设有一个社区卫生服务站。其中，莘庄社区卫生服务中心下设 10 个服务站，为莘庄 30 多万常住人口提供"六位一体"的社区卫生综合保健服务。社区养老则全部由家庭医生负责。上述做法有助于保障社区居家养老、养老机构养老服务的可及性。

五、发展公共卫生，保障服务供给

2020 年，上海户籍人口期望寿命为 83.67 岁，婴儿死亡率为 2.66%，孕产妇死亡率为 3.66/10 万，上海的三大健康指标已连续十余年位居全国前列，并达到世界发达国家（地区）领先水平。如此优异的卫生事业建设成绩，与上海市大量公共卫生服务息息相关，在重点人群体检、重点疾病筛查、重点专病管理、预防接种和调查问询等工作方面，上海市多年来持续推进广覆盖的健康管理服务，主要体现在以下四个方面。

一是重点人群体检，该项服务以低水平、广覆盖为主要特点，主要按照年龄段来划定服务范围：主要包括 0 ~ 3 岁儿保门诊、3 ~ 6 岁儿童"六一"体检、7 ~ 18 岁在校中小学生健康体检、19 ~ 59 岁居民健康体检、60 岁及以上老年人健康体检。此外，还有根据身份特征来划分服务人群的项目，如精神障碍患者、行业从业人员的健康体检等。这样的划分方式，让尽可能广谱的人群受益于上海市的公共卫生事业。

二是重点疾病筛查，主要以疾病为分类依据，包括糖尿病高危人群筛查、高血压易患人群筛查、脑卒中高危人群筛查、糖尿病慢性并发症筛查、妇女"两病""两癌"筛查、重点人群肺结核筛查、慢性阻塞性肺疾病筛查等。值得注意的是，针对专病的筛查综合成本较高，部分疾病筛查后与专病管理存在衔接空白，还需要卫生经济学的进一步评估以及与专病管理类服务的进一步整合，确保筛查与管理之间衔接顺畅。

三是预防接种，包括 0 ~ 6 岁儿童的预防接种、普通人群的二类疫苗（如人乳头瘤病毒疫苗、流感疫苗、乙肝疫苗）接种、60 岁及以上老年人的肺炎疫苗接种等。该项服务的特点为居民接受度高，组织发动成本较低，因此开展情况较好。如果能以预防接种服务为抓手，进一步链接慢病管理服务和疾病筛查服务，可能会降低上述两类服务的组织成本，获得更高的组织效率。

四是调查问询，如健康素养监测调查、中医健康素养监测调查、居民健康自评等，该项目以调查问询类抽样调查为主，侧重于群体，通常是在街头巷尾展开，从调查的开展，经过分析和评估，到干预措施的实施，其体系性有待进一步增强，很多调查开展以后没有接下来的措施，这方面有待进一步加强。

第三节　有待解决的问题

一、家庭医生队伍建设

（一）家庭医生优质人力资源不足

随着家庭医生制度的推动和落实，上海市基层首诊率逐渐提高，社区卫生服务中心对全科医生和家庭医生的需求也逐年上升。然而，当前全科医生的整体业务水平，与上海市各社区卫生服务中心的实际需求还存在着不小的差距。据普陀区真如镇街道社区卫生服务中心表示，随着"1+1+1"家庭医生签约服务的逐渐推广，当地基层首诊率不断提高，社区卫生服务中心的业务量也逐年上升，但前来应聘的全科医生质量却参差不齐。本着"宁缺毋滥"的原则，社区卫生服务中心严格审查全科医生执业资质，故每年新招聘的合格医生数量有限。在此背景下，全科医生的工作压力日渐加重，工作效率和工作质量受到制约。由此可见，如何加强全科医生人才培养，扩充全科医生队伍规模，是上海市家庭医生制度落实过程中亟待解决的问题。

2018 年，国务院办公厅发布《国务院办公厅关于改革完善全科医生培养与使用激励机制的意见》，提出要加强全科医生队伍建设，完善全科医生培养制度，保证全科医生培养的数量和质量。随后，上海市人民政府办公厅结合上海实际，印发《关于本市改革完善全科医生培养与使用激励机制的实施意见》，制定 2020 年、2030 年、2035 年三个阶段的目标，并提出要深化院校全科医学教育改革、完善毕业后全科医学教育制度、巩固完善全科继续医学教育机制、提升全科医学教育质量，为家庭医生制度的推动落实提供人力资源保障。在此情形下，上海市家庭医生优质人力资源不足的问题有望得到解决。

（二）家庭医生薪资增长幅度有限

早在 2006 年，上海市财政局、市发展和改革委员会、市卫生局、原市医疗保险局即联合发文《关于本市社区卫生服务中心试行收支两条线管理的指导意见》，秉持政府主导、公益性和收支分离原则，推进社区卫生服务中心收支脱钩，规范管理。目前，该项制度在上海市各社区卫生服务中心已基本得到落实，运行相对稳定。随着"1+1+1"家庭医生签约服务的逐步推广，上海市全科医生数量连年增长，且增长速度逐渐加快。然而，财政对基层医疗卫生机构的补贴力度，却未能完全适应全科医生的快速增长趋势，就全科医生和家庭医生而言，最直接的感受即为薪资增长乏力，难以匹配日益加重的工作压力。

针对此现象，上海市卫生和健康发展研究中心金春林主任解释如下，从全市范围来看，基层卫生技术人员数量占全部卫生技术人员的比重最大，而由于基数过于庞大，即便增加基层卫生技术人员薪资的财政拨款，每位全科医生的收入增长也十分有限。在财政总量相对固定的情况下，若要实现全科医生和家庭医生收入的大幅增长，势必要减少财政对医院等其他医疗机构的补贴力度，而这又会引起其他医疗机构工作人员的反对。因此，如何在不减少其他医疗机构补贴力度的同时，最大限度增加基层医疗卫生机构的财政支持，是上海市，乃至全国各地在"强基层"过程中需要思考的问题。

二、"互联网+"赋能基层

（一）"互联网+医疗健康"政策体系有待优化

在"互联网+医疗健康"，特别是互联网医疗领域，上海市基层医疗卫生机构走在了全国前列，建成了全国首家基层医疗卫生机构的互联网医院。本次调研发现，受访社区卫生服务中心负责人对建设互联网医院抱有较大期望，但实际申请、建设却面临一定困难。

目前出台的互联网医院准入、管理政策主要针对三级、二级医院等规模较大的医疗机构，存在与基层医疗卫生机构不兼容的情况。基层医疗卫生机构的规模小、服务能力相对较弱，不能完全适应目前的政策体系。特别是在互联网医院的审批、准入环节，在城市、县域广泛分布的基层医疗卫生机构很难逐一获取互联网医院牌照。然而，在线复诊、开药等互联网医院具备的功能正与基层医疗卫生机构慢病管理职能契合。仍需进一步探索、建立、规范基层医疗卫生机构互联网医疗服务的发展路径。

（二）"互联网+医疗健康"实践不能完全满足基层机构需求

互联网技术是对服务流程的重塑，不能完全改变医疗服务的核心，医疗服务仍需通过医务人员借助基本的医疗设备完成。尽管上海基层医疗卫生机构围绕"互联网+医疗健康"开展了深入的探索，但其中部分可能与基层人力、物理、财力等方面的实际需求不相匹配，主要体现在远程检查技术在基层的应用方面。

上海市以区为单位构建了远程检查中心，目的在于将上级医疗机构的临床检查资源引入基层医疗卫生机构，提升基层能力。但上海市基层医疗卫生体系建设水平较高，一些规模较大的基层医疗卫生机构原本就具有较强的临床检查能力，人才队伍也较为稳定。一些地区在推进远程检查中心建设的过程中采取了"定指标、划杠杆"的办法，规定基层必须将一定比例的心电图、DR或超声采取远程检查的形式，对基层医疗卫生机构的服务能力和人才建设形成了一定制约。特别是医学影像这类对临场判断和操作要求较高的检查，过度追求"远程"形式，难以保障诊疗质量，不符合基层群众的实际需求。

（三）"互联网＋医疗健康"激励体系不够健全

基层医疗卫生机构推进"互联网＋医疗健康"发展缺乏足够动力。上海市社区卫生服务中心均为公益一类事业单位，普遍实行"收支两条线"制度，社区卫生服务中心开展"互联网＋医疗健康"服务获得的收入需要全额上缴，并无结余留用的部分。并且，基本医疗保险对"互联网＋医疗健康"服务的支付制度并未定型，机构开展"互联网＋医疗健康"的积极性未被充分调动。从人员的角度，尽管上海市财政向社区卫生服务中心拨付的资金较为丰富，能够保证医务人员，特别是家庭医生获得较高收入。但通过实地访谈了解，目前对医务人员的绩效考核指标体系较为复杂，且重点聚焦家庭医生签约服务和基本公共卫生服务，构建与"互联网＋医疗健康"服务相适应的人员绩效考核体系仍有待进一步探索。

三、"互联网＋护理服务"

目前，全国已有多个"互联网＋护理服务"网络平台，包括"U护""医护到家""金牌护士""健护宝""颐心养护""护士到嘉"等。各平台的经营模式和服务项目均大同小异。各平台出现的问题也无外乎涉及收费标准、服务质量、管理制度、法律规范和医疗风险等几个方面。而在实地调研中发现，"医＠家"平台面临的主要问题有支付结算未成闭环、服务定价相对较高、推广模式有待创新、护理人员积极性有待提高和责任认定尚未明确等。

（一）支付结算未成闭环

目前，"医＠家"平台的支付结算与医保信息系统尚未完全打通，给护理人员和患者带来了较大不便。现阶段，使用"医＠家"平台的患者及其家属无法线上直接缴费而需携带医保卡去临近的社区卫生服务中心刷卡结算，才能将此次护理服务按照医保核算规定予以报销。因此，"医＠家"平台的"互联网＋护理服务"模式实则为"线上申请、线下服务、线下支付"。实现线上支付，才能真正实现"线上下单、线下服务"的闭环，减少单次结算时间，并有效提高护理人员提供护理服务的效率。

（二）服务定价相对较高

对相同类型的护理服务项目，"医＠家"平台收取的费用稍高于在社区卫生服务中心接受护理服务的定价，高出的部分为"基本上门费用"。上海市普陀区参照当地的物价水平，"基本上门费用"的定价为每次80元，在全国范围内，"基本上门费用"的单次定价普遍在50 ～ 100元之间浮动。然而，对于部分护理需求较大的慢性病患者或少数家庭经济困难的患者，不在基本医疗保障范围内的"基本上门费用"可能会给患者带来一定的经济负担，降低了患者的选择意愿，导致患者对上门护理服务的需求并未完全释放。

（三）推广模式有待创新

如何提高患者和护理人员对"医@家"平台的认识度和留存率是"互联网＋护理服务"模式下所有平台推广的一大难点。从患者的角度来看，"医@家"平台的目标服务群体以老年人为主，但是由于老年人学习和接受新事物的能力相对较慢，可能对使用互联网的方式申请上门护理服务的接受意愿较低而更倾向于选择电话预约等方式，从而可能导致"医@家"平台的实际使用人数显著少于潜在的目标人群。因此，在互联网平台的推广过程中，需要选择适宜的推广方式让老年人改变原有的就医习惯并适应新的就医模式，例如，可以将社区的老年人组织起来，通过现场教学和健康宣教的方式予以指导和帮助。

（四）护理人员积极性有待提高

从护理人员的角度来看，由于上门服务环境的复杂性给提供护理服务带来了更多的不确定性，也增加了发生意外的医疗风险，甚至可能对护理人员的人身安全造成危险。廖闪卫等对浙江省温州市近3000名护理人员关于"互联网＋护理服务"的认知情况和参与意愿进行问卷调查发现，人身安全和医疗纠纷是护理人员在上门提供护理服务的过程中最担心的问题。此外，对于从"医@家"平台接单并提供护理服务的工作性质也存在一定的困惑——"上门护理"是本职工作的一部分职责还是除本职工作外的兼职工作？随之而来的问题还有从"医@家"平台接单后，护理人员应该如何安排工作时间？而与之相应的薪酬绩效制度和考核机制又该如何确定？实际上，上述问题不是"医@家"信息化平台本身的问题而是整个"互联网＋护理服务"制度设计上必须明确的问题。只有在制度上明确解决这些问题后，才有可能调动护理人员提供上门护理服务的工作积极性，从而扩大上门护理服务的供应量。

（五）责任认定尚未明确

由于目前我国现行法律尚未对护理人员提供上门护理服务的责权利做出明确规定，因此在责任认定方面，可能存在一定的空白。一旦出现紧急意外事件，应该如何确定护理人员、注册医疗机构、患者和监管机构的责任？例如，网约护士在前往患者居住地的行程中发生意外，该护理人员注册的医疗机构和申请上门护理服务的患者是否应承担一定的责任？若患者因对护理人员的医疗行为不满意而发生医疗纠纷，该护理人员注册的医疗机构是否具有相应的责任？倘若不能明确患者、护理人员和注册医疗结构之间的责权利关系，则"互联网＋护理服务"的运营模式缺乏实质性的法律保障。

四、社区卫生服务中心托管养老社区医护服务

（一）老年护理服务供给不足

莘庄镇敬老院内设卫生室，但缺乏医疗、护理、康复专业技术人员。敬老院现有

的专业医务人员因职业发展空间有限而缺乏工作积极性，主要还是依靠社区卫生服务中心的医护人员多点执业。但同时又为社区卫生服务中心带来了较大的人力资源压力。

（二）服务专业性有待提升

养老机构内设卫生室的服务人员缺乏专业的培训，专业性护理人才的专业程度参差不齐。此外，莘庄社区卫生服务中心的医护人员到养老院内工作属于多点执业，采取简单的排班制，缺乏系统、标准的服务模式，导致医疗护理水平较低。

（三）未来资金压力较大

目前由医保基金结余助力该模式的运行，但未来老龄化加深，结余基金有限，而且目前的社会力量发育尚不充分，医养结合的投入成本高且零回报，因此未来政府将承担较大的压力。加之助力医养结合的互联网平台维护需要有额外的投入，因此在优化医养结合的服务模式的过程中，供给侧的资金压力是未来面临的挑战。

五、公共卫生服务供给

（一）部分服务重叠导致受众疲劳

由于各公共卫生管理项目往往以专病人群或特定年龄段的人群为目标人群，并且在设计之初主要考虑因素为广覆盖，即确保所有重点人群覆盖到位，而未充分考虑重复和冗余的问题。最初，这样的项目涉及形式能惠及尽可能多的健康管理人群，然而随着时间的推移，公共服务项目不断增加，难以避免地导致部分人群被覆盖多次。其中，以老年群体为例，很多老年人同时患有多种慢性病，在有限的时间内同时需要完成一般性老年人体检、多个重点疾病的筛查以及多个慢性病项目的随访，服务内容多有重叠，却经常独立联系以及独立提供，受众疲劳，积极性低。

（二）重复发动导致基层任务量大

基层的人力配置有限，每年必须被动完成大量任务，然而多个基本医疗卫生服务项目归根结底都需要基层去执行，"上头千条线，基层一根针"，需要重复发动各条线的人群。由于一个基层医务人员要进行的任务量太多，客观上难以在和患者的互动和沟通上花费更多的时间，且各基本医疗卫生服务系统分散于各项目的牵头机构，信息不通，同一服务对象的不同信息割裂存在，医务人员因疲于应付而积极性受损，满意度低。

（三）部分配套措施衔不畅导致筛而不管

针对专病的筛查综合成本较高，部分疾病筛查与专病管理之间存在衔接空白，即"查而不管"，对部分民众的积极性产生负面影响，因此部分项目还需要卫生经济学的进一步评估，进一步整合筛查项目与专病管理服务的衔接工作，进一步提高项目规划的整体性，加强单一专病筛查与其他健康管理项目的合作形式。

第四节　讨论与建议

一、家庭医生队伍建设工作有关建议

（一）合理设计家庭医生薪资收入结构

家庭医生的薪资，是其待遇水平的直接体现，而薪资的结构，则影响薪资的激励作用和保障效果。调研发现，上海市家庭医生的基本工资相对偏低，仅能抵扣相关税费和保险金额，但其平均年收入却并不低，普遍可达 20 万元，可见上海市基层卫生技术人员，尤其是家庭医生的薪资收入中，绩效工资占比极高。这样的薪资结构虽具有较强的激励作用，但稳定性不高，保障效果有限，易引发逐利行为。因此，我们建议上海市各辖区，乃至全国各地，科学规范家庭医生绩效工资占比，持续推进家庭医生薪资结构合理化设计。

另外，家庭医生通常由工作绩效较高的全科医生担任，并享有更加优厚的薪资待遇。目前，上海市采取家庭医生动态管理机制。对于绩效不佳的家庭医生，将取消其签约资格，并降级为普通全科医生。相应地，对于绩效更高的全科医生，则赋予其签约资格，使其升格为家庭医生。在此情形下，家庭医生必须全力投身于社区卫生服务和慢病管理，尽可能维持并提高工作绩效，而普通全科医生也将努力提升工作绩效，以获取签约资格。可见，动态管理机制是家庭医生绩效提升的内在动力，具有良好的激励作用，值得推广。

（二）积极探索家庭医生绩效评价指标

在合理设计薪资收入结构的同时，家庭医生绩效评价指标的确定也至关重要。此前，上海市将"家庭医生签约量"作为重要的绩效评价指标，部分家庭医生为追求高绩效，与社区居民大量签约，却未能为签约居民提供有效服务，因而产生许多"无效签约"。针对这一状况，有学者认为，可用"社区居民慢病发生率、死亡率"等结果指标取代"家庭医生签约量"，作为主要的绩效评价指标，构建结果导向的家庭医生绩效评价体系。对此，有社区卫生工作者提出不同意见。他们认为，除家庭医生因素外，社区居民的人口学特征，以及社区环境等因素也会对慢病发生率、死亡率等结果指标产生影响。若忽视其他因素，仅凭借结果指标评判家庭医生的工作能力和工作绩效，则有失公允。鉴于此，家庭医生绩效评价指标须从多个角度出发，构建多角度、全方位的家庭医生绩效评价体系，兼顾结构、过程和结果指标，方为正确之举。

二、"互联网+"赋能基层有关建议

（一）明确基层医疗卫生机构定位

目前，"互联网+医疗健康"的政策体系及具体实践，与基层医疗卫生机构的定位并不适配，部分原因在于基层医疗卫生机构的定位尚未明确。基层医疗卫生机构在承担诊疗业务的同时，还需提供大量的公共卫生服务，在此情形下，"互联网+医疗健康"的建设方向难以明晰。因此，未来仍需通过完善顶层设计，厘清基层医疗卫生机构在"医防融合"中的定位，为基层医疗卫生机构开展"互联网+医疗健康"建设指明方向。

（二）推广总结建设经验，形成上海模式

基层医疗卫生机构"互联网+医疗健康"建设工作目前尚处于稳定的初期阶段，因此，需要及时总结、评估相关实践经验。对于能够优化流程，提升基层医疗卫生机构服务效能的"互联网+医疗健康"模式，应及时予以总结分析，并建立有效的评价机制，以评估现有模式在不同地域、不同条件下，现有模式在基层医疗卫生领域的适应性，推动构建成熟的"互联网+医疗健康"业务模式。评估"健康云"等"互联网+医疗健康"核心信息平台的承载能力，使平台与使用需求相匹配。避免以"一刀切"的方式在基层医疗卫生机构大范围推进"互联网+医疗健康"建设，充分考虑基层医疗卫生机构各方面特点，系统推进基层服务能力提升。

（三）构建科学客观激励体系

加强对基层医疗卫生机构开展"互联网+医疗健康"建设的激励。以项目制、专项经费的方式为互联网基础相对薄弱的基层医疗卫生机构提供建设配套资金。加强对基层医疗卫生机构实行"公益一类投入、公益二类管理"的探索，允许基层机构留用开展"互联网+医疗健康"服务的结余。推动医保对"互联网+医疗健康"相关服务费用的支付，构建配套的医保监督控费机制。完善基层医务人员绩效考核和薪酬分配体系，引导医务人员自觉使用各类信息系统，自觉参与远程诊疗、电子健康档案维护等业务。

三、"互联网+护理服务"有关建议

（一）加快移动支付，促进医保准入

目前，在上海市基层医疗卫生机构产生的"互联网+护理服务"费用，只能通过线下支付，因此给患者及其家属带来了诸多不便，可以考虑引入移动支付的方式以减少服务环节。例如通过微信或支付宝账号等直接绑定医保账户进行支付，可提高"互联网+护理服务"的支付结算效率。此外，针对部分因使用上门护理服务产生较重经

济负担的患者，倘若可以扩大基本医疗保险的保障范围，将"基本上门费用"纳入医保，或参照"长护险"的模式对患者进行补贴和资助，可能会在一定程度上有效释放患者对上门护理服务的需求，促进"互联网＋护理服务"行业的发展。

（二）积极引导推广，改善患者体验

各医疗机构和互联网平台在推广相应上门护理产品时需要充分考虑老年患者用户的需求与习惯，不断提高用户对互联网平台的认识度和熟悉度，从而减少患者与医疗机构之间对"互联网＋护理服务"平台的认知差异，确保医疗机构提供的上门护理服务项目能切实满足使用者的护理需求。同时，还需要提高患者的使用黏性和留存率，改善患者的使用体验，包括通过优化使用流程或更改用户界面等方式。例如，在手机APP端口增加老年友善模式，增大显示字号或提供使用语音播放的按键等。

（三）引进第三方评估，形成行业标准

目前，全国各地均在积极开展"互联网＋护理服务"的试点工作并形成了各种各样的网络平台。尽管各地关于互联网平台的运营机制和监管体系稍有不同，但若能在此基础上引入第三方的评审评价机构对开展"互联网＋护理服务"的网络平台建立统一的评估体系，形成行业标准，或许可以促进"互联网＋护理服务"的行业监督和管理。形成标准化的行业准则后，可以以此为依据加快相关法律法规的完善和健全，从而进一步明确患者、护理人员和医疗机构的法律关系和责权分配。

四、"医疗机构托管养老社区医护服务"有关建议

（一）优化老年健康服务资源配置

建议构建"机构"-"社区"-"居家"三级老年健康服务网络，增加老年医疗护理服务供给，按照户籍老人、常住老人人口数配置护理人员。此外，针对居家护理工作，应该进一步引导社会办的护理站、护理中心参与进来，推进家庭病床建设，满足更多的老年人居家养老的需求，同时减轻政府的经济负担。

（二）积极推进老年医疗护理服务体系建设

医养结合工作有成效的实现是系统化、制度化、体系化以及专业化的发展。应分层次加强各类储备人员的专业化培训，包括长护险评估人员、老年护理人员、护士等相关人员。利用信息化手段开展对护理人员资质、护理服务时间等服务行为的监管，建立质控指标以及相应的考核制度。

（三）加强医养结合服务的专业支持

提升社区卫生服务中心有托管养老社区、养老机构的医疗服务能力，努力建设成为社区医养结合服务的功能平台。以糖尿病、高血压、脑卒中以及癌症筛查等为抓手积极探索建立专病分级的老年照护服务。建立从风险筛查、高危管理、早诊早治，到

规范诊疗、康复护理、疾病管理全过程老年健康服务链条。

五、"公共卫生服务"供给有关建议

公共服务项目在设计之初，就是为普惠尽可能多的人民而设计，因此，在工作开展的过程中，也应从人民需要的角度出发，实事求是，以尽可能少的成本，产生尽可能多的效果，尽量减轻基层的负担，调动基层工作人群的积极性。例如，如何真正满足患者的需要，减少浪费并提质增效；如何减少基层医疗机构的重复工作情况，调动积极性；如何让公共服务项目的设计更加符合卫生经济学和人们的需要，都需要整体谋划，行系统工程。

（一）从需求出发，整合专病服务项目

需以全人为中心进行服务整合，要使得民众积极参与，要针对服务项目割裂、同一服务群体重复接受多个各自独立的服务这一情况做出积极调整，在服务设计之初便通盘考虑，实事求是地从需求出发，对部分流程重复的服务项目进行科学整合，如针对民众积极性较高的疫苗接种服务，可搭配健康管理的服务联合开展，这样老百姓只需要来基层医疗机构一次，便可完成疫苗接种和健康管理的两项服务。此外，多个独立的服务项目收集的信息有大量重合之处，这些信息也应充分整合，避免重复回答。

（二）优化服务供给，衔接筛查与管理项目

专病筛查往往综合成本较高，且部分项目存在筛而不管等服务项目衔接不畅的现象。对此，应进一步优化服务供给内容，以卫生经济学对服务内容进行充分评估，以全健康流程管理为目标对服务内容（尤其是筛查与管理的衔接部分）进行充分设计，并对于服务内容进行严格评估与动态调整。如对于新出现的、需要重点关注的健康问题，应该加入进整合服务项目中，而对于当下并不是特别需要的项目则适当行退出机制，在充分考虑基层服务能力的前提下优化服务供给。

（三）调动基层医疗机构积极性，增加老百姓的获得感

一是在"收支两条线"的制度下，如何充分调动基层医疗机构工作人员的积极性需要充分考虑，建议进一步做实基层医疗机构的平台功能和基层医疗机构工作人员的角色定位，采取更为直观，既能反映目标，又不过于复杂的绩效考核指标，起到更为明确的激励作用。二是在调动工作人员的基础上，引导他们做实做精每一个项目，增加与民众沟通和交流的时间，切实提高老百姓获得感。

（杨　菁　刘穗斌　王颖航　尤治灵　宋　琦）

第十二章　万象罗湖：
基层医疗蝶变迎"健康中国"回归

　　"二十世纪五六十年代，中国人创造了三级预防保健法，就是现在罗湖在做的，包括预防、医疗、养老。可以说，罗湖医改是新中国自己创立的三级预防保健网的升级版。那个时候国家给公立医院的任务就是减少疾病、提高人民健康水平，医院和医生是国家财政养的。二十世纪八十年代以后，我们的医院、医生要去自己创收。于是，我们的医院就形成了各自为政、以治疗为中心的体系。所以罗湖医改是真正的回归，回归健康中国。"

——李　玲

第一节　中国医改十年（2009—2019 年）

　　2009 年 4 月 6 日，《中共中央　国务院关于深化医药卫生体制改革的意见》（俗称新医改方案）公布，标志着中国新一轮医疗改革正式拉开序幕，改革涉及内容比较广泛，以"一个目标、四梁八柱"为主要核心内容。经过十年实践，新医改取得了令人瞩目的成绩，中国人民健康获得感和健康水平有所提高，但是，改革仍有部分问题尚未破解：一是，以疾病为中心，轻预防重治疗，大量人财物等医疗资源消耗于疾病的终末阶段，卫生总费用支出持续快速增长，全国卫生总费用从 2009 年 1.8 万亿元增加至 2018 年 5.8 万亿元，年均增长 14.2%，人均卫生总费用从 1314 元增加至 4148 元，在中国经济增速趋缓的大背景下，医疗卫生服务可负担性面临严峻考验。二是，以医院为中心，碎片化、割裂式医疗服务模式加剧看病难问题，由于医疗服务业务、技术和行政管理上的割裂，患者的就医流程和环节复杂性增加，难以获得多学科、多部门、多层次高效而整合的医疗服务，更谈不上连续性、全生命周期的健康管理和服务。三是，医疗保险支付方式对医疗卫生服务供方和需方正向激励机制未形成，医疗保险支付方式改革的重点依然是控费，以健康效果为导向的健康保险还没有建立。

第二节 罗湖区医疗卫生服务体系改革的概况

在上述背景下，我国政府认识到在新医改实施过程中推进医疗卫生服务体系战略性调整的必要性和重要性，2016 年 8 月，习近平总书记提出"没有全民健康，就没有全面小康，要把人民健康放在优先发展的战略地位"，并且明确了中国新时期的卫生与健康工作方针是：以基层为重点，以改革创新为动力，预防为主，中西医并重，将健康融入所有政策，人民共建共享。同年 10 月，中共中央、国务院印发《"健康中国 2030"规划纲要》，要求"立足全人群和全生命周期两个着力点，提供公平可及、系统连续的健康服务，实现更高水平的全民健康"。通过对国家政策文件的认真研读和学习，我们惊喜地发现，罗湖区于 2015 年启动的以人民健康为中心的医疗卫生服务体系改革与中国新时期深化医药卫生体制改革的思路不谋而合，罗湖区"让人民少生病、少住院、少负担"的改革目标与建设健康中国的目标相一致，罗湖区"以基层为重点、以初级卫生保健为中心"的改革理念与中国新时期卫生与健康工作方针相一致。与此同时，罗湖区创新性提出的唯一法定代表人紧密型医疗联合体、全生命周期健康管理、以健康效果为导向医疗保险支付方式改革等系列举措在很大程度上解决了新医改遇到的难题。经过近 7 年的实践，罗湖医改获得了各级卫生行政主管部门的肯定，被国家卫生健康委员会认定为中国城市医疗联合体的样板，在全国推广，其实践经验获得世界卫生组织的认可，以公报的形式向全球推介。

第三节 罗湖医改七年探索与实践

一、改革背景

罗湖区是深圳市的老城区，位于深圳市主城区东部，辖区总面积 78.75 平方千米，常住人口 132 万人，共有 5 家区属医院和 23 家区属社区健康服务中心（即社区卫生服务中心，以下简称社康中心），区属医疗机构存在小而全、重复建设、不协调、不配套等问题，服务内容交叉重叠，机构间竞争激烈，医疗资源运作效率低，基层医疗资源浪费严重。同时，辖区内还有 5 家市属医院、13 民营医院、25 家市属和民营社康中心，基层医疗机构在夹缝中艰难发展。

在国家政策指导下，在辖区医疗环境亟待改善的形势下，在居民急需获得高质量健康服务的压力下，罗湖区直面医疗卫生发展困局，2015 年将公立医院改革写入区委、区政府工作报告，成立由区委书记担任组长的重点改革专项小组，发布《深圳市罗湖区公立医院综合改革实施方案》，同年 8 月，作为深圳医改试点，启动以行政区为单元的医疗机构集团化改革。这一方案的实施，承载着市、区两级政府转型的决心和对医改的重视，历任领导一再强调：对罗湖医改，罗湖区委、区政府有求必应，无求也应，有应必果，要让医改找不到不成功的理由。

二、改革主要实施路径

作为医改先行者，起草改革方案时，没有任何成熟的模式和成文可借鉴，区卫生健康局召开两次专项会议，起草小组字字斟酌。两次会议研讨结果如同改革者心中的"定心丸"：罗湖医改方向完全符合国家的顶层设计——老百姓的健康，才是医疗卫生服务的核心。最终确定以让居民"少生病、少住院、少负担、看好病"为目标，分四步路径实施：第一步，整合区属医疗资源，实现"人员编制一体化、运行管理一体化、医疗服务一体化"的管理共同体；第二步，做强社康中心，将工作重心和优质资源下沉，并建立财政补助、收费价格激励引导机制，形成以居民健康为中心的"服务共同体"；第三步，对医保基金管理方式进行突破性改革，实现由"保疾病"转变为"保健康"，让政府、医院、医生和患者形成"利益共同体"；第四步，打破行政壁垒，联动全社会力量，努力打造"健康共同体"。

三、改革主要举措

（一）整合区属医疗资源，组建唯一法定代表人紧密型医疗联合体

整合所有区属医疗机构，即 5 所区属医院和 23 所社区健康服务中心，成立了深圳市罗湖医院集团，打破传统以医院为中心的单体、零散式医疗服务模式，构建了整合型医疗卫生服务体系。其创新之一是实行一级法人管理，罗湖医院集团院长为一级法人的法定代表人，也是集团内其他医疗机构的法定代表人，不设二级法人，这种模式与国内大多数松散型的医院集团相比优势明显，实现了人财物的高度一体化管理，使医疗资源的流动合理化、合法化，使优质医疗资源下沉具备可行性，实现了责、权、利的一体化和资源的充分流动。

在此基础上，罗湖医院集团对集团内部资源进行深化整合，合并集团内部运营支持体系的"同类项"，成立医学检验、放射影像、超声、消毒供应、物流配送和健康管理 6 个资源共享中心，按照"服务、人员、绩效考核、招标采购和固定资产一体化管理"原则运营，中心建立统一的诊疗规范、质控标准、服务标准和服务流程，确保人们在集团内可以享受到高标准、高水平、规范化、同质化的医疗保健服务，医学检验、放射影像和超声中心的检查检验指标同质化，检查检验结果集团内互认，避免患者重复检查。集团内各单位不再重复设置上述科室，避免重复建设和资源浪费，提高

医疗资源利用率。同时，对集团各单位行政后勤"合并同类项"，成立人力资源、财务、质控、社康管理、科教管理和综合管理6个管理中心，减少20%～30%行政管理人员，降低了医疗服务体系运营成本。

（二）以基层医疗为发展为重点，做实做强社康中心

调整政府财政投入方向与结构。改革前，罗湖区政府财政投入以医院建设为主，改革后政府调整财政投入方向是提高对社康中心的投入水平。同时，改革政府补偿形式，建立"以事定费、购买服务、专项补助"的公立医院政府投入机制，形成以基层为重点的差异化补偿标准：患者在社康中心就诊一次，财政给社康中心补偿标准明显高于医院，形成集团内医院向社康中心主动分流患者的正向激励。

破解基层"缺医、少药"难题。针对基层"缺医"现状，医院集团多措并举增强全科医生队伍建设，面向全国公开招聘优秀全科医生，鼓励专科医生参加全科医学转岗培训，鼓励优秀专科医生到社康中心建立专科医生工作室，引进国外先进的全科医学资源和理念，提高全科医生薪酬待遇和社会的地位等。经过多年努力，罗湖区全科医生数量由改革前的156名增加至652名，罗湖区每万常住人口全科医生配置达到5.73名。针对基层"少药"难题，罗湖医院集团成立后，逐步统一集团内医院与社康中心用药目录，社康中心药品目录由改革前的500种增加至1380种，保障患者基层首诊的用药需求，居民在社康就诊时若发现符合处方要求的药品无货时，医院集团承诺24小时内将药品直接配送到患者家。2016年，深圳市卫生健康委员会以罗湖医院集团为试点开展慢性病长处方工作：在"合理、安全、有效"的前提下，对已经签约家庭医生并且纳入的患者，罗湖医院集团社康中心可开具所有治疗性药物1～3个月的用量，极大方便了慢性病患者用药。在医疗保障优惠方面，《深圳市社会医疗保险办法》规定，综合医疗保险参保人在本市社康中心发生的基本医疗保险目录内药品费用30%列入医保报销范围，一定程度上提高了社康中心在药学服务方面的吸引力。

（三）推行以健康效果为导向的医疗保险支付方式改革

2016年深圳市人力资源和社会保障局、深圳市卫生健康委员会和罗湖区人民政府联合印发了《深圳市试点建立与分级诊疗相结合的医疗保险总额管理制度实施方案》，以罗湖区为试点探索建立健康效果为导向的医保支付方式，即以辖区内的签约居民为对象，将上一年度签约参保人住院医疗保险基金支付总额加上本年度全市医保支出平均增长比率值，打包给罗湖医院集团，年终清算时如有结余，结余全部奖励给医院集团，医院集团可以用于进一步做好居民的疾病预防、开展业务工作及激励医务人员。同时，改革还制定了3个重要前提：首先，不限制患者就医行为，签约居民仍然可以自由选择看病的医院；其次，居民在其他医院就医花费的医保费用由社保部门统计后从罗湖医院集团的总额中支付；最后，医院集团不能参与集团外医院的医保控费，更不能以此为由干涉外院对签约居民的诊疗行为。在上述条件下，对医院集团而言，怎样才可以实现有结余呢？一是把所有的参保人留在罗湖医院集团看病，因为只有如此，医院才能有效控制费用，这就激励罗湖医院集团要努力提高服务水平，留住患者。二是努力去做好预防保健工作，例如，带参保人去做体育运动，预防疾病。三是做好分级诊疗，让患者尽量去找家庭医生，到社康中心去看病，这样可节省医疗费用。

上述医疗保险支付方式改革实现了医院办医导向的突破性转变：医院关注居民的健康，做好预防保健工作，使居民少生病、少住院、少花钱，医院的运营才能更好、医生的收入才能更高，这样也就协调协了患者和医院之间的利益，实现了办医导向由单纯治病到以健康为中心的突破性转变。

（四）跨部门联动，努力构筑共建共治共享卫生健康机制

坚持"以人民健康为中心"发展理念，发挥基层党组织政治、组织、密切联系群众等优势，调动社会力量共同参与卫生健康事业，为推动辖区卫生健康事业高质量发展，构筑共建共治共享的社会治理新格局提供罗湖方案：第一，开展教卫融合补齐校园卫生短板，与42所中小学签订协议，派兼职卫生健康副校长，派驻全科医生建设校园健康服务站，并开展各类主体健康教育和诊疗活动。2017—2020年，罗湖区水痘发病数量降低70.6%，2020年手足口病例报告数由2016年的58例减少到9例。第二，促进医防融合打造"健康社区"样板。以党建为统领，推动社区共建，优化健康服务，借助社区力量超额完成65岁老人体检任务和"两癌"筛查项目，并共同抗击新型冠状病毒肺炎疫情，积极参与联防联控工作，尤其是在处置突发事件过程中，通过与社区的无障碍沟通，共同高效完成大规模核酸采样工作，充分发挥出基层党组织的战斗堡垒作用。第三，创新医养融合开创健康养老新模式。打造集健康宣教、预防保健、疾病诊治、康复护理、长期照护、安宁疗护六个方面为一体的个性化"医养融合"服务流程，建立家庭病床5942张，引进瑞典卡罗琳斯卡医学院阿尔茨海默病团队。医养融合实践案例入选国家卫生健康委员会"中国医养结合最佳实践典型案例""全国医养结合典型经验案例"。第四，创建跨界联盟，定制个性化健康服务。与多个领域的机关单位、银行公司等大型企业党共同打造个性化功能社康站守护员工健康，将服务的触角延伸到全社会。第五，推进健康帮扶，助力基层医疗发展。在帮扶地推广实行罗湖模式，并派驻专家帮助帮扶对象成功打造多个重点专科、开设新科室、业务量大幅增长、成功晋级二级甲等综合医院。

第四节　改革成效

罗湖医改在实践中不断抽丝剥茧，从各个维度稳步推进、化解问题、总结经验再逐渐蜕变，改革在多方面成效显著。①居民评价：健康水平提高，健康获得感成色更足。辖区居民健康素养水平由 2016 年的 13.57% 提高至 2021 年的 54.99%。早期干预传染病危险因素，水痘、手足口病等传染病发病率持续降低。②患者评价：重大疾病防控有效，就医经济负担降低。推动早筛查、早治疗，2016 年以来恶性肿瘤死亡率持续下降，平均死亡年龄逐年提高；居民就医成本降低，医保住院患者自负比例逐年降低，且低于深圳市平均水平。③员工评价：医院集团综合实力增强，社会地位和薪酬待遇提高。集团人民医院、中医院相继晋升为三级甲等医院，妇幼保健院晋级三级医院；获批全科医学住培主基地、国家药物临床试验机构资格等；通过 ISO 15189 认证、母婴保健技术服务执业许可（产前诊断）等；集团运营成本降低，集团管理费用率由 2015 年 12.1% 下降至 2021 年的 7.5%。④政府评价：基层实力显著提高，出色完成国家改革任务。社康中心综合能力提高、接得住，集团成立以来，社康中心基本诊疗量平均增长率 34.22%，社康中心基本诊疗量占集团总诊疗量比值由 21.01% 上升至 2019 年的 49%（2020 年和 2021 年受新型冠状病毒肺炎疫情防控政策影响有所下降）；打通集团医院和社康中心信息系统，双向转诊工作有序推进，下转多于上转，分级诊疗水到渠成。

罗湖医改全国推广、多地区落地生根。国务院总理李克强点赞罗湖医改，副总理刘延东给予书面批示，肯定改革思路和做法。罗湖医改举措入选国家 35 项深化医改重大典型经验。2017 年 9 月，全国医联体建设现场推进及培训会在深圳召开，会上将"罗湖模式"向全国同行推广。国务院办公厅、广东省人民政府、深圳市人民政府办公厅均出台相关文件推广罗湖医改经验。罗湖医改模式已在国内多个地区落地生根，为我国医改工作和医疗卫生事业发展提供了有力借鉴作用。

成绩可喜，但道路且长。特区 42 年助力中国崛起，"先行示范区"是无数改革先辈杀出的血路。在深圳敢为人先，勇于创新的气质下，有太多的第一次出现在罗湖。天下之治，有因有革，期于趋时适治而已。罗湖医改不只是一次变革，而且是在改善民生事业中适应当下环境的重要一环，未来路上，罗湖医改将坚持初心，与时偕行，以最优医疗卫生格局护湾区百姓健康。

（孙喜琢　宫芳芳）

第十三章　聚焦四川：基层医疗之点面

第一节　从成都看四川：四川概貌

为更好地丰富基层卫生健康服务体系研究内容，结合发展实际，我们选取了在基层医疗卫生机构建设、基本医疗卫生服务模式等方面具有特色的地区、机构进行走访，重点围绕医联体及专科联盟建设、远程医疗、家庭医生服务模式、互联网医院发展、基层养老机构等进行调研，调研机构涉及不同层级和类型，包括医联体牵头医院、非省会城市重点发展医院、社区卫生服务机构和养老院等典型机构。为详细了解基层医疗卫生服务中"一老一小"的开展情况，我们还重点调研了四川地区安宁疗护专科联盟和儿科联盟的建设情况，并对社区嵌入性养老、老年病医院和养老机构共建等不同的"医养结合"类型机构进行了走访，最终以专题报告的形式对调研情况及分析思考予以呈现，以便大家来讨论和交流。

一、四川省基本情况

四川省位于我国的西南地区，包含山地、丘陵、平原、盆地和高原五种基本地形，东西差异大；全省气候多样，包括四川盆地中亚热带湿润气候，川西南山地亚热带半湿润气候，川西北高山高原高寒气候。全省人口众多，第七次全国人口普查人口数量位于全国省份第五，仅次于广东、山东、河南和江苏。全省 0 ~ 14 岁人口占常住人口的比例低于全国平均水平，同时，60 岁及以上人口总量全国排名第三位，其中 6 个市（州）比重超过 20%，尤以资阳、自贡、南充、德阳情况比较突出。人口变化呈现出"低出生、低死亡、低增长"的特点，已进入深度老龄化阶段。省内多民族聚居，包括彝族、藏族、羌族等少数民族。

二、四川省医疗资源分布情况

截至 2020 年年底，全省医疗卫生机构共 82 793 个，其中基层医疗卫生机构占比

96.01%。不同类别基层医疗卫生机构数量占比如图 13-1-1 所示，政府办基层医疗卫生机构（不含村卫生室）4817 个。全省医疗机构床位数共 64.97 万张，其中基层医疗卫生机构占比 23.03%。全省医疗卫生机构（不含村卫生室）占地面积 4144.85 万平方米，其中基层医疗卫生机构占比接近三分之一。

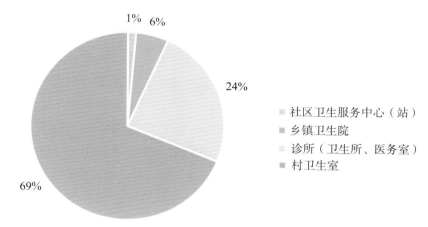

图 13-1-1 2020 年四川省不同类别基层医疗卫生机构数量占比

截至 2020 年年末，全省基层卫生人员约占现有卫生人员三分之一，目前全省现有卫生人员 82.69 万人，其中卫生技术人员 63.32 万人，乡村医生和卫生员 5.71 万人，其中执业（助理）医生 23.52 万人，注册护士 28.59 万人；基层医疗卫生机构卫生人员共 28.79 万人，占总体卫生人员的 34.82%，平均每个基层医疗卫生机构卫生人员 3.62 人。总体学历偏低，全省卫生技术人员学历不足本科者超 70%，技术职称中级以下者占比近 75%。

三、四川省诊疗服务及费用情况

2020 年，全省医疗卫生机构总诊疗 5.12 亿人次，居民年住院率达 20.97%，病床使用率 75.67%，出院者平均住院 9.57 日。其中，基层医疗卫生机构诊疗人次为 2.936 亿，占 57.24%；基层医疗卫生机构入院 450 万余人，占全省总量的 26.04%。2020 年，全省医院、社区卫生服务中心、乡镇卫生院的次均门诊费用及人均住院费用均有所增长，以社区卫生服务中心的次均门诊费用增长（16.60%）最为明显。药占比方面，三类医疗卫生机构住院药占比均未超过 40%，门诊药占比以社区卫生服务中心（68.71%）最高。

四、四川省卫生健康信息化建设总体情况

截至 2020 年 12 月，四川省共设立 59 家互联网医院，其中，依托公立医疗机构设置的有 43 家，累计注册电子健康卡 3093.63 万张，注册数占全省常住人口数的

36.93%；累计全年线上问诊、电子处方等服务 125 万人次，线上预约挂号 3259.3 万人次，线上支付 7650.53 万人次，检查检验结果查询 6708.59 万人次。积极开展远程医疗服务项目，覆盖 2200 多家医疗卫生机构，其中基层机构超三分之二，基层卫生健康信息化建设已初具规模。

第二节　从三甲到社区：基层窥见

一、"专科联盟"赋能精准帮扶

调研机构：四川省人民医院、四川大学华西医院

调研主题：四川省特色专科联盟建设情况比较、华西医院远程医疗开展现状

目前，我国医疗系统存在着医疗资源分布不均衡、结构不合理的发展挑战，尤其是优质医疗资源过分集中，基层医疗服务能力短板明显。加快落实分级诊疗制度是应对当前这种挑战的重中之重，是全面深化医药卫生体制改革的重要途径，开展医联体建设是推进分级诊疗制度的重要抓手。近年来，全国各地广泛铺开对医联体建设的探索，四川大学华西医院以及四川省人民医院结合本院实际情况积极开展了医联体建设工作，特色鲜明，收效显著。

（一）概念

专科联盟是指为更好地促进学科发展，由一家或数家机构作为牵头单位发起，以某优势专科为主，通过科室共建、学科指导等多种方式与其他基层机构合作，形成某一专科的医疗联合体，带动全体机构共同发展。所有参与机构一般以科室为单位，联合其他机构的相同专科技术力量，形成若干特色专科中心，共同提升解决专科重大疾病的救治能力，形成补位发展模式。

远程医疗服务是指由一家或多家实力强劲的医疗机构作为牵头单位，与基层、偏远和欠发达地区医疗机构建立远程医疗服务网络，通过信息化手段提供远程的诊疗服务、学术及临床指导、教学培训等，以提高优质医疗资源可及性和医疗服务效率。

（二）调研内容

1. 机构概况

整体来说，四川大学华西医院（以下简称华西医院）和四川省人民医院均根据本院情况和定位，开展了多种形式的医联体建设，各类别发展目标不同，但都以带动基层为主要宗旨，通过多种形式的输出，提高基层医院在当地的医疗服务能力，争取将其打造成为区域服务的中心，带动辐射周边地区。本部分主要介绍华西医院和四川省人民医院的专科联盟建设情况以及华西医院的远程医疗中心建设情况。

（1）华西医院基本情况

华西医院目前开展了五种类型的医联体建设工作，包括集团型医联体、领办型医联体、专科联盟、城市社区联盟和远程医疗协作网，见表13-2-1。

表 13-2-1　华西医院医联体及专科联盟开展概况

医联体类型	合作内容	合作性质	典型案例
集团型医联体	托管下属分院，与华西医院一体化管理	紧密型	温江院区、华西天府
领办型医联体	由华西医院派驻院长、技术及管理团队，以"在位＋在线"的方式构建，与各地基层政府签署战略合作协议、合作办医，宗旨是打造当地的区域医疗中心	紧密型	甘孜州人民医院
专科联盟／学科联盟	华西医院临床专科和区域内其他医疗机构专科之间的医疗联合，有学科联盟和专科联盟两类，合作范围包含医教研管	紧密型	截至2020年，已成立33个学科联盟；覆盖全国除北京、天津以外的所有省、自治区、直辖市
城市社区（区域）联盟	与成都市各区政府签订区域战略合作协议，由华西派驻专科团队、全科团队、药学团队和营养团队，在社区卫生服务中心提供指导，促进家庭医生签约	紧密型	慢性病联盟
远程医疗协作网	以网络为依托，实现远程会诊、远程查房、远程教学等功能	松散型	目前共有690余家远程联盟医院

（2）四川省人民医院基本情况

四川省人民医院根据四川省卫生健康委《关于进一步做好专科联盟建设和管理工作的通知》等文件的指示精神，于2020年8月印发了《四川省医学科学院·四川省人民医院各专业专科联盟管理试行办法》，对专科联盟的名称、标识、性质、宗旨、工作原则、组织架构、管理机制、权利和义务等内容做出了明确规定。截至2021年9月，医院已先后建立31个学科联盟，学科涵盖了老年专科、呼吸与危重症医学、消化、内分泌代谢、急诊等；签约医院除成都市各区下级医院外还有覆盖到凉山州、阿坝州、自贡市等四川省其他地区；开展的活动包括技术指导、学术交流、双向转诊、继续教育培训班等。

2.专科联盟／学科联盟模式及特点

比较来看，华西医院开展专科联盟的时间较早，发展原则上也秉持着"成熟一个发展一个"的原则，临床科室会组建科室管理小组，对联盟成立的成熟度进行全面评估，同时在联盟存在任何风险时主动干预，最终形成以西部地区为主、辐射全国的华西专科联盟版图。相比之下，四川省人民医院则根据本院的管理细则，明确提出"重点专科必须成立联盟、所有学科三年内联盟全覆盖"的目标（表 13-2-2）。

表 13-2-2 华西医院与四川省人民医院专科联盟对比

项目	华西医院	四川省人民医院
启动时间	2016 年	2020 年 9 月
联盟数量	331 个	121 个
模式	华西医院——地市三级医院或大型医院（作为区域辐射中心）——基层机构	省医院——各类机构（基层机构、二三级医院等）
活动内容	培训活动、学术交流、资源下沉、共建科研数据库和标本库、人员培训、双向转诊	技术指导、学术交流、双向转诊、继续教育培训班
合作性质	帮扶导向、学科发展导向、科研导向	相对松散开放、共享的学术及业务合作战略联盟
筹办原则	成熟一个发展一个，科室主导，医院评估	公益主导、主动自愿、责权一致、分层合作，院级统筹
发展目标	西部地区为主，辐射全国	重点专科必须成立、3 年内实现所有学科全覆盖

另外，从联盟举办的各项活动中不难发现，华西医院各专科 / 学科联盟的活动除双向转诊、绿色通道外侧重继续教育和科研平台方面，四川省人民医院则着重于合作单位的实际临床能力提升。合作单位方面，华西医院的合作单位遍及全国 30 个省、自治区、直辖市，共 750 余家医院和 2100 余个科室；四川省人民医院合作单位涵盖了 31 个专科，四川省各级医疗卫生服务机构 50 余家，其中不乏社区卫生服务中心等基层医疗机构。统筹层面也是二者的主要区别之一，华西以科室管理小组为管理的中心单位，四川省人民医院则统一由院级统筹。

两家医院定位不同，发展思路各有亮点。华西医院充分把握自己国家队的定位和作用，向下的辐射效应以建设当地的区域医疗中心为主要目标；四川省人民医院则充分立足川渝地区，直接和基层单位对接，发挥带动引领作用。

3. 远程医疗模式及特点

华西医院作为肩负起委属委管医院的责任使命，针对西部地区医务人员总量不足、质量不高的情况，自 2001 年起开始筹备建立区域性健康维持网络。经过 20 余年建设，华西医院远程医学网络已覆盖中国西部地区为主的 25 个省、自治区、市，包括云南、贵州、四川、陕西、甘肃、宁夏、新疆、西藏、广西、青海、重庆、内蒙古西部十二省、自治区、直辖市，以及黑龙江、吉林、山东、山西、广东、海南等省份，惠及近五万人。目前，华西网络联盟医院已达 690 家，实现了四川地区 183 个区市县全覆盖。"华西医院 - 地市级医院 - 县区级医院 - 基层医疗机构"的远程分级协同医疗体系日趋成熟。

中心现有的服务项目包括远程会诊、远程教育、网络转诊、在线直播、联合查房、联盟活动和多学科在线讨论。

（1）统筹管理，专业分工

全院不同科室的远程诊疗由华西远程医疗中心统筹管理，配备专门的行政管理人员、专业配套人员，形成完整的管理体系和运营流程。就会诊流程来看，当下级医院医生向本单位管理员提出需求后，两级机构安排专职人员对接，并联系相应科室医生，通过信息化手段传送病历资料等，方便专科医生提前熟悉病情，根据患者紧急情况、医生空闲时间进行次序安排，一般会通过集中会诊的方式统筹管理。这种模式下，总体分工明确，专业的人做专业的事，技术人才充分从事技术工作，减少了不必要的行政干预，实现集约化发展，有效控制成本。

（2）兼顾成本效益，提高绩效水平

华西医院远程医疗服务完全采用了四川省的收费标准，收费合理，充分保证了偏远及基层地区的可及性，保证了项目的民生效应。该部分的收入完全作为医生的劳务补贴，通过一定数量的累计，在一定程度上增加了会诊医生的收入，提高了医生的参与度和积极性；另外，节省了患者交通成本和时间成本，降低了其他开支，加强了对基层机构医生的指导和帮助。

（3）系统专业、效果显著

为进一步提升基层机构的诊疗服务水平和基层人员的技术水平，华西医院依托远程会诊中心等技术平台，定期开展远程继续教育培训和课程。针对远程继续教育培训，医院专门编写了系统的教材，制订了专门的课程计划，切实有效地从基层实际需求出发，系统性地提升基层人员的专业服务能力。目前每年举办50余个国家级继续医学教育（远程）项目，开通600余节培训课程，效果显著。

（三）挑战及思考

1. 专科联盟的发展面临挑战

在现有的发展形势下，部分专科联盟的深入发展面临较大的挑战。如华西医院在急诊科联盟方面，受地域合作限制，联盟单位仅限成都市内，一些联盟机构侧重开展科研活动，加盟单位有限，规模较小，如神经医学、精神医学及影像医学联盟；重症医学联盟的深度合作，对联盟单位的信息化建设提出较高要求，部分地区医院受限于信息化程度，未开展深入合作。结合四川省人民医院的合作情况，可以发现大多数联盟在起步阶段均以培训形式开展合作，形式较为单一，联系度不高，如何进一步加强机构协作、赋能基层，实现专科联盟的深入长效发展是需要重视的问题，同时，部分基层医疗卫生机构基础较为薄弱，从根源上解决基层医疗卫生机构的专科管理或系统性提升面临较大的挑战。

2. 如何匹配专科联盟牵头医院的发展定位与基层机构的需求

专科联盟的发展要充分考虑加盟单位，尤其是基层医疗卫生机构的实际需求。目前一些牵头机构存在任务式推广医联体、盲目性建设专科联盟的现象，造成专科联盟定位不清晰、模式不明确，长期发展下来，牵头机构没有产生更多效益，积极性下降，基层医疗卫生机构也未获取实质性帮助，最后无疾而终。华西医院在专科联盟的发展模式上，充分考虑到自己作为"国家队"的使命与担当，积极通过"机构对机构，一点带一面"的辐射效应，形成了有效的合作格局。

此外，同一地区的专科联盟建设应相辅相成，相得益彰。部分地区一些实力较强的牵头医院过分集中，医联体建设缺乏整体统筹，各自为政，造成错位发展的整体布局，实际上造成了资源浪费。因此，华西医院和四川省人民医院在开展专科联盟方面如何实现统筹发展，形成更统一互补、错位发展的专科联盟是需要重视的问题。

3. 如何平衡牵头医院自身发展与医联体建设

在医联体、专科联盟的建设中，牵头医院需要投入大量的人力、物力，这势必会对自身医院的发展产生影响，特别是较为紧密的专科支持，其人力投入更大。对此，牵头医院在建设前期一定要做好相关评估，兼顾自身发展与联盟建设。如华西医院在专科联盟建设方面，首先评估科室发展的特点、联盟需要哪些资源支持、基层机构加入需要具备哪些条件等，综合分析后，进一步制订专科联盟建设计划。

二、"多级联动"推广安宁疗护

调研机构： 四川大学华西第四医院姑息医学科、德阳市中西医结合医院安宁病房、成都市金牛区人民北路社区卫生服务中心

调研主题： 四川省安宁疗护专科联盟建设现状

（一）概述

1. 安宁疗护定义

安宁疗护指为疾病终末期或老年患者在临终前提供身体、心理、精神等方面的照料和人文关怀等服务，控制痛苦和不适症状，提高生活质量，帮助患者舒适、安详、有尊严地离世。

2. 安宁疗护发展的意义

在人口老龄化的社会大背景下，安宁疗护的开展具有重要意义。国家统计局数据显示，截至 2020 年年末，全国总人口中 60 岁及以上老年人口达 26 402 万人，占比达 18.7%。在本次调研地区中，德阳市老龄化程度较全国、全省平均水平均偏高，60 岁及以上人口占比达 25.81%，65 岁及以上人口占比达 20.25%。为了应对人口老龄化，国家出台了一系列政策加快建设居家社区机构相协调、医养康养相结合的养老服务体系。

安宁疗护作为一项重要的民生需求，能够有效地缓解过度医疗和无效医疗等问题，在提高老年人生活质量的同时，减轻家庭和社会经济负担。对于终末期患者，开展安宁疗护，将极大缓解大型医疗机构床位紧张的压力，提高医疗资源的使用效率，特别是在医保基金方面，能够提高医保基金的使用效率，实现资源的合理配置。

3. 安宁疗护专科联盟建设的背景

安宁疗护主要为支持性治疗、对症治疗，与其他学科相比，该学科对硬核技术、创新性技术和相关研究的要求总体不高。在现有的诊疗方面，安宁疗护服务收费及盈利点不高，且受限于平均住院日、医保考核等原因，目前对于该学科建设的重视度不够，虽属于诊疗性学科，但更偏向放在基层医疗卫生机构，与养老服务机构共生。另外，在社区居家开展安宁疗护服务，不仅符合老年人希望在熟悉温馨的环境下、家人朋友的陪伴下安静离世的精神需求，而且更具有人文关怀，患者的生活质量更高。

（二）调研机构及调研内容

1. 承载使命的牵头医院——四川大学华西第四医院

（1）机构概况

四川大学华西第四医院（以下简称华西四院）姑息医学科始建于1995年，是中国安宁疗护/姑息关怀的先驱机构。早在20世纪90年代初医院就派医生到英国最早的姑息医学机构（St Joseph's Hospice and St. Christopher's Hospice）和牛津大学学习姑息医学，团队部分医护人员先后赴英国、加拿大、美国、澳大利亚、奥地利、新加坡、德国、马来西亚、菲律宾等国家和我国香港、台湾地区学习该学科并获得学位。现拥有一支优秀的姑息医学医护团队，其中，医生15名，护士28名，社工和专职司机各1名。目前主要提供姑息关怀临床病房服务（80张床位）、家居服务和病房/社区/家居三级联动姑息关怀远程查房/会诊服务。学科每年为2000余名生命有限/生命末期患者提供姑息关怀服务。同时，科室撰写了多部姑息医学专著，先后发布《姑息医学——晚癌病人的宁养疗护》《姑息医学——癌性疼痛与症状控制》等。科室亦承担教育培训工作，先后培训过6万余名姑息医学相关的医护执业者和培训医科学生6千余名。姑息医学专科联盟内，主要以教育培训形式加强上下级医疗机构的联动，带动姑息医学科在省内乃至全国范围内的发展。

（2）模式

基于华西四院姑息医学学科的学术成就及其在四川省乃至全国的学术地位，由其作为四川省牵头机构，组建省内专科联盟。该机构主要以教育教学、培训考核、远程会诊、定期查房等形式与下级机构建立合作。

（3）亮点及成就

在教育培训方面，华西四院先后培训过6万余名姑息医学相关的医护执业者，曾举办国际姑息医学学术研讨会暨培训班，"宁养天年"高级姑息关怀专科人才培训项目，于国家安宁疗护德阳、洛阳、成都、自贡等试点区举办培训班等。

在认证考核方面，辅助监督认证部门促成医生处方权认证。针对安宁疗护学科特点和患者需求，镇痛是一项重要的治疗措施，而毒麻药品管理权限较为严格。为进一步扩展基层医生毒麻药品权限管理，华西四院对上帮助行政部门制定考核认证标准，对下通过开展基层医生培训和帮扶，提升基层服务能力，使其通过相关部门认证，实现在基层自行申领毒麻药品，推动安宁疗护社区化、规模化的发展。

促进基层医疗机构安宁疗护业务开展。自 2015 年开始，华西四院开始推行姑息关怀医院/社区/家居姑息关怀三级联动网络服务、姑息关怀医院/社区/家居姑息关怀三级联动远程查房/会诊服务等，对于有条件的社区机构，增加安宁疗护病房建设，并对专科联盟内的下级机构进行远程指导，促进基层医疗机构实现实质性发展。

发挥社会力量资本优势。华西四院姑息医学科设有宁养院，宁养院由李嘉诚基金会支持，院内患者均免费接受安宁疗护服务。同时，在基金会的支持下，姑息医学科建立了李嘉诚基金会全国宁养医疗服务计划中的李嘉诚基金会四川大学华西宁养院、美国唐仲英基金会癌症晚期姑息关怀项目、唐仲英基金会中国西部姑息关怀建设项目等，为医院姑息医学科的发展建设提供了强有力的支持。

（4）面临的挑战

安宁疗护专科联盟的发展面临挑战。与其他医联体形式相比，专科联盟具有很多权限方面的限制，更多是学科水平的支持。而在实际工作领域如医保、转诊、绩效考核等方面，仍然面临政策突破。因此，目前专科联盟对于基层医疗机构发展的实际促进作用有限，安宁疗护专科联盟的进一步发展面临挑战。

安宁疗护在三级医疗机构面临挑战。学科创新性相对不足，动力较低。姑息医学科患者罹患疾病多种多样，多呈现谵妄、疼痛等症状，相较于神经科和麻醉科相关机理机制研究，姑息医学科并无专科优势。在疾病诊治方面也并无独有的治疗方式，医学手段呈现"拿来主义"。姑息医学科的学科特点，使从事安宁疗护的医务人员科研产出较少，职称评定和科室绩效水平受限，进一步造成姑息医学科人才缺乏问题。

科室效益相对偏低，收入不高。基于学科特点，姑息医学科提供的医疗手段相对较少，除常规的镇痛、镇静等对症治疗外，会根据疾病情况和家属意愿，针对性给予危重症患者无创辅助通气治疗和化学药物治疗，而有创辅助通气的治疗措施，如气管切开等，并未在科室开展。除医疗手段之外，护理是安宁疗护非常重要的部分，而护理项目的收费相对较低，进而造成科室整体绩效水平不高。此外，诊疗相关操作的收费项目有限，某些安宁疗护必要的特需服务项目，如心理护理等，在公立医院现行收费管理规范下无法收费，导致医护人员劳动价值未得到同等劳务薪酬体现，因此，安宁疗护的持续性发展仍面临挑战。

安宁疗护存在社会认知偏见。国内公众对于安宁疗护服务的认识受传统文化影响较深，存在认知偏见。一方面，传统文化中喜生恶死的思想使人们普遍避谈死亡问题，同时，百善孝为先，传统思想认为在临终阶段，将照护双亲之事交由外人是为不孝。另一方面，在基层推进安宁疗护过程中，社区居民由于对姑息医学的认知偏见，特别是对居家社区附近常驻这种与"死亡"相关的机构，产生较大的忌讳心理，不愿照护点入驻社区，导致基层安宁疗护的基地选择面临较大困境。

2. 战略转型的中坚骨干——德阳市中西医结合医院

（1）机构概况

德阳市中西医结合医院属于市级公立医院，国家三级乙等中西医结合医院，2017年年初，被确定为国家医养结合试点单位，同年年底，被确定为国家首批安宁疗护试点城市的试点单位。由于医院经营发展和战略调整，逐步确定将医养结合与安宁疗护作为重点发展科室，整合中医药服务、心理照护等，大力开展从预防保健、疾病治疗、安宁疗护到生活照护、康复娱乐、人文关怀等全程、全方位服务，包括老年病、医养结合、安宁疗护3个业务板块。科室团队中拥有主任医生、副主任医生4名，副主任护师、主管护师7名，静脉专科护士2名、伤口专科护士1名、老年病专科护士5名，中医治疗师2名。与医院其他学科比较，团队综合实力、专科建设总体较强。

（2）模式

德阳市中西医结合医院在华西四院的指导下，作为市级机构的医联体牵头单位，并指导兄弟单位、下级机构，共建安宁疗护、老年病等专科，成为三四线城市发展的中坚力量。其与德阳市第七人民医院建立了紧密型医养结合医联体，通过派驻科主任、护士长及骨干护士到医院科室的模式，共建医养结合病房，两院实行同质化管理和服务，重点突出失智、失能老人的诊疗和护理。此外，与第三方机构合作共建的养老病房、日间照料中心等也在逐步投入使用。

基于科室的发展情况，该科室领办了全市三位一体"一站式"医养结合服务体系的建设，专门配备兼职医护人员和专车，提供上门居家医养服务，开通医护人员24小时在线服务、绿色就医通道服务等。2019年12月，国家卫生健康委员会发文公示的《全国医养结合典型经验名单》中，包含德阳市中西医结合医院的"一站式"医养服务模式。

（3）亮点及成就

德阳市中西医结合医院根据城市发展需求，结合科室实力进行战略转型。由于德阳的老龄化程度较高，该院抓住契机，充分利用安宁疗护专科的发展与随之形成的品牌效应，整体带动医养学科的发展，也给该地政府带来进一步支持其发展的信心和决心。德阳市相关部门先后出台了一系列医养结合政策，并在全省率先出台了《德阳市医养结合示范单位评定及年度绩效评估办法》；2021年4月1日，作为全国首个医养结合机构建设管理标准，《医养结合机构建设管理规范》正式实施，对于德阳医养全局建设予以规范化。在政策推动下，德阳市医养总体规模不断提升，截至2020年年底，全市医养结合服务机构46家，较2019年增加24%，其中公立机构39家、民营机构7家，医疗养老总床位7396张，较2019年增加32%。同时，德阳市政府给予医养结合充足的财政支持，截至2020年9月，市财政累计下达2020年医养结合示范单位市级补助资金172.79万元，其中，中西医结合医院17.23万元，该项补助资金统筹用于医养结合相关工作支出。

（4）面临的挑战

基于德阳市养老机构的快速发展，其在专业化的人才建设、安宁疗护专科人才培养等方面，面临人才严重短缺、总体素质较低的挑战。一方面，缺乏学科带头人，核心骨干力量不足，后续发展乏力；另一方面，从事护理、康复的一些辅助性工人多为城市下岗工人、进城务工人员，年龄普遍偏大，文化水平不高。同时，从业人员工作量大、流动性大，在一定程度上也影响着健康养老管理模式的形成与发展。此外，目前学科标准、机构的学术和教学能力亟待完善，学科创新性相对不足，创新转化成果较少，总体带动发展具有一定难度。

3. 寻求突破的基层机构——成都市金牛区人民北路社区卫生服务中心

（1）机构概况

成都市金牛区人民北路社区卫生服务中心是一所公立的非营利性医疗机构，建筑面积4192平方米。主要承担辖区内基本公共卫生、基本医疗和养老服务，服务人口约41 783人。始建于1951年，前身是成都市金牛区第二人民医院，于2005年由医院整体转型为成都市金牛区人民北路社区卫生服务中心。该中心于2009年开展养老服务，2018年取得"成都市金牛区人民北路养老服务中心"许可证。2019年年底开始创建安宁疗护病房，是金牛区唯一一家成都市安宁疗护第二批试点机构。中心共有床位94张，其中，养老床位60张，病房床位34张（其中包括安宁疗护床位2张、输液观察床位8张）。

（2）模式及亮点

成都市金牛区人民北路社区卫生服务中心较早开展养老服务，目前，其养老服务的供给已初具规模，且拥有较好的声誉和丰富的经验。在医联体建设方面，社区作为基层卫生服务机构与行业龙头华西四院建立合作，一方面，华西四院定期派驻医生到社区开设专科门诊并指导临床工作；另一方面，社区积极参与华西四院举办的学科培训和课程学习，如社区医生通过毒麻药品的相关培训和考核后，可获得毒麻药品使用证书，持有证书的社区医生在社区即可根据患者病情进行毒麻药品的申领和使用，进而为患者提供更优质、全面的医疗服务，提升社区的患者受众，推动分级诊疗的实现。

（3）面临的挑战

硬件问题。社区空间布局和公建配套受限，目前社区的空间用地为成立初期按社区功能所规划的用地，包括医疗、预防、保健、康复、健康教育、计划生育技术服务等，在社区布局养老和安宁疗护服务后，社区业务用房严重不足，只有压缩其他服务的物理空间以谋求安宁疗护服务的发展。但在目前社区卫生服务中心的考核评定中，各项服务的空间面积是一项重要指标，受限于有限的空间面积，社区虽各项服务的质量和服务水平均达到较高层级，但其综合评级较低，与实际服务情况不符。

高水平技术人才流失严重。目前，该社区共有在岗职工 115 人，其中高级技术人员 12 人，中级技术人员 18 人，初级技术人员 64 人，行政后勤人员 21 人。此外，职工队伍的年龄分布较不均衡，护理团队年龄均在 40 岁以上，缺乏年轻力量。究其原因，一方面，社区医务人员的诊疗操作受限，政策不允许在基层进行输血等治疗，导致部分罹患消化道出血等出血性疾病而又需要安宁疗护的患者不能入院接受治疗，员工职业获得感受到影响。另一方面，社区职工的收入偏低，激励机制尚不健全，对年轻职工的吸引力不足，导致年轻人才流失严重。

安宁疗护相关政策亟待进一步完善。在当前医保政策下，于社区接受治疗的定价标准与二级乙等医院比较下浮 20%，且安宁疗护操作无对应收费项目，导致社区机构的收入较低。在医保考核方面，安宁疗护归类与其他住院医疗考核相同，没有单独的医保报销和考核渠道，仍采用平均住院日的指标考核，当平均住院日超过 9 天时，社区的考核结果会受到影响，而安宁疗护服务具有长期性，短期的治疗效果不明显。因此，受限于平均住院日的指标考核，部分属于安宁疗护服务的患者以养老服务的形式接收入院，一定程度上影响安宁疗护服务的开展。另外，基层医疗卫生机构的次均费用为 2700 元左右，而安宁疗护住院服务次均费用在 3000 元以上，考虑到到社区寻求安宁疗护的人群多为低收入群体，在现行医保政策下，安宁疗护的收费超出一般家庭经济承受能力，导致社区居民不能享受安宁疗护服务。社区机构另通过开展健康证办理业务、牙科外包、多收养老患者等措施增加营收。

（三）思考

1. 合理配置社区资源和绩效考核指标

在资源配置方面，充分考虑基层医疗机构的功能属性，配备充足的空间用地、公建配套、设备设施等，保障社区在进行医疗、预防、保健、康复、健康教育、计划生育技术服务等常规服务的同时，开展养老、安宁疗护服务，将安宁疗护服务与社区居家养老服务相结合，有效提升老年人晚年生活质量，关爱老年人生命的"最后一公里"，助力健康中国战略。

同时，完善基层医疗机构的绩效考核指标，考虑基层医疗机构的实际运营状况，将空间占地面积、免费体检率等基层反馈不合理的指标进行调整，从而更好地对基层医疗机构进行评价。

2. 制定安宁疗护专项政策

针对安宁疗护部分服务无收费项目的问题，可以进一步完善收费条目，制定安宁疗护的专项服务收费包，保证医疗服务价格充分体现医护人员的劳务价值。此外，医保政策也应充分考虑安宁疗护的学科特点，适当延长平均住院日，使患者在生命的最后阶段更好地接受安宁疗护服务。

3. 鼓励社区机构特色发展

基层医疗机构作为群众健康的"守门人"，承担着基本医疗服务和基本公共卫生服务。如何在完成自身工作、保障群众基本健康的同时，实现自身的特色发展，是基层医疗机构所面临的问题。因此，基层医疗机构应充分利用医疗资源，找到自身的发展特色，实现业务创收，同时，增加医务人员的薪酬、绩效激励，提高医务人员的工作积极性，实现基层医疗机构的良性发展。

三、"主动下沉"引领儿科共建

调研机构： 四川大学华西第二医院、成都市双流区西航港社区卫生服务中心

调研主题： 四川省儿科联盟及基层机构的建设现状

（一）儿科联盟与基层儿科建设的背景

随着人口政策的不断调整和人们对健康重视程度的提高，儿科诊疗服务需求与日俱增，目前我国儿科医疗卫生服务的供给，长期面临医疗资源总量不足、分布不均、服务质量差距大等问题。为缓解我国儿童医疗卫生服务资源短缺问题，促进儿童医疗卫生事业持续健康发展，2016 年，原国家卫生和计划生育委员会、国家发展和改革委员会、教育部等联合印发《关于加强儿童医疗卫生服务改革与发展的意见》，鼓励各地组建医院集团、医疗联合体，鼓励二级及以上儿科医生多点执业，促进优质儿童医疗资源下沉。

（二）调研机构及调研内容

1. 四川大学华西第二医院

（1）机构概况

四川大学华西第二医院（以下简称华西二院）是国家卫生健康委员会委预算管理医院，是一所集医疗、教学、科研、预防保健和人才培养为一体的大学附属医院。医院获全国首批"三级甲等"妇女儿童专科医院、国家儿童区域医疗中心（西南）等荣誉。其中妇产科学和儿科学均为国家重点学科，妇科、产科、儿科新生儿专业、超声科为国家

临床重点专科建设项目。医院现核准床位 1580 张，2021 年医院门、急诊达 338.5 万人次，出院 8.8 万人次，手术和操作 12.6 万人次，分娩 1.8 万人次，平均住院日为 5.09 天。

（2）模式

如图 13-2-1 所示，华西妇儿联盟的参与主体包括华西二院、联盟医院、互助保险、患儿和专业运营机构。其中，华西二院作为牵头机构，不仅为联盟医院的上转患儿提供高水平的疾病诊治，还负责联盟医院和家庭医生的整体管理。联盟医院是为患儿提供健康管理、预防保健、初诊转诊、疾病咨询、康复随访等服务的医疗机构，多以基层卫生服务机构提供家庭医生互助计划服务包的形式进行。互助保险为签约儿童提供财务保障，即为签约患儿提供 2000 元门诊费用直赔，并且对少儿互助金报销后的住院费用提供保障（最高达 100 万元）。患儿在购买家庭医生互助计划服务包后可享受联盟所提供的全流程服务。专业运营机构为联盟提供技术平台，并协调各主体之间的业务，保障联盟的正常运行。

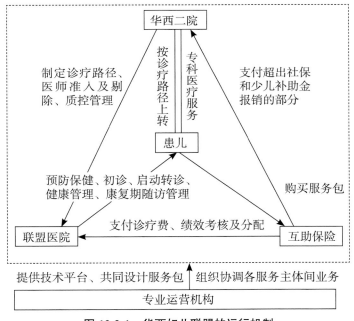

图 13-2-1　华西妇儿联盟的运行机制

截至 2021 年年底，联盟内已有十三万余名患者通过"华西妇儿联盟"基层首诊，并有 72% 在基层复诊，上转率仅为 5.17%，基层就诊次均费用仅为 86.00 元，该模式让分级诊疗得到真正落地。

（3）亮点及成就

华西妇儿联盟采用闭环式的健康管理模式，即提供"院前 - 中 - 后"全流程的医疗卫生服务，实现服务的连续性。在院前阶段，与联盟签约的儿童可享受家庭医生 24 小时的健康管理、咨询服务；在院中阶段，患儿可根据疾病情况选择在线接受联盟医生的诊疗，或是到达就近的联盟医院进行初步诊治，危重症患儿可直接由联盟医生通过绿色通道转诊至上级医院进行救治，待病情平稳后，转诊至联盟医院进行后续的康复治疗；在院后阶段，家庭医生为儿童提供健康管理、定期复查、健康教育等服务。

在医疗质量控制方面，华西二院对儿科医生的培训和考核进行严格把关。培训采取"线上＋线下"相结合的模式，线上培训通过远程教学系统进行课程学习、病例讨论等教学，线下培训通过短期进修的形式开展。考核包括笔试、面试两轮，只有通过完成培训并通过考核的医生才能获得"华西妇儿联盟医生"的称号。目前，为保证联盟服务的质量，考核通过率仅为10%。此外，联盟还建立了剔除机制，联盟医疗质量委员会定期对联盟医生进行病历抽检，对未通过考核的医生会予以剔除，进而保证联盟内医疗质量同质化。截至2021年，与省内外19个区市县、9家区级妇幼保健院、164家基层医疗机构共同构建"一干多支"的四川首个区域性儿童专科联盟——"华西妇儿联盟"，已有241名基层医生经考核认证被授予"华西妇儿联盟医生"称号。

在信息化建设方面，联盟医院的基层转诊平台与华西二院的医院信息管理系统（HIS）实现了信息互通，使得华西二院与联盟医院之间的快速转诊成为可能，提高了医疗卫生服务的连续性和准确性，为联盟的有效运转提供了技术支撑。

（4）面临的挑战

推广相对受限。华西妇儿联盟闭环式的健康管理模式将华西二院与基层联盟医院直接对接，缺乏二级机构的连接，与华西医院的专科联盟模式（华西医院与区域龙头机构对接，由龙头机构辐射带动当地专科发展）相比，其辐射范围相对局限。此外，基于儿科的学科特点，儿科医生相较于其他专科医生偏少，而仅华西二院进行单点医生的个体培训和认证，使得该模式的推广进一步减缓。

收益相对较低。基于现行的医疗服务价格，儿科医疗卫生服务的收费价格普遍低于成年人同种疾病的收费价格，且儿童相较于成年人可采用的医疗措施和可收费的医疗操作相对较少，华西妇儿联盟闭环式的健康管理模式一定程度上降低了医院的收益。因此，一方面，医院面临较大的生存压力，医院需要在医院的使命担当与实际生存之间取得总体利益平衡；另一方面，相对较低的收益和与之不匹配的劳动强度使得儿科的人力资源问题面临挑战，医院缺乏高质量的儿科专业人才，一定程度上限制了专科联盟的进一步推广和发展。

儿童医保亟待完善。目前，我国的儿童医疗保险仍不完善，还未形成统一的规范。华西妇儿联盟引入经国务院批准的首家全国性相互保险组织"众惠财产相互保险社"，探索建立有偿家庭医生签约机制和以社区互助为特色的筹资、支付及激励体系，一定程度上提高了患儿的财务保障。

2.成都市双流区西航港社区卫生服务中心

（1）机构概况

成都市双流区西航港社区卫生服务中心占地面积约29.68亩，建筑面积11 646平方米，位于成都市南郊西航港街道，辐射16个社区，人口14.8万。目前中心员工166人，中高级职称54人，全科医生32人，组建家庭医生服务团队26个。中心儿科成立于2015年，系四川省基层重点专科，现有副主任医生1名，主治医生2名、医生4人，主管护师6名。科室开放床位30张，能提供呼吸系统、神经系统、消化系统、血液系统、泌尿系统、新生儿等常见病、多发病的诊治，常年接受成都市妇女儿童医院、成都市第一人民医院、华西二院的业务指导。

（2）模式

西航港社区卫生服务中心作为联盟医院加入华西妇儿联盟，二者彼此合作，互相联动。在服务包提供方面，社区不断完善家庭医生互助计划服务包，为患儿提供健康管理、预防保健、初诊转诊、疾病咨询等服务，其中，儿童保健科借助"华西妇儿联盟""成都市妇儿中心党建结队"平台，联动院内儿科、眼科、口腔科制定了更优化的儿童健康管理服务包。目前该社区有1名医生获得"华西妇儿联盟医生"称号。

（3）亮点及成就

西航港社区卫生服务中心邻近机场，位于市郊，周边医疗资源匮乏，辐射区域就医不便。该社区卫生服务中心在城市化进程中，由两所卫生院合并，因此业务用房面积较大，且具有一定人才基础。随着中心参与了"华西妇儿联盟"，随着儿科的发展不断壮大，中心的综合实力不断提升。综合多方面因素，中心总体发展强劲，具有一定财力基础，通过提升中心的硬件建设，提高待遇，吸引人才，形成良好的循环。特别是儿科的建设规模和服务质量已远远超过社区儿科的平均水平，可达到精品专科水平，成为西航港社区的品牌，在一定程度上起到了引流的作用，部分辖区外的居民也选择到该社区就诊，提高了社区的服务规模和整体经济效益。

（三）思考

1.从根源上解决儿科医生不足的问题

儿科发展的关键是解决人才不足、人员流失严重的问题。由于学科发展的历史原因和绩效导向的问题，儿科人才的动力不足，只有真正从根源上解决人才不足的问题，才能够推进儿科建设持续性发展。加快儿科临床学的招生培养，加大不同层次的培养力度、规模，同时定向招生向儿科方向倾斜，设立儿科医生转岗培训项目，鼓励乡镇卫生院临床医生、骨干全科医生、乡村医生等到有教学资质的医院或培训基地学习实践，培训重点是儿科常见病、高血压、糖尿病、中医诊疗等技能。

2. 充分发挥专科联盟的带动效应

充分利用医联体、专科联盟等形式，带动儿科发展。通过城市医联体、医疗集团，甚至跨区域医联体、专科联盟等形式，上下联动，形成专家团队指导、基层培训、患者共同管理、分级诊疗的模式。通过远程会诊、远程教学、基层儿科医生培训认证等模式，提升基层儿科服务能力，为百姓有序就医提供便利，将更多周边患儿留在当地。

3. 突出儿科在基层卫生服务机构发展优势

对于一老一小的问题，基层机构在常见病、慢性病方面是重要发展的机构，基层医疗卫生机构要把握契机，寻求差异化发展，提升基层优势。例如西航港社区服务中心在提供基本的社区卫生服务（如健康教育、预防、保健、康复、计划生育技术服务和一般常见病、多发病的诊疗服务等）基础上，积极发展儿科，提高儿科服务能力和服务质量，将儿科建设成为该社区的特色和品牌，以此提升社区的经济效益和整体服务水平，实现社区的良性发展。

就社区发展来看，基层医疗卫生机构可在提供基本医疗卫生服务之外，结合实际需求和自身发展特点，寻求差异化发展，提高社区的知名度，塑造社区品牌形象，进而提升社区的整体服务能力，推动分级诊疗的实现。

四、"巧用家医"打造基层样板

调研机构： 成都市双流区西航港社区卫生服务中心

调研主题： 四川省基层卫生机构家庭医生签约服务开展现状

（一）概述及背景

家庭医生服务最早起源于西欧、北美等地区，20世纪80年代末进入我国。近年来我国政府围绕家庭医生制度签约覆盖率、居民满意度、医生队伍发展等出台了一系列政策推进家庭医生签约服务，促进基层家庭医生队伍建设，强化以家庭医生为核心的慢病管理体系建设。我国人口基数较大，家庭医生资源有限，在家庭医生服务模式推进过程中面临一定挑战。如何进一步补充优质资源，增加居民就医体验感，如何优化激励机制，扩大家庭医生服务签约率，是目前基层机构不断努力提升的方向。成都市双流区西航港社区卫生服务中心作为一个普通社区卫生服务中心，充分利用家庭医生服务签约的契机，战略转型，优化运营，实现突破。

（二）调研内容

1. 机构概况

成都市双流区西航港社区卫生服务中心设有普外科、神经外科、骨科等11个手术科室，心血管内科、呼吸与危重症医学科等21个非手术科室，超声科、放射科等7个医技科室。现为四川大学华西医院的医联体合作单位，是四川省社区医院建设指导和培训基地、全国百强社区卫生服务中心、全国优质服务示范社区卫生服务中心。2020年门急诊30.51万人次，住院3631人次；现共组建家庭医生服务团队26个，家庭医生签约62 707人，签约率43.44%；重点人群签约35 501人，签约率80.69%；履约率93.42%，续签率83.65%。

2. 家庭医生签约服务情况

（1）基本情况：西航港社区卫生服务中心在各个科室广泛铺开家庭医生签约服务工作，目前，全院共有11个家庭医生团队和儿童保健、妇女保健、免疫规划、疾病预防控制和辅助检查5个专科团队。医院同时设有家庭医生管理办公室，指派专人负责设计签约方案和服务内容，全院各科室积极参与，2020年个性化签约服务包达到12 359个，是2018年的十倍之余，签约服务收入达到203万元，签约工作全面铺开。2020年诊疗人次较前两年稳步增长的同时住院人次显著较少，家医绩效人均年收入达24 687元，较2018年增长了7倍。家庭医生签约服务在此医院收效显著。

（2）模式及亮点：多年来，西航港社区卫生服务中心依托双流区"区管院用"政策，率先建设儿科专科门诊及住院病区。通过外聘专家及人员进修学习，培养组建儿科医护团队。不断摸索基层儿科体系建设，为儿童保健和预防接种筑起一道牢固屏障。医院首创性提出全链条家庭医生签约服务模式，该模式以满足居民需求为出发点、以提供居民便利为革新点、以引导居民参与为开拓点、以实现居民受益为落脚点。调研人员在实地走访的过程中了解到，西航港社区卫生服务中心从人员团队、服务和激励三方面打造医院的家庭医生品牌。

"责任田"意识提高团队形象。强化团队"责任田"意识。2020年探索建立了以全科医生为服务主体、专科医生为中流砥柱、乡村医生为纽带的"全＋亚＋辅"的服务团队结构，将"22+4+1"个团队分派到辖区的11个片区中，各团队在其"责任田"内提供整合式服务，各司其职，守护基层健康。团队各自设计了统一服装和服务宗旨，为提高签约率，团队甚至挨家挨户进行走访宣传，目前，居民可以通过在医院门诊签约、集中签约和医生团队入户签约等方式与家庭医生签约，真正做到了打通最后一公里。

"包包"搭配，服务到位。成都市家庭医生签约服务包分为A、B、C、D四类。其中A类由政府全额付费，医保按每人每年8元增加总控预算额度；B类是个人固定支付每人每年60元，其中城乡居民按医保、财政与个人1∶1∶1的比例支付，城镇职工按医保个人账户∶财政2∶1比例支付；C类是个人协议付费，根据签约居民个性化需求，由签约机构（团队）与居民签订契约并协商收费；D类是双流区的特色服务包，双流区常住居民可享受区财政全部或部分付费，包括残疾人康复服务包、65岁以下慢病体检包和普通人慢病高危筛查体检包。居民可以根据自己的实际需要和支付情况搭配选择最适合自己的服务包。其中C包是社区根据居民实际需求，结合本院儿童的优势和中医的特色，设计的优质服务包内容。该包充分发挥了家庭医生签约服务包的普惠性、实用性等功能，并协调医联体资源，包含华西医院、成都市妇女儿童中心医院以及成都市第一人民医院等合作单位，提供质量保证和绿色通道，牢牢抓住了一批社区居民，让个性包带动基础包，让基层医疗服务真正成为"健康守门人"。

完善激励，补足动力。根据国家"两个允许"政策，医院进一步加强员工激励机制。首创性提出"一统三制收支结余"的分配方式，在家庭医生统领医防下实行全员制、责任制、积分制。如图 13-2-2 所示，医院的运行评价系统从资源提供、服务提供以及服务管理三方面展开评价，家庭医生团队以向上对接综合/专科医院，向下联系社区居民的方式，在服务提供方面发挥重要的支撑作用。在考核的七项一级指标中，针对个体服务的内容所占权重最高，为 55.2%。外部政策为签约服务收入经考核和成本核算后，作为绩效工资的增量发放，其中家庭医生团队所得不低于 70%；内部激励医院将每年收支结余奖励的 50%，合理用于家庭医生团队签约服务的奖励性绩效。

这样的分配机制和考核办法，极大地提高了医生参与家庭医生签约工作的积极性和热情，从结果导向上看，实现了医生增收、居民健康和医院发展相统一的工作思路，居民获得感和满意度增强，有利于推动基层首诊工作的落实。

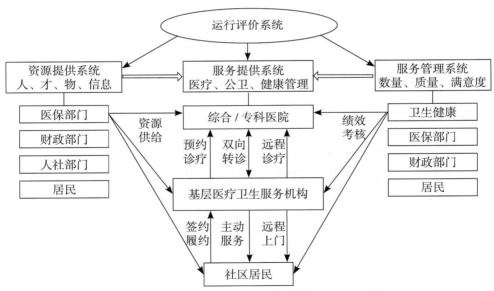

图 13-2-2　西航港社区卫生服务中心家庭医生运行评价系统

（三）挑战及思考

1. 如何定位"家庭医生服务"

由于我国人口基数较大，基层卫生健康资源有限，家庭医生服务在实际开展的过程中，与国外相比具有较大差异。特别是在"私人或家庭的专属性、上门服务、健康管理服务的紧密性"等方面，相对弱化。经过多年尝试，我国的家庭医生服务开辟了一条特色化道路，即"泛社区化"的医疗服务模式。该模式以社区医生与患者签约服务包的形式，开展健康管理、慢病管理等服务项目，由于各地情况不同，签约服务包内容有所差异。西航港社区卫生服务中心正是利用服务包的个性化特点，结合基层公共卫生服务，绑定患者，再将其特色诊疗服务融入其中，留住患者，从而做强运营，增加盈收，进而增添设备、吸引人才，提升服务水平，再进一步做强运营，形成良性循环。

2."如何利用互联网＋"赋能家庭医生服务

由于家庭医生的服务在基层医疗卫生机构的开展方面还有一定限制，该中心的家庭医生团队与传统的门诊服务方式最大的区别仅仅是增加了"上门签约"的环节，居民签约后仍需自行前往医院就诊。这与传统的"家庭医生"概念有所区别，考虑到我国的人口基数情况和老龄化的背景，可以适当为家庭医生团队配备一些简易的信息化设备，如血糖测试仪、血压计、平板电脑、可穿戴设备等，既丰富了家庭医生团队的社会内涵和专业水平，又有助于提高居民签约率，对全面建立完善居民健康档案也具有一定积极作用。未来也可以考虑利用"互联网＋"，全面赋能家庭医生服务甚至上门服务，切实推动更好的就医体验感。

3.如何扩大 A、B 类服务包签约率

通过从医院门诊的家庭医生签约服务站拿到的服务包菜单可以看到，医院主要的签约服务包以 C 包为主，种类多样，各有特色。医院现有 C 类服务包 33 种，主要适用对象为新生儿、儿童、青少年、妇女和慢性病患者。居民在签约时，可根据需要自行对服务包进行组合购买，A 包作为政府全额付费的项目均包含其中。但是 A 包提供的服务大多为基本的健康检查、健康指导、随访评估等，与 C 包的项目相比，技术难度小，实际工作中很多一部分包含在 C 包的服务范畴中。由于 A 包的服务内容是由政府公共卫生服务项目经费支付的，一旦服务不到位将涉及政府公共卫生服务项目经费无效投入的问题，对比之下 C 包剩余的费用由个人支付，其中针对儿童的收费服务包价格在60 ～ 2300 元不等，针对妇女的服务包收费在 185 ～ 2098 元不等，这也是医院目前家庭医生团队的最主要绩效收入来源。该中心提示未来可以通过 C 包的优质服务，提升民众对于 A 包、B 包的信任感，带动基础服务签约。

4.如何做好基本公共卫生服务与个性化服务平衡

总结西航港社区卫生服务中心家庭医生签约服务的经验不难发现，该医院医生积极参加家庭医生签约的最直接动力就是大量个性化服务包签约带来的绩效显著提高，高签约率代表着大量的门诊挂号被已经签约的居民预约。一般来说，这对推进基层首诊和分级诊疗制度甚至医联体建设都有一定的积极作用，但是结合该医院儿科门诊号源在周边比较紧张的实际情况，对那些未签约居民来说相对不公平。另外，社区医院做好基层公共卫生服务是题中应有之意，那么当医生知道自己的绩效主要来源于个性化服务包高签约率的情况下，如何平衡好基本公共卫生服务和个性化服务是需要思考的问题。实际上，二者相辅相成，互不矛盾，高收入、高绩效有利于更好地留存基层医生，提高基层医疗卫生机构的服务水平和效率；优质的服务将吸引更多的民众选择来此就医，从而增加更多收益，形成良性循环。

五、"医养结合"还是"医养分离"

调研机构：成都市两河森林和熹会养老服务有限公司（简称和熹会颐养中心）、成都锦欣九九乐龄康养中心与成都锦欣老年病医院、成都市金牛区人民北路社区卫生服务中心

调研主题：成都市市区基层医养结合机构实质性运营模式及现状

（一）概述及背景

医养结合机构是指兼具医疗卫生资质和养老服务能力的医疗卫生机构或养老机构。医养结合机构主要为入住机构的老年人提供生活照护、医疗、护理、康复、安宁疗护、心理精神支持等服务。在实际的基层养老服务机构运营的过程中，如何进行"医""养"融合，既能满足养老机构的就医需求，同时可以实现机构的科学化运营，这需要从经济成本、业务模式、建设思路等多方面综合评价，我们通过对成都市几所基层"医养结合"机构的走访，在有限的服务模式中，获得一些思考，下面与大家详细探讨。

（二）调研机构概况及运营模式对比

1. 和熹会颐养中心

（1）机构概况：和熹会颐养中心是保利旗下一所中小型专业养老服务机构，属于邻近的住宅地产开发配建项目，养老机构成立于2016年，总建筑面积6387.3平方米，共3层，拥有126张床位，根据自理程度分为活力老人，半自理老人，失能、失智老人三类养老服务，其中失能、失智老人占70%。

（2）运营模式：医疗康复方面，机构配备一所医疗室，约50平方米左右，配备2名医生、1名药师、1名康复师、6名护士，定期安排医生坐诊、康复师进行治疗；与附近大型医疗机构建立合作，建立急救绿色通道，保证老年人在发生紧急状况时能获得及时的救治。护理方面，由于机构空间有限，不同服务类别老人未严格分区，按居住楼层予以护理管理，每楼层保证同一时间段有一名责任护士。生活照护方面，聘用社会护理员进行培训，同时与成都职业技术学院医护学院合作，通过实习、校招吸收年轻、专业化的成员，对不同类型患者制定并实施相应的护理服务。成本方面，在重资产方面，由地产开发公司持有楼宇资产，和熹会颐养中心通过租赁物业的方式使用，

通过兄弟公司低价租赁，约 20 元／（平方米·月），降低物业成本。同时依托社区距离优势，该机构也开设日间照料中心，为邻近的社区老人提供日照服务（新型冠状病毒肺炎疫情期间暂停服务），包括膳食供应、日托照顾、保健康复、休闲娱乐等，通过均摊成本，增加收入来源，疫情期间暂停服务。目前每位老人的入住费和服务费合计月均 5600 元，运营良好，已进入满住排队轮候阶段。

2. 成都锦欣九九乐龄康养中心与老年病医院

（1）机构概况：成都锦欣九九乐龄康养中心与成都锦欣老年病医院属于一体化建设的两个项目，都属于成都锦欣医疗投资管理集团有限公司旗下全资子公司，在地理位置上分属于同一楼宇不同楼层，业务上由医疗、养老两个业务版块分管。成都锦欣九九乐龄康养中心成立于 2016 年 10 月，建筑面积 10 000 余平方米，设有养老床位 206 张，收住自理、半自理、失能失智各类型老人，根据自理程度简单分区，但并不严格。成都锦欣老年病医院床位 299 张，以内科老年病专业为主，配备有老年常见病专科门诊、抢救室、影像科室、康复治疗室、评估室、安宁疗护及关怀室等空间设施，配套医学检验科、医学影像科（DR、彩色多普勒）等专业科室。

（2）运营模式：医养结合模式，锦欣集团初始规划成都锦欣九九乐龄康养中心与成都锦欣老年病医院建成医养护共同体，楼下看病，楼上养老，医疗机构为养老机构强势赋能。但实际来看，目前医院总体业务处于停滞状态，养老病房满员。由于前期通过了医疗资质审批，该机构保留了极少数医生和护士，具体数量存在变动。根据入住老人的需求，提供相应的医疗服务，并按照老年病床位管理、收费，但实质上提供的医疗服务极为有限，一定程度上造成医疗资源的浪费。成本方面，该机构租用的是安置房的公建配套用房，初始期由于地理位置较偏，租金较低，约 15 元／（平方米·月），近几年逐年上涨，涨幅较大。集团内部通过新建其他相关医疗机构，可重复利用该机构部分硬件设备和人员资质，再获得医疗资质审批，形成成本均摊。

3. 成都市金牛区人民北路社区卫生服务中心

（1）机构概况：成都市金牛区人民北路社区卫生服务中心是一所公立的非营利性医疗机构，建筑面积 4192 平方米，始建于 1951 年，前身是成都市金牛区第二人民医院，于 2005 年由医院整体转型为社区卫生服务中心，主要承担辖区内基本公共卫生、基本医疗和养老服务。

（2）运营模式：该中心作为社区卫生服务中心，最初主要承担相关基层医疗和公共卫生服务。2009 年进行转型，依托原有的基础医疗资源，开展养老服务，编制床位 100 张，其中养老床位 60 张，是一所医疗机构与养老机构在空间上实质性整合的机构。依托社区较为丰富的医疗资源、护理资源，该中心的养老对象主要是失能失智的老人。在实际开展过程中，医疗资源主要起到指导、辅助性支持，最主要的是生活护理。目前该中心收费面向低收入群体和家庭，每床收费月均 2700 元，机构通过补助等可获得 3600 元。

（三）思考

1. "医养结合"还是"医养分离"的探讨

医养融合式发展并不是简单地将医疗机构与养老机构的物理空间整合，也不完全是将医疗服务和养老服务完全合并，两者的建设壁垒尚有差异。医疗机构有其自身医疗服务属性，养老机构主要承担老年人的日常照护工作，实现两者的有机联动，需要找到一个平衡点，特别是在建设过程中要充分结合实际情况。例如，金牛区人民北路社区卫生服务中心就可以依托原有的医疗资源优势，整合养老服务的业态，从而带动机构的发展；而新建的高端养老机构如果想一步到位，建立并行的康复医院，实际上是对资源的浪费。特别是基层机构，应首先清楚"医疗"和"养老"的本质，从需求出发，从现实条件落脚，探索适合机构发展的医养服务模式。

2. 运营成本对基层机构的压力

养老服务行业的利润空间总体较低，一方面要通过多种渠道控制成本，另一方面要兼顾高质量服务。因此基层养老机构在开展医养结合服务方面，要充分借力，而不是生搬"医疗机构＋养老机构"的模式，特别是医疗高壁垒的技术人才和服务质量，较大的投资成本对于投资机构的资金压力较大，且投资周期较长，特别这一时期，涌现出大量新建的养老机构。未来，基层养老机构应优先做好护理服务，探索建立有应用价值的医疗配套服务，积极链接外部高质量的医疗合作机构。

3. 充分发挥护理人才对"医""养"的衔接作用

为更好地推动"医""养"融合，要充分发挥护理人才在基层养老机构的衔接作用，尤其是具有执业资质的护士，他们兼具基础的医疗知识和护理知识，建立医务人员、医疗护理员、养老护理员、管理人员、志愿服务等人员联动。但目前我国养老行业专业护理人才偏少，护理员管理缺乏机制体制，人员流动性较大。下一步应继续重视相关人才的培养，加强院校合作，从教育入手培养学生对养老的重视和热情，推动养老护理团队向专业化、年轻化方向发展。

第三节　从挑战变亮点：四川经验

本次调研围绕以上专题内容展开，对各调研机构运营模式予以概述，对服务质量、成本效益、可及化程度等进行分析，对不同层级机构在医联体及专科联盟合作中承担的角色及发挥的作用进行阐释，并针对该模式在实际开展的过程中亮点、不足或面临的挑战等情况进行总结，探讨该案例是否具有实际推广价值，以及在后续的发展中，牵头机构与基层医疗卫生机构如何更好地上下联动，促进优质资源下沉，实现分级诊疗，通过信息技术、人才流动、统筹管理等手段，实现共享共赢。对于基层医疗卫生机构开展的家庭医生服务、互联网诊疗服务等，本团队对调研的优秀案例进行讨论，对于基层医疗卫生机构如何进一步增强居民的就医获得感、体验感提出尝试性建议。同时，结合机构实际运营情况，对于基层卫生健康服务体系中一些"概念化"的争议，如"家庭医生服务""医养结合"等热词，提出观点以供讨论。

由于时间短暂，行程安排紧凑，团队的整体调研情况存在一些不足，在调研地点选取方面，主要集中在城市范围，缺失农村地区样本，特别是较偏远地区如阿坝藏族羌族自治州、甘孜州等，结论具有一定局限性；在机构调研方面，主观性内容偏多，调研内容存在过于集中和不全面性等问题。总之，调研报告尚存在不完美之处，欢迎批评指正。

（李昶锋　边妗伟　何美慧）

第十四章　宁夏风采："互联网＋医疗健康"模式赋能基层

2018年，国务院副总理孙春兰同志赴宁夏回族自治区（下称"宁夏"）调研，对宁夏的"互联网＋医疗健康"模式给予高度肯定；同年，国务院总理李克强同志再次踏上宁夏，提出要将宁夏的"互联网＋医疗健康"模式推向全国。当前，"十四五"规划纲要明确指出，要高度重视新一代信息技术应用，加快"互联网＋医疗健康"发展。作为我国西部欠发达的省份，宁夏究竟是如何克服重重困难，在发展分级诊疗的洪流中脱颖而出，建设出"互联网＋医疗健康"体系？是如何在贫瘠的医疗土壤中开出绚丽的"互联网＋医疗"之花的？

第一节　资源限制　倒逼创新

滚滚黄河，巍巍贺兰，见证过这片土地"苦瘠甲天下"到"禾黍足耕锄"的沧海桑田，正目睹着"互联网＋"改变，重塑着这片土地的基层医疗。神奇的宁夏，总能于贫瘠的土地上，浇灌出生命之花。

宁夏深居我国西部内陆，属于经济欠发达地区，医疗资源匮乏，受地域、机制、经济、发达地区人才虹吸等因素影响，不仅很难吸引到高水平医疗人才，而且使现有人才流失较为严重。虽然近年来宁夏卫生人员总数不断上升，整体来看是趋于优化状态，但仍然存在一定的结构问题。宁夏卫生健康统计公报显示，2020年宁夏卫生人员总数为71 979人，比上年增加3444人，其中卫生技术人员58 629人（占比81.45%），其他技术人员2912人（占比4.05%），管理人员2887人（占比4.01%），工勤技能人员4410人（占比6.13%）。全区231个城市社区服务机构共有执业（助理）医生902人、卫生技术人员2959人，分别比全国平均人均水平6.6人少2.7人、18.3人少5.5人；205个乡镇卫生院共有执业（助理）医生2496人、卫生技术人员5481人，分别比全国平均人均水平12.9人少0.7人、35.2人少8.5人；2172个村卫生室有在岗乡村医生3282人，比全国平均人均水平2.4人少0.9人。除总体人才数量少外，高学历的人才数量相较全国平均水平则存在更大差距。

宁夏全区城镇人口达 467.9 万人，按照国家要求，每 3 万~ 10 万人设置 1 所城市社区卫生服务中心的标准，应规划建设城市社区卫生服务中心 75 个左右。但宁夏全区目前仅有 43 个社区卫生服务中心，距离规划应设置目标还差 32 个。而在已建成的 38 所城市社区卫生服务中心中，业务用房、人员配备达标率分别为 94.7%、94.7%；已建成的 189 所社区卫生服务站业务用房、设备配置、人员配备达标率分别为 84.4%、92.6%、87.3%。全区共有乡镇卫生院 205 个，绝大部分按照 2008 年标准建设，而且 25% 的乡镇卫生院建筑面积不足 1200 平方米，存在年久失修，布局不科学、不合理的问题，与新时代人民在家门口享受健康生活的需求存在一定差距。

此外，银川市作为宁夏省会城市，集聚了数量较多的优质医疗资源，且卫生资源的地理可及性和配置公平性都占绝对优势，石嘴山市次之，而吴忠市、固原市和中卫市经济发展更为滞后，加上政府投入不足，呈现出卫生资源总量不足、地理可及性和配置公平性较差、基层诊断能力不足的特点。总体上，宁夏医疗资源的供需矛盾和健康不公平的严峻局面亟须改善，卫生资源配置的可及性亟须优化，不同城市、城乡间卫生资源配置的公平性亟须提高。

在此背景下，为鼓励银川市相对过剩的卫生资源向吴忠市、固原市和中卫市合理流动，宁夏通过"互联网＋医疗健康"体系框架和医联体、医共体建设，推动区外医疗资源的引进和银川市内优质资源的下沉，不断探索医疗资源匮乏地区的健康管理新模式。

第二节　政府搭台　多方唱戏

近年来，宁夏不断完善"互联网＋医疗健康"制度、服务、技术、监管、标准保障。2016 年 12 月，国务院通过《"十三五"卫生与健康规划》，明确将"互联网＋"作为实现分级诊疗的手段之一。随后政府积极营造"搭桥铺路"的政策环境，制定法律法规维护"互联网＋医疗健康"的秩序环境。除积极贯彻国家文件外，宁夏近三年（2019—2021 年）陆续出台《关于促进宁夏"互联网＋医疗健康"产业发展的意见》《"互联网＋医疗健康"重点示范机构建设清单（试行）》等 60 余项文件，既保障了"互联网＋医疗健康"的制度建设，又占领了"互联网＋医疗健康"政策高地。通过制定各项互联网诊疗的准入标准、流程规范，政府保障了互联网医疗行为的标准化、同质化；同时，制定行业自律准则、互联网医疗规范和标准、注册和申办等一系列服务保障，吸引了全国百十家互联网医疗企业入驻银川，成立"银川市'互联网＋医疗健康'应用研究中心"，汇集全国十几家主流公司，为银川市医疗健康的发展提供技术保障；

建成"互联网医疗监管平台",结合互联网诊疗行为全程留痕的特征,实现诊疗行为全过程、全方位、全自动实时在线监管,确保医疗质量和数据安全。在此过程中,政府做到了"既不缺位,也不越位",探索出了"政府主导,社会主体"的医疗健康管理模式。

具体而言,宁夏基于"互联网+"模式构建了如下四大体系:

一、"互联网+远程医疗"体系

随着4G、5G技术的不断进步,远程医疗得以发展落地。目前,宁夏基本建立了"互联网+远程医疗"体系,主要包括远程影像诊断、远程心电诊断、远程检验诊断和远程专家门诊等。

其中,远程影像诊断中心旨在实现影像资料(包括CR、DR、CT、MR、超声等)的集中存储、诊断,以及检查报告集中共享。上级医疗机构医生通过远程影像诊断工作站接收基层患者信息、影像信息,做出基础诊断建议后再将完成的报告回传至基层。

远程心电诊断则是通过区域心电系统,将分布在各基层医疗机构的心电图检查设备采集的心电检查数据、报告进行数字化,并统一存储到心电图网络系统服务器中,由医院或合作医院、基层医疗机构等通过网络平台可以实现心电图数据和报告实时调阅和打印。截至目前,宁夏的300多家基层医疗机构已经完成了近75万份心电图远程诊断。

远程检验诊断中心是将基层医疗机构不能检测的项目通过系统实现跨机构流转,由区域临检中心集中检测,完成后通过网络报告传回基层医疗机构。在这一过程中,基层医疗机构只需进行样本采集、样本条码绑定、样本外送,减少了基层的资金投入,提升了医学检验中心的资源利用率,保障了检验结果的准确性与一致性。

远程线上门诊方面,银川市第一人民医院首创线上专家门诊,将优质医疗资源下沉,做到疑难病不出省。同时,宁夏本地的三甲医院优质专家资源进一步下沉到县区,实现大病不出县。最后,宁夏将各医院的医疗服务能力下沉到基层,实现常见病、多发病在基层解决的三层保障模式。

"互联网+远程医疗"体系设计帮助基层医院解决了影像、心电、检验诊断和基础门诊中优质医生缺乏的问题,让患者不出远门就能享受到二级及以上医院的诊断服务,形成了"基层检查+上级诊断+区域互认"的新格局,推动了医疗卫生服务的公平化发展。

二、"互联网+便民服务"体系

宁夏作为国家"互联网+医疗健康"示范区,长期以来打造了多维惠民服务模块,包括："互联网＋居民就医服务""互联网＋处方流转服务""互联网＋护理服务""互联网＋健康教育服务"服务"互联网＋医保结算"等。

具体而言，"互联网＋居民就医服务"是基于互联网医疗服务平台，为优化居民就医服务流程，结合医院线下就医流程、整合第三方业务，面向居民提供诊前、诊中、诊后全流程就医服务体验，例如"掌上健康宁夏 APP""银川健康广场"等均为这一功能模块下的产品。

"互联网＋处方流转服务"是将传统处方模式变为电子处方，完善患者药品供给，并对医疗机构药品供应体系全面追溯、监管。当患者收到处方单后，可选择多种购药方式，如医院取药、配送到家、药店购药、电子处方打印方式，也可通过门诊缴费入口直接支付处方费用。此外，电子处方还提供多项其他服务进一步保证处方安全性，如用药提醒、用药咨询、安全预警和药品追溯等功能。

在"互联网＋护理服务"上，医疗机构利用在本机构注册的护士，依托互联网等信息技术，以"线上申请、线下服务"的模式为主，能够为出院患者或患病且行动不便的特殊人群提供互联网护理服务。

"互联网＋健康教育服务"是指根据居民个人健康状况，居民可以获取相应的健康知识、预约健康教育讲座等，由医生分类进行健康教育信息推送、健康提醒等，促使居民改变不健康的行为习惯，养成良好的行为生活方式，以减少影响健康的危险因素。

而"互联网＋医保结算服务"，则是将互联网技术支持与医保对接，实现患者通过移动端进行医保脱卡结算。

"互联网＋便民服务"应用体系的建设，实现了居民就医全流程的重构，优化了居民就医体验，以智慧化、智能化的方式，解决并满足了基层群众对新时代的一体化医疗服务需求。

三、"互联网＋患者管理"体系

现阶段宁夏着手将慢病管理、康复医养和家庭医生管理结合，形成了"互联网＋患者管理"新模式。

一方面，宁夏推出"互联网＋三师共管"模式，由大医院专科医生、基层家庭医生和健康管理师共同组成服务团队，为基层慢性病患者提供定制化、连续性诊疗，实现有病治病、未病防病的目的。具体而言，基层患者在签约家庭医生后，能够接受家庭医生提供的线下健康管理、入户随访和预约转诊。当患者病情超出家庭医生诊疗可及范围时，可连线上级医院专家，在线咨询。尤其在高血压、糖尿病等多发慢性病中，主要实行慢性病管理团队与可穿戴智能设备的结合，通过人工智能辅助系统，构建家庭医生和患者的服务连接。这一形式将医疗健康服务从院内延伸到家庭，从诊中延伸到日常生活全部流程，拓展了医疗服务的内涵，构建了连续的医疗健康服务新模式。

另一方面，宁夏通过政企结合的方式，将医养结合模式落地社区，为基层社区老人及其他特殊群体提供健康服务，打造嵌入式社区康养。具体为借助"互联网＋医疗健康"的手段，与民营养老机构结合，依托社会投入在社区建设医疗康复基地，建立全天候智能居家养老服务中心。通过智慧视频进行诊治，运用智能物流系统配送药物，打造"互联网＋'大养老'"生态链，实现每年365天、每天24小时为老年人上门提供医养融合、康复护理、精神慰藉、营养膳食等服务。值得注意的是，宁夏还积极发展了民族医学和中医在康复理疗中的有益作用，将新时代的高新技术与中医特色治疗相结合，为广大基层居民提供优质全面的健康服务。

"互联网＋患者管理"体系的建设转变了患者就医的思路，即开始由治病向健康管理转变。同时，家庭医生签约和慢病管理与康养管理也在"互联网＋"背景下实现了有效融合，保障了基层群众的基本健康需求。

四、互联网医院建设体系

目前，宁夏银川智慧互联网医院基地共有80余家互联网医院入驻，包括"丁香园""北大医信""春雨医生""医联"等。

准入层面，当前宁夏支持单体医院入驻、医联体医院入驻和县域医疗健康集团入驻三种模式，满足对既有互联网医院应用系统融合对接，支撑医疗机构方便、安全、可靠地开展线上线下一体化，诊前、诊中、诊后一体化的互联网医疗服务和便民惠民服务。

服务层面，各互联网医院提供了丰富的业务应用服务包，自治区内各医院可以依托自治区互联网医院业务平台，从服务包中调取相关功能，支持各家医疗机构互联网医院建设。一般而言，与之相配备的远程医疗服务一体化终端，能够满足远程联合门诊和远程会诊业务应用需求，可为各级医疗机构提供高效、便捷、及时的远程协同服务。

监管层面，宁夏构建了全区统一的互联网医院"业务＋监管"应用体系，向各医疗机构提供统一规范化的互联网医疗业务应用，降低医院入驻互联网医院的成本投入。同时，为居民提供统一互联网医院服务入口，有助于监管部门提供互联网医疗监管应用，实现互联网医疗全过程监管，规范互联网诊疗行为，保证医疗质量和医疗安全。

互联网医院发挥重点民生改善工作的潜力巨大，能够配置更多优质资源以赋能基层，有助于促进医疗的公平性。互联网医院的高效、便捷、个性化等优势，能够打通线上线下服务，不断丰富线上服务内涵，缓解线下诊疗压力。同时，运用"互联网＋"思维，以"宁夏一个医疗集团"为思路，完善不同功能模块下的互联网医院建设，提升互联网医院的医疗服务功能，也能够切实满足全区各级各类医院发展及群众看病就医实际需求（图 14-2-1）。

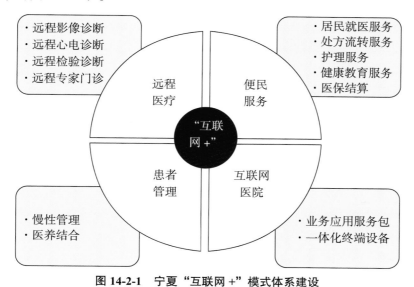

图 14-2-1 宁夏"互联网＋"模式体系建设

第三节 体制助力 成效初显

一、加强基层软硬件建设，分级诊疗格局初步形成

（一）扎实推进紧密型医疗共同体建设

2020 年 12 月，宁夏回族自治区医疗保障局 卫生健康委员会印发《宁夏回族自治区县域紧密型医共体医保支付方式改革的实施意见》，明确向下转诊不再重复收取起付线，向上转诊累计计算起付线，不超过就诊最高等级医疗机构起付线，促进分级诊疗制度加快建立。2020 年全区县域内就诊率达到 85% 以上，基本形成了"小病在基层、住院不出县、大病向上转"的分级诊疗格局。截至 2021 年 10 月，宁夏回族自治区卫生健康委员会已在全区 22 个县（区）全面开展县（区）域综合医改工作（宁夏下辖 9 个市辖区、2 个县级市、11 个县，共计 22 个县（市、区）级单位），组建县域紧密型医共体和区域紧密型医联体，推进"五统一"管理、一体化运营。

（二）逐步提升基层机构软硬件配备

在基层医疗机构硬件设施配备方面，宁夏回族自治区政府推进乡镇卫生院标准化建设，为乡镇卫生院配备彩超、数字影像、全自动生化分析仪等基本诊疗设备，基层医疗卫生机构基本建设达标率达到 99.1%，有效解决基层医疗机构硬件设施落后难题。在基层医疗机构诊疗服务能力提升方面，医联体建设已覆盖全区所有二级及以上公立医院、乡镇卫生院和社区卫生服务机构，乡镇卫生院和社区卫生服务中心标准化"中医馆"建设实现全覆盖；继续实施"千名医生下基层""优质服务基层行"等活动。

（三）"互联网+"赋能基层医疗服务能力

全区已建立"国家、自治区、市、县、乡"五级远程医疗服务体系，为实现远程会诊、远程影像等应用奠定了基础；完成9个贫困县（区）人工智能辅助诊疗系统建设，有效提升了基层医疗机构（乡、村两级）诊疗服务能力，让群众在家门口享受优质医疗服务；组建宁夏电生理诊断中心、宁夏处方流转中心、银川市远程影像诊断中心，为全区基层提供电生理诊断、处方审核和流转、远程影像诊断和远程病理诊断服务，有效缓解全区基层电生理诊断技师、药师、影像诊断技师和病理诊断技师的短缺问题。

二、制度与布局规划助力，"互联网+医疗健康"成果颇丰

（一）建成完整制度体系

在制度保障方面，自2018年国家卫生健康委员会批复宁夏回族自治区作为我国首个"互联网+医疗健康"示范省区以来，银川市先行先试，先后出台18项配套政策、5项行业自律规范，形成了一套较为完整的制度体系（表14-3-1）。

表14-3-1　部分政策与行业自律规范一览

年份	指导	监管	支付
2016年	《银川互联网医院管理工作制度》《互联网医院管理办法》	《银川互联网医疗机构监督管理制度》	
2017年	《银川市互联网医院管理办法实施细则（试行）》《互联网医院执业医生准入及评级制度》《关于互联网医院与协议医疗机构、零售药店之间进行电子处方互认工作的通知》	《互联网医院投诉管理办法（试行）》《银川市互联网医院数据安全保密管理制度》《银川市互联网医院医疗风险防范管理办法（试行）》	《银川市互联网医院医疗保险个人账户及门诊统筹管理办法（试行）》《银川市互联网医疗保险基金安全管控办法（试行）》
2018年			《银川市公立医疗机构第一批远程医疗服务项目收费价格》
2019年			《银川市医疗保险门诊大病互联网医院管理服务办法（试行）》
2020年	《银川市互联网诊疗服务规范（试行）》		《银川市医疗保障局　银川市卫生健康委员会　银川市财政局关于调整互联网医院基本医疗保险相关政策的通知》

（二）建成全面服务体系

在服务体系建设方面，先后完成银川健康广场、银川市处方审核流转中心建设，实现药品从供应端到医院端，再到患者端的全流程智能化、精细化的管理与服务。医共体平台建设加快推进，完成挂号收费、门诊医生、住院管理、数据平台对接等系统模块开发上线，基层医疗卫生信息系统已上线 209 家基层机构。

在服务成效方面，"互联网＋医疗健康"体系已完成全国专家远程门诊，共接诊 2.74 万例，银川在线互联网门诊接诊 2292 例。宁夏电生理诊断中心已连接医疗机构 361 家，完成 169.6 万例心电诊断。银川市远程影像诊断中心已连接医疗机构 230 家，完成 45.8 万例影像诊断。

三、互联网赋能医疗卫生服务，医共体建设出新彩

以中卫市中宁县为例，中宁县先后整合县域 23 所公立医疗卫生机构，组建中宁县医疗健康总院，实行实体化运作，成员单位实行"七不变、五统一"管理；先后成立远程心电、影像、质量控制、消毒供应、基层能力培训提升等资源共享中心；牵头医院中宁县人民医院建成胸痛、卒中、创伤、危重新生儿救治、危重孕产妇救治五大中心；建立基层"以强带弱"管理体制，每年安排"千名医生下基层"40 余人，"凡晋必下"80 余人，"一对一置换"基层进修 120 余人，有力提升基层诊疗服务能力，实现"县强、乡稳、村活"的三级医疗卫生服务体系良好运行。从 2019 年至 2020 年，县域内基层就诊率从 59.84% 提高到 64.63%，县域内就诊率从 89.6% 提高到 94.27%。截至 2020 年年末，组建家庭医生服务团队 114 个，为城乡居民提供系统的预防、医疗、转诊、康复、健康促进等个性化健康服务，常住人口签约服务 17.21 万人，签约率 48.91%，重点人群签约服务 90 032 人，签约率 91.62%。

第四节　四方助力　长效发展

一、加大基层卫生投入，多措并举引进人才

为打破基础设施不足对发展的限制，宁夏本着保障基本、提升能力、务求实效的原则，按照医改工作总体部署，把改善基础设施条件、完善服务功能、提高服务能力作为发展基层卫生健康服务的首要任务，持续加大政府投入力度，针对薄弱环节，突出重点、因地制宜，稳步推进基层医疗卫生机构建设。继续加强县级医院建设，支持县级医院改善扩建门诊、检验、检查中心，针对住院等业务用房，实施了县级医院救治能力提升项目，专科服务能力得到大幅提升。加快改善农村和城市社区卫生服务机

构设施条件，进一步筑牢了医疗卫生服务体系的"网底"。

面对专业人才总量不足，当前部分年龄大、信息技术能力低的医疗服务人员难以适应技术的迭代更新，造成了信息化和"互联网＋医疗健康"服务的推广困难等问题。建议进一步支持基层医疗卫生人才引进，对引进人才的安家费、科研和项目启动资金额度进行上浮调整。对基层医疗卫生机构公开招聘实行倾斜政策，放宽岗位专业、年龄、学历等岗位资格条件设置，引导人才向基层流动。加大基层医疗卫生人才职称倾斜，降低其评审条件晋升职称、缩短年限晋升职称、提高高级岗位结构比例、开展"定向评价，定向使用"。完善人才激励机制和薪酬制度，落实艰苦边远地区津贴，乡镇补贴、基层岗位津贴等政策，完善绩效考核分配机制，提高基层人才的获得感和满意度。

二、开展平台标准化建设，充分发挥统一功效

宁夏"互联网＋医疗健康"信息化平台建设实行医药卫生监管单位和医疗机构自筹自建模式，招标公司平台建设目标不一，存在医药卫生健康信息系统、数据、平台接口不兼容问题，医药卫生健康信息共享开放、互联互通技术困难。建议下一步集中力量建立统一医药卫生数据平台，统一建设标准和接口要求，解决信息化层次不齐问题，解决数据部门、地域、机构壁垒。充实各种病症数据资料库的同时，不仅能促进和监督医疗人才技能的提升，而且有利于实现医疗人力资源在规模化发展中突出市场竞争机制，实现宁夏医疗行业高质量优质发展。节省病患看病治病的成本，而且享受到较高质量的医疗服务。

而在外部的企业服务方面，宁夏仅互联网医院就有八十余家，提供"互联网＋医疗健康"服务的企业更是达到数百家。同时，多家互联网医院入驻同一社区卫生服务中心，缺乏统一的平台进行管理，给医疗服务人员和患者的实际使用造成了困难。下一步建议整合全区力量在自治区卫生健康委员会建立或单设一个机构，融合自治区内各大单位、机构、企业顶尖人才力量，集中发力，建设宁夏医药卫生健康信息平台，保障平台建设、运行质量和效率，重点对"互联网＋医疗健康"的发展进行引导和落实管理，引导其取得更加整合、规范和科学地发展。

三、探索建立筹资付费模式，实现可持续发展

在筹资方面，当前"互联网＋医疗健康"信息系统建设主要依赖政府部门信息化建设经费的投入。而在付费方面，当前应用较好的互联网处方审核流转平台、远程影像平台等，均对患者免费提供。其费用由政府、医联体和医共体上级医院以及将宁夏作为特色试点的互联网企业承担。面对不断增长的资金需求，建议坚持"政府主导、社会参与"，转变筹资模式，引入更多社会力量参与。同时，探索建立更为完善的筹

资付费模式，转变原有的免费服务提供模式，引入付费机制。公立医疗机构提供"互联网＋医疗服务"，主要实行政府调节，由医疗保障部门对项目收费标准的上限给予指导，非公立医疗机构提供"互联网＋"医疗服务，价格实行市场调节。实现"互联网＋医疗健康"模式的长期可持续发展，通过合理的绩效考核和分配制度，进一步提升医疗服务人员参与积极性，提升"互联网＋医疗健康"服务能力。同时，为了避免因付费造成的患者参与意愿降低，应探索引入第三方商业保险，通过多方付费保险机制的设计，实现费用的合理均摊。

四、加大宣传，释放智慧医疗红利

当前，群众对"互联网＋医疗健康"服务的知晓率和使用意愿有待提升。在互联网就医意愿上大多停留在挂号预约、线上支付、线上查看检查报告的初级层面，可穿戴人工智能设备使用量低、线上咨询问诊多治疗少等现象。上述现象，不利于社会统筹共建"互联网＋医疗健康"协同机制，下一步需要针对不同智慧医疗政策文件，向不同主体通过专家分析、政策解读、政府行政机关单位和部门任务分解，再加上有力的政策宣传和引导，使"互联网＋医疗健康"政策文件精神发挥宁夏地域优势，能够真正做到启发民智、激发创新创造活力、推动传统医疗卫生健康产业转型作用。就"互联网＋医疗健康""大数据＋医疗""人工智能医疗"等消费市场建设而言，加大宣传力度，让人民对互联网医疗有了求知和需求的欲望，对互联网医疗消费有了服务水平和质量提升要求，对个性化医疗定制方向、未来需求等有了目标，真正实现消费拉动互联网医疗行业生态健康发展的目标，推动宁夏互联网医疗高质量发展。

（曹子健 赵莉娜 康 玥 古德彬）

参考文献

［1］曹欣，李梦华，安学娟，等 . 我国基本药物制度实施现状分析［J］. 医学与社会，2015（2）：40-43.

［2］陈多，李芬，王常颖，等 . 日本整合型医疗服务体系的构建及对我国的启示［J］. 卫生软科学，2019，33（10）：64-69.

［3］陈国瑾 . 推广和采用适宜技术和基本药物的重要意义［J］. 中国初级卫生保健，1992，（1）：37-39.

［4］陈宁姗，田晓晓，杨小川 . 古巴医疗卫生体制及对我国的启示［J］. 中国卫生政策研究，2015，8（9）：36-39.

［5］陈荃，万艳丽，王岩，等 . 我国基层医疗卫生信息系统功能建设与应用现状研究［J］. 中国医院管理，2016，36（9）：41-44.

［6］陈素锦，丁玉兰，朱王晓嘉，等 . "互联网＋护理服务"的研究现状及思考［J］. 中华现代护理杂志，2021，27（25）：3361-3366.

［7］陈新月 . 国家基本公共卫生服务项目实施过程研究［D］. 北京：北京协和医学院，2021.

［8］陈志红，陈吉江，负有波 . 宁夏盐池县构建互联网＋基本公共卫生服务体系的探索与实践［J］. 中国卫生信息管理杂志，2020，17（4）：422-426.

［9］程念，汪早立 . 典型地区医联体模式与成效对比研究［J］. 中国卫生经济，2018，37（7）：12-15.

［10］崇明区人民政府 . 为捍卫人民群众的生命健康，崇明一直在努力！［Z］. 2020.

［11］仇雨临 . 中国医疗保障 70 年：回顾与解析［J］. 社会保障评论，2019，3（1）：89-101.

［12］崔兆涵，王虎峰 . 整体性治理视角下紧密型医共体的构建逻辑与实施路径［J］. 中国卫生政策研究，2021，14（2）：1-7.

［13］德清县卫生健康局 . 德清模式——医学人工智能应用助力县域医共体建设［Z］. 2019.

［14］丁珠林.上海：家庭医生责任制试点星火燎原［J］.中国卫生，2012（1）：14-15.

［15］杜学礼，鲍勇，家庭医生制度：走向有序的"第二次革命"［EB/OL］.（2012-08-02）［2021-10-29］.http：//6d.dxy.cn/article/26097.

［16］杜学鹏，零春晴，王荣荣，等.我国整合城乡居民医保的现状、问题及对策［J］.卫生软科学，2019，33（2）：67-70，75.

［17］段志光，王彤，李晓松，等.大健康背景下我国公共卫生人才培养的政策研究［J］.中国工程科学，2019，21（2）：61-68.

［18］方鹏骞.多措并举破解基层医疗卫生人才短缺之困［J］.人民论坛，2020（29）：79-81.

［19］冯立忠.山西立法保障紧密型县域医共体建设［J］.中国卫生，2020（2）：94.

［20］高文娟，陈碧华，赵立宇，等.社区"三色阶梯"长处方管理模式的探索与效果研究［J］.中国全科医学，2016，19（7）：757-761，1594.

［21］宫芳芳，孙喜琢，李文海.罗湖医保支付方式改革模式与HMO医疗服务模式比较研究［J］.中国医院，2017，21（11）：7-9.

［22］宫芳芳，孙喜琢，王承馨.以居民健康管理为核心实现医保支付方式突破性改革［J］.中国医院，2016，20（11）：59-61.

［23］谷佳伟，张翔，张祖仪，等.新旧动能转换下县域医共体建设问题与发展策略研究［J］.中国医院管理，2020，40（1）：34-37.

［24］谷景亮，甄天民，徐凌忠.从公共产品视角分析基层医疗卫生机构适宜卫生技术的推广应用［J］.卫生软科学，2016，30（8）：3-5.

［25］关于印发《关于建立国家基本药物制度的实施意见》的通知［EB/OL］.（2017-10-23）［2018-01-26］.http：//www.moh.gov.cn/zwgkzt/s9969/200908/42498.shtml.

［26］管晓东，史录文.建立完善基本药物筹资机制的思考和探讨［J］.中国执业药师，2013，10（5）：83-87.

［27］郭凤林，顾昕.激励结构与整合医疗的制度性条件：兼论中国医联体建设中的政策思维模式［J］.广东行政学院学报，2015，27（5）：8-28.

［28］郭金玲.实施"十年百项成果推广计划"带动新技术引进［J］.中国卫生事业管理，2001，（6）：351-352.

［29］国家统计局.第七次全国人口普查主要数据情况［EB/OL］.（2021-5-11）［2022/5/5］.http://www.stats.gov.cn/tjsj/zxfb/202105/t20210510_1817176.html.

［30］国家卫生健康委员会.《中国儿童发展纲要（2011—2020年）》终期统计监测

报告．［EB/OL］．（2021-12-21）［2021-12-21］.http://www.gov.cn/xinwen/ 2021-12/21/content_5663694.htm

［31］国家卫生健康委员会.2020年我国卫生健康事业发展统计公报［Z］.2021-07-13.

［32］国家卫生健康委.关于全面推进社区医院建设工作的通知［Z］.2020-07-08.

［33］国家卫生健康委办公厅.关于印发社区医院基本标准和医疗质量安全核心制度要点（试行）的通知［Z］.2019-06-26.

［34］国家卫生健康委统计信息中心.2018年全国第六次卫生服务统计调查报告［M］.北京：人民卫生出版社，2021.

［35］国家卫生健康委员会.国家卫生健康委办公厅关于在国家远程医疗与互联网医学中心开展新型冠状病毒肺炎重症危重症患者国家级远程会诊工作的通知［Z］.2020.

［36］国家卫生健康委员会.国家卫生健康委员会2022年6月17日新闻发布会文字实录．［EB/OL］.（2022-06-17）［2022-06-17］．http://www.nhc.gov.cn/xcs/s3574/202206/ffb0385b3c0949ee84b7cdcc86a78fca.shtml

［37］国家卫生健康委员会."互联网＋健康扶贫"汉中试点启动会召开［Z］.2018.

［38］国家卫生健康委员会.卫生健康委就分级诊疗制度与体系建设等答问［Z］.2021.

［39］国家卫生健康委员会.中国卫生健康统计年鉴（2019）［M］.北京：中国协和医科大学出版社，2019：408.

［40］国家医疗保障局.2020年医疗保障事业发展统计快报［EB/OL］.（2021-03-08）［2022-04-16］.http：//www.nhsa.gov.cn/art/2021/3/8/art_7_4590.html.

［41］国务院.关于发展城市社区卫生服务的指导意见［Z］.2006-02-23.

［42］国务院办公厅.医疗卫生领域中央与地方财政事权和支出责任划分改革方案［Z］.2018-08-13.

［43］国务院办公厅关于印发"十四五"全民医疗保障规划的通知［J］.中华人民共和国国务院公报，2021（29）：53-66.

［44］郝晓宁，李士雪，李湘江.美国社区卫生服务运行机制和管理模式研究［J］.医学与哲学（人文社会医学版），2006（8）：22-23，26.

［45］郝晓宁，马骋宇，刘志业，等.中国基层卫生信息化改革的成效及问题研究［J］.卫生经济研究，2020，37（7）：3-5.

［46］河南日报.河南省首个国家远程医疗中心在郑州揭牌成立［Z］.2018.

［47］侯延武，怀国尹，庞秀明，等.国家基本药物制度与医药卫生体制改革的协同与评述［J］.黑龙江医学，2018，42（7）：710-712，714.

［48］胡晓先.从城乡居民医保住院费用流向看紧密型县域医共体的建设［J］.中国农村卫生事业管理，2020，40（2）：106-108.

［49］黄河，胡琳琳，刘远立.中国基层医疗卫生机构运行效率及影响因素研究［J］.中国全科医学，2019，22（19）：2280-2285.

［50］黄蛟灵，傅玄琴，王黎强，等.基层医疗卫生机构在疫情防控中的功能定位与作用路径研究：以上海市W社区卫生服务中心为例［J］.中国全科医学，2021，24（13）：1596-1601.

［51］黄敏卓，李园园，胡晓茜，等.浙江省基层医疗卫生机构补偿机制改革试点评估［J］.中华医院管理杂志，2020（1）：5-9.

［52］黄胜利.当前县域医共体建设存在问题及对策思考［J］.中国农村卫生事业管理，2019，39（12）：838-841.

［53］黄翔宇，何克春.美国经验对我国推行分级诊疗的启示［J］.卫生经济研究，2017（11）：22-24.

［54］黄玉梅，龚义伟，方惠."互联网＋家庭医生签约服务"模式的探索与实践［J］.中国全科医学，2019，22（25）：3076-3080.

［55］黄跃师，袁长蓉，宋晓萍，等."互联网＋护理服务"的发展现状［J］.护理研究，2020，34（8）：1388-1393.

［56］贾建杰.慢病患者药学服务向社区家庭环节延伸的实践体会［J］.中国药物滥用防治杂志，2015，21（1）：31-32.

［57］贾瑶瑶.基层医疗卫生机构薪酬制度改革新探索［J］.中国卫生人才，2021（4）：23-26.

［58］江蒙喜.县域医共体改革发展效果的评价指标体系构建——基于浙江省德清县的案例研究［J］.卫生经济研究，2018（12）：11-13.

［59］江蒙喜.县域医共体建设中促进"共"的实践路径探讨［J］.卫生经济研究，2020，37（6）：3-5.

［60］姜琪.瑞典的健康保险及筹资与英、美等国的比较研究［J］.中国卫生经济，1996（3）：60-61.

［61］蒋琳，张维斌，等.对深化国家基本药物制度改革的思考［J］.中国药房，2016，（12）：1585-1587.

［62］郡司笃晃，张福利，康文江.日本的初级卫生保健［J］.中国初级卫生保健，2000（1）：64-66.

［63］雷海潮，胡善联.瑞典卫生资源的配置状况及其改革取向［J］.中国卫生经济，1997（7）：59-60.

［64］李红梅.县域医共体建设优化配置医疗资源［N］.人民日报.2021-4-6（7）.

［65］李玲，徐扬，陈秋霖.整合医疗：中国医改的战略选择［J］.中国卫生政策研究，2012，5（9）：10-16.

［66］李梦华，曹欣，曹燕.我国基本药物制度实施现状的公平性分析［J］.中华医院管理杂志，2015，31（6）：453-455.

［67］李敏，刘华富.北京城乡中老年人健康体检当前行为与潜在需求研究［J］.人口与发展，2018，24（2）：79-89.

［68］李勤.德国、瑞典的社区卫生服务［J］.全科医学临床与教育，2005（4）：196-200.

［69］梁红梅，徐嘉婕，彭颖，等.我国"互联网＋"医疗服务定价与支付核心问题分析［J］.中国卫生经济，2020，39（12）：52-56.

［70］梁旭.英国全科医疗改革实践与启示［J］.卫生经济研究，2020，37（4）：54-56.

［71］廖闪卫，周敏，朱爱武.护理人员对"互联网＋护理服务"的认知调查［J］.中国乡村医药，2020，27（10）：53-55.

［72］林男.基层医疗卫生机构绩效工资制度研究——基于公平理论视角［J］.卫生经济研究，2015（3）：24-26.

［73］林小丹，徐碧霞，王冬，等.我国专业公共卫生机构人力资源分布特征及预测分析［J］.中国卫生事业管理，2021，38（12）：904-908，949.

［74］刘德吉.国外社区医疗服务模式比较及对我国的启示［J］.中国卫生事业管理，2009，26（9）：596-599.

［75］刘潇，仇雨临.古巴医疗卫生体系再审视：运行机制与经验借鉴［J］.拉丁美洲研究，2010，32（6）：51-56.

［76］刘毅鹏，徐晓峰.云南云县创新县域医共体管理模式［J］.中国卫生，2019（1）：40.

［77］刘子言，肖月，赵琨，等.国家基本公共卫生服务项目实施进展与成效［J］.中国公共卫生，2019，35（6）：657-664.

［78］卢雪哲，朱永苗.浅谈县域医共体模式下乡镇卫生院绩效分配［J］.江苏卫生事业管理，2020，31（6）：774-778.

［79］吕剑楠，王芳，田淼淼，等.江苏省常州市区域医疗机构服务协同案例分析［J］.中国卫生政策研究，2017，10（4）：37-41.

［80］马俊.英国全科医生制度对我国基层医疗建设的启示［J］.中国集体经济，2019（19）：167-168.

［81］茅静雅，高明，程东英．基层中医药适宜技术推广策略分析［J］．中医药管理杂志，2020，28（7）：219-221.

［82］孟令锋．紧密型医共体医保基金管理策略［J］．中国农村卫生，2020，12（17）：18-19.

［83］潘莉荣．推进县域医共体药品一体化管理［J］．中国卫生，2020（5）：58.

［84］彭德荣，崔明，孙小婷等．实体社区互联网医院建设的探索与实践［J］．中国全科医学，2021，24（16）：2003-2007.

［85］秦江梅，张艳春，吴宁，等．绩效工资改革对我国基层医务人员积极性的影响［J］．中国卫生经济，2013，32（8）：71-72.

［86］秦江梅．国家基本公共卫生服务项目进展［J］．中国公共卫生，2017，33（9）：1289-1297.

［87］邱胜．远程医疗的"贵州路径"［J］．当代贵州，2020（24）：52-53.

［88］全晓明，张勇，董宏伟，等．我国社区卫生服务机构协同发展战略路径选择［J］．中国医院管理，2018，38（12）：38-40.

［89］上海市卫生健康委员会，"互联网＋护理服务"明年有望全市推广！［EB/OL］．（2019-10-10）［2021-11-28］.https：//wsjkw.sh.gov.cn/hygk/20191029/0012-66115.html.

［90］上海市卫生健康委员会，上海市"互联网＋护理服务"试点工作实施方案［EB/OL］．（2019-07-14）［2021-11-28］.http：//wsjkw.sh.gov.cn/yzgl3/20190715/0012-64673.html.

［91］上海市卫生健康委员会．2020年上海市卫生健康统计数据［EB/OL］.（2021-04-26）［2022/5/5］.https：//wsjkw.sh.gov.cn/tjsj2/20210426/eb18f046dea54e129bd3acb3dfbc95cc.html.

［92］上海市卫生健康委员会．2020上海卫生健康状况报告［EB/OL］.（2021-11-19）［2021/12/9］.https：//wsjkw.sh.gov.cn/2020wsjkzkbg/index.html.

［93］申丽君，黄成凤，李乐乐，等．县域医共体模式的探索与实践——以安徽省天长市为例［J］.卫生经济研究，2018，380（12）：9-13.

［94］石宏伟，李雪梅．城乡居民医疗保险一体化的问题及对策研究［J］．中国卫生事业管理，2014，31（3）：189-190，205.

［95］石义云．基层医疗卫生机构提高人力资源管理效率的激励措施探讨［J］．中国市场，2021（11）：109-110.

［96］司俊霄，柯雄．整体性治理语境下紧密型县域医共体改革研究［J］．中国农村卫生事业管理，2020，40（8）：562-567.

［97］孙贺一，刘杨．日本新的社区保健医疗教育对我们的启示［J］．医学与哲学（人文社会医学版），2006（5）：74-75.

［98］孙喜琢，宫芳芳．深圳市罗湖区医疗卫生服务体系改革实践与研究．中国医院2017，21（11）：1-3.

［99］孙弋涵，沈晓，徐一明．基于整体性治理理论的县域医共体建设研究——以湖北省为例［J］．卫生经济研究，2020，37（10）：24-26.

［100］孙煜，方鹏骞．新型冠状病毒肺炎疫情下我国农村基层卫生防控能力建设分析［J］.中国卫生事业管理，2020，37（5）：329-331.

［101］汤学军，李宁，周力，等．紧密型县域医共体信息支撑体系建设现状与发展研究［J］.中国卫生信息管理杂志，2020，17（1）：6-10，76.

［102］汤学军，沈明辉，王存库，等．我国基层卫生信息化发展历程［J］.中国卫生信息管理杂志，2019，16（4）：395-399.

［103］唐慧芝，高颖，肖斌．"健康版"区域医疗联合体建设的探索与思考——以上海新华 - 崇明区域医联体建设为例［J］.上海医药，2018，39（21）：69-71.

［104］田侃，余同笑，毛心仪．公民健康权视域下我国基本药物制度探析——兼论《基本医疗卫生与健康促进法（草案）》之"药物保障"［J］.中国卫生法制，2018，26（3）：1-6.

［105］王存库，朱岩，吴士勇，等．"十三五"时期全国基层卫生信息化发展回顾分析［J］.中国卫生信息管理杂志，2021，18（3）：319-323.

［106］王改青，刘爱敏．美国社区卫生服务体系的介绍［J］.中华医院管理杂志，2001（9）：575-576.

［107］王莉．我国社会医疗保障制度的应急困境与完善路径——基于突发公共卫生事件的思考［J］.江汉论坛，2020（3）：16-20.

［108］王书平，农圣，胡晔康，等．县域紧密型医共体分类构建策略研究——以"县不强、乡不弱、民营较发达"县域为例［J］.卫生经济研究，2020，37（8）：27-30.

［109］王婷，黄家昌，杨贵兴．福建省县域医共体财务管理现状分析［J］.卫生经济研究，2021，38（1）：72-75，79.

［110］王星宇．日本社区医疗保健体系及其对我国的启示［J］.山西经济管理干部学院学报，2013，21（2）：112-114.

［111］卫生部国家计委．关于发展城市社区卫生服务的若干意见［Z］.1999-07-16.

［112］邬惊雷．一朵"健康云"守护万千上海市民［J］.中国卫生，2020（1）：17.

［113］吴文捷，吴小南．瑞典初级卫生保健及对我国的一些启示［J］.西北医学教育，2010，18（1）：94-97.

［114］吴欣娟.我国"互联网＋护理服务"跨时代发展现状及思考［J］.护理管理杂志，
2020，20（5）：305-308.

［115］肖子华，王博，丁佩佩.我国卫生健康技术推广服务现状分析与对策建议［J］.
中国医疗管理科学，2020，10（6）：13-19.

［116］辛子艺，刘婷，陈少贤.广东省基层适宜卫生技术使用现状及筛选评价探讨［J］.
中国初级卫生保健，2014，28（2）：10-13.

［117］徐晓敏.区域基层卫生信息化综合评价模型构建研究［D］.北京：北京协和医
学院，2020.

［118］徐烨云，郁建兴.医保支付改革与强基层战略的实施：浙江省县域医共体的经
验［J］.中国行政管理，2020，（4）：102-108.

［119］玄泽亮.社区卫生服务中心试行慢性病长处方的实践和思考［J］.上海医药，
2015，36（24）：19-20，30.

［120］薛俊军，钱晨，王存慧，等.现代医院管理制度视角下的紧密型县域医共体建
设探讨［J］.卫生软科学，2021，35（2）：20-23.

［121］晏彩群.城乡居民医疗保险制度的优化策略探讨［J］.今日财富（中国知识产权），
2021（9）：214-216.

［122］杨敬宇，宋向嵘，王蓉娟，等.农村地区中医药适宜技术推广路径探索——
甘肃省甘谷、静宁县卫生Ⅺ项目经验总结与启示［J］.中国卫生政策研究，
2015，8（8）：63-68.

［123］姚强，罗飞，何露洋，等.药品可及性视角下国家基本药物制度实施效果评价［J］.
中国医院管理，2014，34（3）：60-62.

［124］叶强，宗文红，符晓婷，等.我国社区卫生服务机构设置和编制标准实施现状
及发展趋势研究［J］.中国全科医学，2013，16（10A）：3290-3292.

［125］应亚珍，戈昕，徐明明，等.基层医疗卫生机构"收支两条线"的比较研究［J］.
卫生经济研究，2016（9）：8-12.

［126］袁斓，同昭燕，王云，等.以需求为导向优化基层中医人才培养实践教学体系
的研究［J］.成都中医药大学学报（教育科学版），2017，19（4）：1-2，30.

［127］原卫生部、国家中医药管理局.关于印发城市社区卫生服务机构管理办法（试行）
的通知［Z］.2006-08-10.

［128］原卫生部、国家中医药管理局.关于印发城市社区卫生服务中心、站基本标准
的通知［Z］.2006-08-10.

［129］岳林琳，张翠萍，邢洁，等.分级诊疗的路径优化探讨——基于比较和评价的
视角［J］.中国卫生事业管理，2020，37（9）：647-650，704.

［130］张春民，程志英.从家庭医生的历史沿革辨析家庭医生概念——以上海为例［J］.中国社区医生，2019，35（10）：16-7，21.

［131］张登文.为人民群众提供优质高效的医疗保障——透视古巴的全民医疗制度［J］.中国党政干部论坛，2018（9）：92-94.

［132］张宏，万玫，陈哲娟，等.我国东西部农村基层卫生人员薪酬待遇对比调查［J］.中国卫生事业管理，2015，32（5）：370-372.

［133］张洁，唐旭东，苗春霞，等.分级诊疗下医联体信息化平台建设的问题及对策——以徐州市为例［J］.卫生经济研究，2021（7）：28-32.

［134］张丽芳，秦江梅，张艳春等.基层医疗卫生机构实行"公益一类财政供给、公益二类绩效管理"的实践与成效研究［J］.中国全科医学，2020，23（1）：1-6.

［135］张平.县域医共体建设的浙江承载［J］.卫生经济研究，2018（12）：3-6.

［136］张圣捷，崔志胜，雷超，等.行动者中心制度主义视角下县域医疗卫生服务整合路径［J］.中国卫生政策研究，2021，14（2）：8-14.

［137］张一飞，冯学山.英国全科医生制度建设对我国的启示［J］.中国初级卫生保健，2013，27（11）：10-12.

［138］张远林.基于区域数字医疗公共服务网络的适宜技术推广模式研究［J］.中国数字医学，2012，7（9）：23-25.

［139］章关春，李奕，周杰.浙江验收中医药适宜技术推广基地［J］.中医药管理杂志，2020，28（19）：112.

［140］赵大海，陆露露.政府与市场：英美两国基层医疗卫生系统改革进程对我国的启示［J］.浙江大学学报（人文社会科学版），2017，47（4）：176-184.

［141］赵敏捷.基于CIMO模型的浙江省典型地区县域医共体发展现状研究［D］.北京：北京协和医学院，2020.

［142］郑大喜，田志伟，戴小喆，等.医共体财务管理与会计核算：政策梳理、典型经验与启示［J］.中国卫生经济，2021，40（3）：89-94.

［143］郑功成，桂琰.中国特色医疗保障制度改革与高质量发展［J］.学术研究，2020（4）：79-86，177.

［144］郑勇，廖菁，李芳平，等.远程医学信息系统运行管理模式的研究［J］.实用医院临床杂志，2012，9（5）：235-238.

［145］中共中央、国务院.关于深化医药卫生体制改革的意见［Z］.2009-03-17.

［146］中共中央、国务院.关于卫生改革与发展的决定［Z］.1997-01-15.

［147］周莉，赵科颖，顾敏娜，等.国家药物政策的国际比较及启示［J］.中国卫生资源，2017，20（3）：199-204.

［148］朱静敏，段晖.县域医共体何以实现卫生绩效？——政策企业家、再组织化联盟与激励兼容［J］.公共管理学报，2021，18（3）：125-138，174-175.

［149］邹涛，张宗明，曹莹.上海市"互联网＋护理服务"试点中存在的问题及对策［J］.卫生软科学，2020，34（2）：14-17.

［150］邹旭敏.武义县推动基层中西医结合发展的做法与体会［J］.中国农村卫生事业管理，2021，41（12）：910-912，842.

［151］左延莉，张海英，申颖，等.瑞典初级卫生保健体系及其启示［J］.卫生经济研究，2013（3）：24-26.

［152］BLOMQVISTAG，刘凯，祁国春，等.瑞典卫生保健制度的评价［J］.国外医学(卫生经济分册），1993（4）：165-169.

［153］Tesshu Kusaba.日本初级保健现状：质与量的平衡［J］.中国全科医学，2015，18（13）：1486-1487.

［154］Christopher P, David B, Helen J. Review Body on Doctors' and Dentists' Remuneration 49th Report: 2021［EB/OL］.（2021-7-22）［2021-8-20］. https://www. gov.uk/government/publications/review-body-on-doctors-and-dentists-remuneration-49th-report-2021.

［155］Cuban Bureau of Statistics. Cuba 2019 statistical yearbook［EB/OL］.（2021-08-30）［2021-08-30］. https://data. stats. gov. cn/gjwz. htm.

［156］Fund UNC. Declaration of Alma Ata［J］. New Zealand Hospital，1978，30（9）：4-6.

［157］KRINGOS D S, BOERMA W G W, HUTCHINSON A, et al. Building primary care in a changing Europe: case studies［M］. Geneva:World Health Organization. 2015.

［158］Organization for Economic Co-operation and Development. OECD Statistics ［EB/OL］.（2021-08-30）［2021-8-30］. https://stats. oecd. org/.

［159］United Nations Statistics Division, WHO statistics ［EB/OL］.（2021-08-30）［2021-08-30］. https://unstats. un. org/home/.

附　录

附录一：英文内容摘要

Part I

Chapter 1 Primary Health Care System - A Glimpse into China and Beyond

In 1978, WHO put forward a global target to improve equality of health services in the *Declaration of Alma-Ata* – 'Health for All by 2000'. According to the declaration, primary health care addresses the main health problems in the community, providing promotive, preventive, curative and rehabilitative services accordingly. The *Declaration of Astana* in 2018 renewed the concept of primary health care, emphasizing the gatekeeper system to individual health, which provides continuous, sustainable, high-quality, and efficient integrated healthcare services to meet all people's health needs across the life course through comprehensive preventive, promotive, curative, rehabilitative services and palliative care.

1. A glimpse into China: an overview of China's primary health care system.

The primary health care system in China covers both rural and urban areas. In rural areas, townships and administrative villages are units of service coverage based on geographical accessibility, while communities are the units in urban areas, the services are meant to cover every unit. In rural areas, a 'Three-tier health service network' is in place, led by county-level health institutions (including Traditional Chinese Medicine Hospitals and Maternal and Child Health Hospitals) and driven by township health centers, the network reaches out further to village clinics. In urban areas, the primary health care system consists of community hospitals, community health service centers (stations), and clinics.

As the hubs and bases of the health care service network, China's primary health institutions deliver basic health services to any place in need, similar to the capillaries of the human body. They are crucial in providing basic medical and public health services for the general public. Primary health institutions exercise clinical care and prevention as the linchpin of the medical reform, clinical care is delivered through the alliance between county-level hospitals and county and township health resources. It addresses the basic medical needs of the public and assigns individuals to their family doctors. Prevention, in the form of basic public health service, has been guided by the *National Basic Public Health Service Project*. With children, pregnant women, the elderly, and patients with chronic diseases as the key populations, prevention tackles the main health problems and provides basic public health services for all urban and rural residents, covering preventive health care, national immunization, and epidemic prevention and control, and elderly care.

China's primary health care system focuses on the following contents and objectives.

Firstly, efforts should be made to continuously promote the reform of the primary health care system and accelerate the construction of rural township health centers, village clinics, and urban community health institutions for the full coverage of the primary health network and universal access to convenient and efficient community health services. Also, health alliances led by county hospitals shall be established for the reasonable distribution of health resources, responsibility designation, collaboration, and sharing. Efforts shall also be made to explore new development paths, shares experiences of success, and improves service capacity to meet the standards issued by the National Health Commission.

Secondly, the management of health professionals shall be strengthened for the level and quality of care needed in the primary care system. Taking advantage of the state-designated staff establishment standards for primary health institutions, more staff members are recruited, and more training activities are launched, especially in the most deprived areas. Moreover, favorable policies for health institution financing shall be implemented to increase personnel salary and improve personnel management. Such measures will encourage rural doctors to develop their specialty-based practice. Meanwhile, to increase support for village health offices in terms of medical insurance to ensure that rural residents do not have to travel to the countryside for minor illnesses.

Thirdly, efforts are required to increase people's utilization of family doctor contract services. China expects more residents to contract with family doctors, the development of the content and mode of primary care services, and the implementation of payment guarantee for family doctor contract service fees. These measures are essential to chronic disease care, health management of key populations, and public satisfaction. Furthermore, the primary health care system contributes to the joint prevention and control mechanism of the epidemic by further strengthening the capacity of primary care in epidemic prevention and control.

In recent years, China's primary health care institutions have witnessed an increasing number of health professionals and service volume. The primary health care system is building capabilities with policies to ensure its establishment. Since 2018, thanks to policies from five aspects (high-quality development, public health support, increased access to resources, incentive mechanism, and family doctor program), exchange and learning activities have been held regularly to explore ways to improve the primary health care system and enhance service capacity. The growing number of primary care physicians leads to better service provision, which meets residents' basic medical needs. These efforts have achieved significant progress, represented by the elevating standards for per capita financial subsidies, markedly improved indicators for women and child care, declining premature mortality of major chronic diseases, and prolonged average life expectancy with various projects such as elderly care, health management, and chronic disease monitoring.

Nevertheless, many problems in China's primary health care system still call for better solutions, including inadequate training mechanisms and strategies, optimization of resource allocation and supply mechanisms, and challenges in the management and prevention of chronic diseases. While the demand for primary health services is continuously increasing with the increased standards of overall health and people's expectation for quality, efficient, and accessible health services, we have to work for a balanced and solid development of the primary health care system to serve the goals of the 14th Five-Year Plan and Healthy China 2030.

2. A glimpse into the world: The stones from other hills, may be used to polish gems - to learn from the world.

Guided by the *Declaration of Alma-Ata*, all countries have been working continuously to build and develop their primary care systems and enhance their service capacity. Although in different development stages in terms of the social system, cultural background, health care technology and population structure, all the countries and governments have developed strategies and established systems for primary health care, personnel development and reimbursement system. Thus, this book also briefly introduced the primary health care systems of several representative countries, including Japan, the United States, the United Kingdom, France, Germany, Sweden, Cuba and Thailand. We hope this book provides helpful insights into the construction and development of China's primary health care system.

（马　荣）

Chapter 2　Effectiveness of the National Basic Public Health Service Project - The First Step toward Universal Health Coverage (UHC)

Since 2009, focusing on 'ensuring basic medical services, bolstering support at the community level and building sound institutions', public health services covering the whole people have been gradually carried out and promoted. The state has launched *the National Basic Public Health Service Project* to provide free services for urban and rural residents, including the establishment of resident health records, health education, vaccination, health management of children aged 0-6, maternal health management, health management of the elderly. There are a total of 55 services at the primary and provincial levels in 12 categories, including health management of patients with hypertension and type 2 diabetes, management of patients with serious mental diseases, health management of patients with tuberculosis, health management of traditional Chinese medicine, reporting and handling of infectious diseases and public health emergencies, and health supervision and coordination. This is an important part of promoting the gradual equalization of basic public health services, a key work of deepening the medical and health system reform, and a major livelihood project that benefits thousands of families, covering 1.4 billion people in China, and is closely related to the lives and health of its people.

In 2009, the opinions of the CPC Central Committee and the State Council on deepening the reform of the medical and health system were proposed to comprehensively strengthen the construction of the public health service system, and 'to promote the gradual equalization of basic public health services for urban and rural residents, to take it as one of the five reforms to deepen medical reform. In 2011, the implementation plan for deepening the reform of the medical and health system during the 12th Five Year Plan period proposed that 'We should adhere to the core concept of providing the basic medical and health system as a public product to all people' and 'To promote the equalization of basic public health services'. In 2017, the National Health Commission issued *the National Basic Public Health Service Specification (3rd Edition)*, which added and modified a small number of service items based on the changes in health policies based in the first two editions, reflecting the continuous deepening of the reform of the medical system and the continuous improvement of people's health, The basic public health service items and their specific service contents are also being dynamically adjusted according to the actual situation to better meet the basic health needs and equity provision for the people.

Since implementing *the National Basic Public Health Service Project* in 2009, the project work as a whole is advancing rapidly and has made great progress. A systematic system of national basic public health service project implementation, financing, assessment and other systems has been initially established, the quantity and quality of various services meet the requirements of the task and the implementation of the task of protecting the basic, strengthening the primary care and building mechanisms of medical reform has been promoted: Urban and rural residents received 12 types of national basic public health services for free, this further promoted the implementation of the prevention-oriented disease prevention and control strategy. The health literacy level and health status of urban and rural residents have improved year by year, the fairness and equity level of basic public health services have increased significantly, and socio-economic benefits have gradually appeared.

Implementation of *the National Basic Public Health Service Project* has effectively promoted the construction of a scientific and advanced basic public health service system framework. On the one hand, the project implemented the policy prevention-oriented, combined with prevention and treatment, and accelerated the equity and fairness of basic public health services, on the other hand, this also reflected fairness and justice, and provided a guarantee for further deepening medical reform, promoting Healthy China action, and improving the overall health level of the people.

（李金漪）

Chapter 3　Review and Prospects of Primary Healthcare Insurance Development - Reinforcing Primary Medical Insurance 'Ballast', Guarding the Public Health 'Security Line'

Since the 18th Party Congress, under the promotion of the 'Strengthen Primary Care' strategy and hierarchical diagnosis and treatment system, primary care healthcare insurance has been developed and improved to relieve the difficulties of primary medical care. Nevertheless, China's current development of primary healthcare insurance is still unbalanced and insufficient. There are still some contradictions between the capacity of insurance services and the needs of the people. Based on reviewing the development of primary healthcare insurance, the existing problems should be further explored, and targeted improvements should be made.

1. The Basics: A Look Back at The Road to the Establishment of Primary Healthcare Insurance.

Primary healthcare insurance is the integration of township (street), village (community) care unit and medical insurance mechanism. It is also the 'support point' to ensure the smooth operation of the primary health service system. The primary healthcare insurance mentioned in this paper mainly refers to the integrated basic medical insurance system for urban and rural residents. The evolution of primary medical insurance in China can be roughly divided into three stages: (1) the initial construction stage (1951-1978), in which the primary health care coverage was presented in the form of a rural cooperative medical system; (2) the exploration and reconstruction stage (1979-2008), in which the primary medical insurance was mainly the new rural cooperative medical system and basic medical insurance for urban residents; (3) the development and improvement stage (2009-present), in which the primary medical coverage was mainly the basic medical insurance system for urban and rural residents.

2. Construction Results: A breakdown of the Significant Moves in Primary Care.

The system of primary medical coverage has been improved, and the horizontal system structure has gradually moved from urban-rural duality to integration and unification. In terms of the vertical coverage system, it has progressively moved from a single level to multiple levels. The coverage of primary medical insurance continues to expand, the funding standard continues to increase, the scope of the payment gradually increases, the level of treatment is further improved, and the protection function continues to be enhanced. The payment reform of primary medical coverage continues to deepen, the total budget method of medical insurance funds is constantly improved, and multiple and complex medical insurance payment methods based on the payment of diseases are implemented. The institutional system for the supervision of primary health insurance funds is more sound, the responsibilities of all relevant bodies have become more clear and certain regulatory results have been achieved in rectifying illegal and fraudulent practices. Great progress has been made in the management of primary healthcare insurance, the quality has been constantly improved, and people's satisfaction has been rising. In addition, primary healthcare insurance has played an important role in response to the epidemic.

3. Facing Problems: Reflecting on Predicament of Primary Healthcare Insurance.

First, the level of community-level medical care is imbalanced and inadequate. The allocation of medical resources is unreasonable, the coordination between primary medical insurance policy and primary healthcare institutions is not adequate, and the leverage of primary care payments is not obvious. Besides, the situation of primary medical insurance funds is still challenging due to high moral hazards caused by fraud, unclear regulatory responsibilities, and non-standard regulatory law enforcement. Furthermore, there are some problems such as limited service network, poor accessibility and lack of personnel in the management of primary medical insurance. Lastly, in the information construction of basic medical insurance, the 'Information Island' phenomenon is prominent, which is not conducive to the realization of information data exchange and sharing.

4. Future Outlook: A Breakthrough Plan on Primary Healthcare Insurance.

First, systematic measures should be taken to promote the balance of primary healthcare insurance, such as increasing government subsidies, multi-tiered payment mode, unifying the list of medical insurance benefits, and implementing a dynamic adjustment mechanism. Moreover, DRG is utilized to leverage and guide medical insurance payments. An incentive and restraint mechanism of 'Total budget, Surplus retention and Over-expenditure Sharing' should be established. In addition, it is suggested to actively explore diversified monitoring methods and apply big data methods to realize all-around real-time intelligent monitoring and audit. The government should allocate more facilities and resources to communities, and build a network of community-level medical insurance services to improve accessibility. At the same time, to enhance accessibility by optimizing service level. Moreover, relying on artificial intelligence, big data and other new technologies, the 'Smart medical insurance' information platform and management system with standardized and integrated information should be established.

（邵小钰　赵　宁）

Chapter 4　Research on the Compact County Medical Community

For a long time, the Chinese government has attached great importance to constructing and developing the primary medical and health service system. Since 2015, China has promulgated several policies aiming at enhancing the capacity of primary medical and health services through integrated healthcare.

The compact county medical community refers to the three-tier health system, including county-level hospitals, township health centers, and village clinics, it is one of the four medical alliances in China. As an essential part of the 'Healthy China' Strategy, the county medical community aims to further improve the county medical and health service system, improve the efficiency of county medical and health resource allocation and use, and form a rational new order of primary health care.

Guided by national policies and strategies, the construction of the county medical community has developed rapidly. As of April 2021, China has built more than 4,000 county medical communities, and the county medical treatment rate has reached 94%, which has changed the unreasonable access to care patterns. Among them, the pilot construction of county medical communities in Tianchang county of Anhui Province, Deqing county of Zhejiang Province, Sanming district of Fujian Province, Yunxian county of Yunnan Province, Lvliang county of Shanxi Province have achieved remarkable results.

For example, Yun County medical community began to explore medical alliance in 2014 and officially began to explore a county medical community in 2018. Currently, the primary medical treatment rate in Yun County has increased, the average cost of medical treatment has been reduced, the balance of medical insurance funds has also been greatly increased and the medical and health service capabilities were greatly improved. It has explored the medical community's characteristic systems, such as the internal personnel employment and system, the medical insurance package payment system, the medical information and the great health industry system.

Despite many achievements mentioned above, the county medical community in China is still at its early stage. It still has the following problems: (1) Service system problems caused by fragmentation of management collaboration, the unfairness of salary and resources allocation; (2) Basic institutional mechanism problems caused by the insufficient leading role of the county-level hospital, the lack of incentive of the township health centers, and the weak medical and prevention ability of the village clinics; (3) Service capacity quality problems caused by insufficient integration of medical resources and information construction; (4) The guarantee mechanism problems caused by the imperfect medical insurance payment system and the inconsistent financial management model.

Based on the above issues, this paper proposes that a 'single-core and multi-layer service system for a compact county medical community should be established: (1) Adhere to the core goal of 'unified management and coordinated development'; (2) At the institutional level, it is necessary to improve the internal systems of the medical community and unify the management of people, supply and property; (3) At the practical level, it is necessary to strengthen the responsibilities of the government, county-level hospitals, township health centers, village clinics, private hospitals and other entities, and accelerate the high-quality development of primary medical and health services; (4) At the security level, it is necessary to promote the construction of information system and leverage health insurance; (5) At the supervision level, it is necessary to establish top-down internal supervision and bottom-up social supervision mechanism.

In conclusion, by summarizing the development process, policy evolution, and current status of the county medical community in China, this chapter analyses the existing problems and put forward suggestions and prospects that would be conducive to the future development of the compact county medical community.

（赵　宁）

Chapter 5　Health Technology and Drug Supply for Primary Health Care System

Primary health technology and drug supply guarantee are the 'grain' and 'ammunition' for the public to fight against diseases and should be fundamentally guided by the medical needs of the people. This chapter studied the demand and current situation of the primary medical and health institutions' services based on China's real national situations, focused on the primary diagnosis and treatment ability of common diseases, and how to assist primary medical and health teams in promoting the training system of appropriate technology, and how to improve the effectiveness of appropriate technology by remote methods. Centering on the essential medical system, the chapter also focused on the facts and causes of the bottleneck of primary drug supply under the environment of medical reform, to guarantee drug supply to make primary hospitals closely protect the life and health of patients.

Under the guidance of the overall goal of the medical reform, appropriate health technologies that meet the actual needs have been selected and promoted, and the drug supply guarantee system has been established to ensure the research and development, production, circulation, and use of the medicines. The ability to promote primary health technologies and to ensure the supply of drugs has steadily increased, and the citizens' primary access to medical services has been effectively improved. However, the list of drugs is narrow in primary medical and health institutions, the personnel training and the medical service are limited, and the distribution of medical drugs in remote areas and towns is insufficient. Patients must 'migrate' to large hospitals in urban areas, while large hospitals lack medical guidance for patients to return to primary care. China must improve the construction of primary medical technology and drug supply guarantee system, adhere to the principle of highlighting the basics and reducing the burden, and comprehensively drive the connection of diagnosis and treatment of upper and lower levels of medical institutions, as well as promoting the combination of disease prevention and treatment with supply-side structural reform.

This chapter put forward that the policy should make combinations to optimize the comprehensive measures. Firstly, proceeding from reality, according to the local economic development and the changing development demand for medical and health care. Establishing a stable, capable and efficient healthcare technical training and promotion team to guide the general practice to the primary hospitals, form a highly effective popularization and application mode by remote internet methods; Secondly, Improving from the top design, strengthening the research of the real world connecting basic drug system, medical insurance system and grading system of diagnosis and treatment; Thirdly, upgrading the primary supervision mechanism and drug supply insurance policy of drug distribution enterprises.

With the gradual formation of the orderly pattern of access to care, China's primary medical and health care will produce a chain reaction and usher in a new scene: The primary hospitals become the gatekeeper for health care to ensure the medical treatment drug demand at the doorstep of the people, besides, with the improvement of the medical capacity of primary hospitals, more patients with common diseases and chronic diseases will stay in primary hospitals proactively, and the volume of patients receiving primary medical care will continue to increase. In this way, the demands and the supplies would be integrated, and thus the technology and the medicine could work closely to protect the public's lives, health, and happiness.

（严　越　毕欣然）

Chapter 6　Current Situation and Countermeasures for the Construction of Community Health Service Institutions

As the 'last mile' that provides health services to community residents directly, community health service institutions play an essential role as 'health gatekeepers'. They work with hospitals to allocate labor and jointly promote the in-depth development of the health system reform. It first began with *the National Health Service Act* promulgated by the United Kingdom in 1948 and on that basis, formed the United Kingdom's national medical service system. Looking back at the development of China's community health services, it could be divided into four stages, the initial stage, the development stage, the reform stage, and the deepening reform stage.

China has introduced the 'community health service' concept since the reform and opening and established or transformed existing medical institutions in urban areas into community health service centers (stations) and set up clinics in villages. In 1997, China promulgated *the Decision on Health Reform and Development*, emphasizing the importance of improving the community health service system and optimizing the layout of community health services. Subsequently, provinces and cities have invested in construction practices, marking the start of community health service work. Since 2006, the state has issued *the Guiding Opinions on the Development of Urban Community Health Services* and a series of supporting documents, emphasizing that the structure optimization of urban health resources and development of community health services is an important method to alleviate people's livelihood problems such as the excessive concentration of high-quality resources in large hospitals. At the same time, the document makes specific regulations on the establishment and management of urban community health services, the beds, departments, personnel, space, and equipment of urban community health service centers, and community health development has entered a brand new stage. In 2009, the construction of the community health service system achieved preliminary results, with the publication of *the Opinions on Deepening the Reform of the Healthcare System*, the improvement of the primary health service system has become one of the five critical tasks of the new health care reform, and the construction of general practitioners has achieved considerable improvement. Since 2015, the community health services have entered into the deepening reform period, and the construction of a tiered diagnosis and treatment system and the enforcement of the community hospitals have become an urgent task.

In recent years, the total community health resources in China have continued to increase, and the number of institutions and personnel has grown steadily. By the end of 2020, 35,365 community health service centers had been established nationwide, with 238,300 beds in community health service centers. Community health service centers had 189,000 physicians and 186,000 nurses; community health service stations had 65,000 physicians and 77,000 nurses. At the same time, the overall service capacity of community health has been continuously enhanced, and the capacity of primary medical services and public health services has been continuously improved. In particular, it has played a vital role in preventing and controlling the COVID-19 outbreak.

Overall, China's community health service is still at its early stage, and the service capacity, hardware level, and personnel quality of community health service institutions cannot meet the growing health needs of its people. The future construction of community health service institutions has a long way to go, and work can be carried out from four aspects. The first is to strengthen the input and allocation of human, material, and financial resources, and focus on solving the problems of insufficient overall resources and uneven development among different regions. The second is to improve the system design, to increase incentive policies for medical institutions and personnel, to promote medical insurance reform, and to improve work incentives. At the same time, the monitoring and surveillance of community healthcare institutions, especially private institutions, should be enhanced. The third is to continuously improve the ability of diagnosis and treatment services, to carry out the construction of high-quality community hospitals, to accelerate the construction of medical alliances and medical communities, and to promote family hospital bed services and family physician contract services. The fourth is to establish a community coordinated development mechanism, to establish medical institutions in the community with educational institutions, and healthcare enterprises to achieve the co-development of medical and public health services.

（曹子健）

Chapter 7　Effectiveness, Problems and Countermeasures of the Construction of Primary Health Personnel - The Key to Health Gatekeepers is 'People'

The construction of primary health personnel is necessary to promote the high-quality development of primary health work. The state has issued a series of policies, emphasizing that the key to China's health development is to strengthen primary care, and the key to developing the primary is to cultivate primary care personnel. Relevant departments of the state have issued special preferential policies for general practitioners and country doctors in personnel training, professional title assessment, salary, and treatment, etc., and continue to follow up the implementation of policies on free education, employment placement, salary mechanism and code of conduct of targeted medical students.

From 2016 to 2020, the total number of personnel in primary healthcare facilities in China increased year by year, among which the number of general practitioners and traditional

Chinese medicine doctors in primary healthcare facilities kept increasing, while the number of country doctors decreased year by year, while the number of practicing (assistant) physicians constantly increasing. The overall age composition, educational level, and technical titles of the personnel in primary healthcare facilities in China have been continuously improved. In addition, China has provided much personnel for primary healthcare facilities through academic education, vocational education, and residency standardized training.

There are still many problems in the development of primary healthcare personnel. Talent numbers are still in short supply, especially in the central and western regions, country areas, health clinics in towns and townships, and village clinics. The overall educational level of the personnel in primary healthcare facilities is not high, and the proportion of professional titles is relatively low. The stability of the personnel in primary healthcare facilities needs to be improved, and the brain-drain situation is serious. Currently, the country doctors in China are generally older, and less educated, and their medical service level is relatively limited. Remuneration and incentive policies are not well implemented, resulting in frustration in employees' enthusiasm for work. The training content, assessment mechanism, and other aspects are uneven. In addition, training course plans and teaching materials do not fully match the actual work needs.

We will give policy advice on several fronts. Firstly, we should expand the training scale of primary health personnel, especially high-level general practitioners, and free training of targeted medical students for rural areas and increase the training of students majoring in traditional Chinese medicine, nursing, and rehabilitation, which are in short supply. We will encourage doctors to be allowed to multi-practice, encourage high-quality personnel to serve in primary healthcare facilities, and establish personnel flow and rotation among medical institutions at different levels. Secondly, personnel training should be strengthened through academic education, continuing education, and training. Make use of the guiding role of professional title assessment to enhance the professional service capacity of medical staff in primary healthcare settings. The key is to improve the service capacity of medical personnel in county hospitals to ensure that 'serious diseases do not have to seek treatment out of the county'. The state continues to explore new technologies such as the Internet, artificial intelligence, and 5G to empower community-level medical and health institutions in training and consultation. Finally, we suggest further improving the selection and employment mechanism, employment, and termination mechanism, treatment, and post-arrangement of primary healthcare personnel. Focusing on the actual value of rural doctors in rural medical services and doing well in introducing practicing (assistant) doctors to the village. Meanwhile, the career path, income channel, and career development space of primary health personnel should be actively expanded to retain talents.

（李昶锋）

Chapter 8　Primary Health Care Personnel Compensation System

The long training period, high occupational risk, high technical difficulty, and heavy working responsibility are characteristics of the medical industry. Thus, protecting and giving full play to the enthusiasm, proactivity and creativity of medical staff is the primary issue to consider. At present, China's reform of the primary health personnel remuneration system is still not in line with the overall pace of the reform of the medical and health care system. Problems with salary structure, personnel funding guarantee, etc. led to the dilemma of insufficient 'motivation' of primary care medical staff. In response to these problems, we put forward suggestions for improving the construction of the primary personnel remuneration system, to promote the high-quality development of primary medical and health care.

China attaches great importance to the health personnel remuneration system. In 2009, a new round of medical and health system reform kicked off, which proposed to establish an assessment and incentive mechanism to form a long-term mechanism for fairness and efficiency. Since then, some regions tried to establish a primary performance appraisal system and achieved some success. In 2016, General Secretary Xi Jinping proposed *two allowing*, that is, allowing medical and health institutions to break through the current wage regulation levels of public institutions, allowing medical service revenues, after deducting costs and withdrawing various funds as required, to be used primarily for personnel incentives. Since then, Chinese national ministries and commissions have issued documents requesting the creative implementation of the *two allowing* at the primary level. The reform of the primary health personnel remuneration system is in progress.

However, there are still problems in China's primary health personnel remuneration system, resulting in insufficient 'motivation' for primary medical staff. Firstly, the salary structure needs to be optimized. In most primary institutions, the gap between staff performance wages was relatively small, which failed to play the incentive role of performance pay. Meanwhile, in some developed regions, the salary structure falls into another 'extreme', that is, the salary is primarily composed of a performance-based salary, which easily induces profit-seeking behavior, and inhibits the public benefit of health care.

Secondly, the guarantee function of the salary system is not fully utilized. Primary medical and health institutions belong to the class I public welfare institutions, whose funds are all provided by the state. However, due to the ineffective implementation of policies, mismatch of funds, insufficient personnel funds, and incomplete reflection of final accounts, some primary institutions still have insufficient personnel and public expenses.

Thirdly, the implementation of labor-based distribution is not effective. In the context of promoting tiered diagnosis and treatment, patients gradually flow to the primary level, increasing the workload of primary medical staff. However, the salary levels have not kept pace with changes in workload. Low 'salary satisfaction' not only affects the enthusiasm of the primary medical staff but also aggravates the brain drain of the talents in primary care.

To this end, we propose the following countermeasures and suggestions. Firstly, restructuring the compensation structure is needed. It is necessary to reasonably design the proportion of basic salary and performance salary, not only to 'protect the basics', but also to 'promote performance'. In addition, to scientifically develop a pay-for-performance plan and to establish a diversified performance appraisal system to ensure fair and reasonable salary distribution.

Secondly, the funding mechanism should be innovated. Since 2011, Guangdong Province has allowed the primary institutions to break through the wage regulation level in Class I public welfare institutions, and the policy for class II public institutions was to verify the total amount of performance salaries. In recent years, this mechanism has been gradually promoted to improve the primary care funding system and to strengthen personnel salary protection.

Thirdly, the implementation of the distribution according to labor should be constructed. Local governments and primary care institutions should comprehensively consider factors such as work intensity and work quality, reasonable adjustment of the total salary, to scientifically make performance distribution plans. Incentive remuneration should also be tilted towards key positions, technical backbones and medical staff with outstanding contributions.

Finally, surveillance and management should be strengthened. Regarding the implementation of the remuneration system for primary care institutions, all the primary institutions should report regularly and accept monitoring from higher-level departments. Meanwhile, the feedback channels should also be improved for primary care institutions and staff to give feedback on the problems to help the regulatory authorities to detect problems and to introduce countermeasures.

（刘穗斌　古德彬）

Chapter 9　Break of Dawn – 'Internet +Healthcare' Construction of Primary Health Care System

'Internet + Health' is a way to promote the construction of the primary healthcare system, to improve the capacity of primary healthcare facilities, and to promote the fairness and accessibility of healthcare services. Based on the practical experience of 'Internet + Health' at the primary level in China, this chapter analyzed the difficulties faced by relevant practices and its potential solutions, to provide a reference for promoting 'Internet + Health' in the primary healthcare system in China.

The concept of 'Internet + Health' originated from the rapid development of China's Internet industry in recent years. Still, it is also inseparable from the achievements of China's health information system construction over the past years. With the gradual improvement of the policy system, the service content of 'Internet + Health' in the primary healthcare system has become more affluent, and the gradual transformation from information infrastructure construction to a higher level of 'Internet +' applications has been realized. The relationship between 'Internet + Health' and the construction of primary healthcare facilities becomes closer and China's 'Internet + Health' has stepped into the track of standardized development.

The top policy design and infrastructure construction have laid a solid foundation for the primary level to explore 'Internet + Health' all over the country, extensive explorations have been carried out in medical association construction, primary healthcare and telemedicine. Firstly, the application of the Internet of things, big data, artificial intelligence and other technologies is the technical support to realize mutual recognition of examination results and sharing of patient information within the medical association. Secondly, using Internet technology to provide basic public health services in the primary healthcare system. Thirdly, improving primary healthcare facilities' service capacity through Telemedicine.

Currently, the general utilization of 'Internet + Health' is not high, and it mainly faces the following problems. Firstly, the standard of 'Internet + Medical Association' is inadequate, and the health information system standard under the background of 'Internet + Health' construction urgently need to be replenished. Secondly, the integration of health information systems is insufficient, there is a lack of information sharing among health information systems, so the existing health data cannot be effectively integrated into big data and personalized medical services based on health information could not be effectively supported. Thirdly, primary healthcare facilities lack incentives to promote the construction of 'Internet + Health' and the payment methods of related 'Internet + Health' services are imperfect. Fourthly, the primary healthcare facilities are short of human resources to carry out 'Internet + Health' constructions.

To sum up, the following three strategies could be adopted to promote the construction of 'Internet + Health' in the primary healthcare system. First of all, to improve the relevant laws and regulations of 'Internet + Health', to protect patients' privacy and to enhance the standards for primary healthcare facilities to complement 'Internet + Health' services. The second strategy is to improve the performance appraisal mechanism, the incentive system, and the medical insurance payment policy. The third strategy is to encourage primary healthcare institutions to innovate service forms, health education, disease screening, chronic disease management and other services.

（王颖航）

Part II

Chapter 10　Medical Reform in Sanming：Construction and Management of Compact County Medical Concomitant

Section I　Main Experience of Medical Reform in Sanming

Since the reform and opening-up, the Medical and Health Undertakings of Sanming have made remarkable achievements, and the people's health level has continued to improve. However, there are some problems, such as unreasonable allocation of resources, a rapid rise in medical costs, and excessive burden on residents, which not only have their particularity, but also are common problems in the process of National Medical Reform. Therefore, in 2021, Sanming took the initiative to start substantive problem-based medical reform. In October, 2021, the State Council issued the "Implementation Opinions on deepening the experience of Sanming City in Fujian Province and deepening the reform of the medical and health system", requiring all parts of the country to promote the experience of Sanming Medical Reform further.

Sanming Medical Reform highlights integrity, systematization and coordination. Firstly, it has established an efficient leadership system and administrative mechanism for medical reform, with cross-departmental coordination, clear rights and responsibilities, and efficient operation. Secondly, the reform adheres to the reforming principle of "Linkage of medical insurance, medical treatment and medicine", breaks the profit-seeking mechanism, and continues to "maintain the basic, strengthen the grassroots, and build a mechanism". Thirdly, it has changed the treatment-centred health service mode and established a national health promotion mechanism that pays equal attention to treating and preventing , and integrates medical treatment and prevention.

Through unremitting efforts, Sanming Medical Reform has initially achieved win-win results for patients, hospitals, doctors, medical insurance funds and other parties. First public health level and health equity has been improved continuously. Second, the burden of seeing a doctor has been significantly reduced, and patient satisfaction has continued to improve. Third, the per capita income of public hospitals has increased significantly, and a positive incentive mechanism has been formed. Fourth, the income structure of hospitals has been optimized, and the value of labour technology has been reflected. Fifth, the medical insurance fund for urban workers has operated safely, and its efficiency has been significantly improved. Sixth, the allocation of health resources is more balanced, and the capacity for sustainable development is enhanced.

Section Ⅱ　Construction of Compact County Medical Community in Sanming

Sanming City integrates all public medical institutions, breaks down administrative, financial, personnel and other barriers, and endows the Compact Medical Community with the autonomy to run hospitals. Clearly, the Compact Medical Community implements one institution with two brands and keeps the institutional setup, administrative system and legal entity unchanged. By integrating the leadership of the original county hospital and the hospital of traditional Chinese medicine, the leading group of the Compact Medical Community has one secretary of the Party Committee and one president respectively. There also involve five to seven vice presidents, including the executive vice president, and has added a secretary of the Discipline Inspection Commission to strengthen discipline enforcement accountability. Meanwhile, the Party Committee directly under the county Party committee was established to form the president's responsibility system under the leadership of the Party committee.

Since 2017, focusing on achieving the goal of Hierarchical Medical, Medical Reform in Sanming, carried out a Compact Medical Community with the establishment of a general hospital as the carrier, with the implementation of the reform of medical insurance payment as the starting point, has achieved preliminary results. First, the system and mechanism are smoother. Second, the flow of resources is more balanced. Third, the sense of gain of the masses is more prominent. Fourth, hospital income is more reasonable. Fifth, chronic disease management is more effective.

Many facts have been proved by practice. Firstly, the core of Sanming Medical Reform lies in the reform led by the Municipal Party Committee and the municipal government and the establishment of a common coordination mechanism between departments. Secondly, the negotiation and cooperation between multiple subjects and the combination of good policies have made Sanming Medical Reform show overall and large-scale benefits. Finally, the implementation of the responsibility of the government to run hospitals is a solid guarantee for the reform of public hospitals to maintain general welfare, mobilize enthusiasm and ensure sustainability.

（宋　琦）

Chapter 11　Report on Primary Healthcare Service System in Shanghai

As one of the most economically developed city in China, Shanghai is highly industrialized with high-quality medical services and a large number of aging population. By the end of 2021, Shanghai has established a primary healthcare service system covering both urban and rural areas, and 96% of residents have access to primary healthcare services within a 15-minute walk. Shanghai has provided residents with relatively high-quality primary healthcare services by strengthening contracted family doctor services, empowering healthcare at the primary level with the Internet, and setting up nursing homes to ensure residents'health with life expectancy on par with that of developed countries. Meanwhile, according to the results of the seventh national population census, the number of permanent residents in Shanghai has reached 24 870 900, of which 5 815 500 people (23.4%) are aged 60 and above, and 4 049 000 people (16.3%) are aged 65 and above, suggesting a high degree of aging. In light of China's active response to population aging, the healthcare system of Shanghai should give priority to and take the lead in meeting people's growing demands for diversified and multi-level health services, fitting the needs of the aging population in Shanghai, and further empowering primary care institutions with 5G and artificial intelligence technology.

1. Strengths and Experience

In order to develop an effective tiered diagnosis and treatment system, Shanghai has achieved good results by innovating the system and mechanism as well as fully utilizing Internet technologies. Shanghai has facilitated the tiered diagnosis and treatment system by signing with family doctors extensively to reach balanced primary treatment services among grassroots medical institutions, third-grade hospitals, and other health institutions. With electronic health and medical records of residents as the core, Shanghai has built a network of "Health Clouds" to empower grassroots health. By August 2020, the number of registered residents in "Health Clouds" reached 23.34 million, and electronic data of physical signs of 26.43 million people and information of 1.824 million people with abnormalities were uploaded for clinical reference and follow-up of chronic diseases. Moreover, Shanghai has also encouraged the development of telemedicine to make quality medical resources more accessible at the community level.

2. Weaknesses and Loopholes

Although Shanghai has made remarkable progress in providing high-quality health services to meet the needs for health, there are still certain weaknesses and loopholes, including the following five aspects. First, there is a shortage of human resources in the development of family doctors. Second, the institutional mechanism of "Internet plus" empowering the grassroots needs to be further improved, and so do the incentive system of "Internet plus healthcare". Third, in terms of "Internet plus nursing services", it should have a closed-loop payment and settlement system, relatively lower pricing of services, a more innovated promotion model and clear division of responsibilities. Fourth, the insufficient supply of care services for the elderly at nursing homes of community health service centers, as well as the pressures of future funding. Fifth, in the supply of public health services, some of the services overlap leading to fatigue of the target audience, repeated launches leading to a heavy workload at the grassroots level, and some of the supporting measures are not well articulated, leading to the neglect of screened diseases.

3. Discussion and Suggestions

In view of the weaknesses and loopholes of Shanghai's primary-level healthcare services, the research team further summarized the following points on the basis of experts' opinions. First, in terms of the development of family doctors, the salary and income structure of family doctors should be reasonably designed and their performance evaluation indicators should be actively explored. Second, in terms of "Internet plus" empowering grassroots, the positioning of grassroots healthcare institutions should be clarified, and relevant experience should be further promoted and summarized to form the Shanghai model. Third, with regard to "Internet plus nursing services", mobile payment should be accelerated to improve patients' experience, and third-party evaluation should be introduced. Fourth, in the aspect of "nursing homes of medical institutions with community healthcare service", we should optimize the distribution of health service resources and promote the development of medical care service system for the elderly. Fifth, as to "the supply of public health services", we should increase the motivation of grassroots medical institutions to meet the demands of people, integrate specific disease service programs, optimize service supply, connect screening and management programs smoothly, and improve people's sense of gain.

（杨　菁）

Chapter 12　Luohu: Primary Medical Care Reform Boosts "Healthy China"

The people's health-centred medical and health service system reform launched by Luohu District in 2015 is in line with the idea of deepening the reform of the medical and health system in the new era of China. The reform concept of Luohu District of " Less sick, less hospitalized and less burdened" is in line to build a healthy China. The reform concept of "Focusing on the grassroots and primary health care" is consistent with China's health and health work guidelines in the new era. Luohu District's innovative series of initiatives, such as the close medical consortium with a sole legal representative, the whole life cycle health management and health effect-oriented medical insurance payment reform, has primarily solved the difficulties encountered in the new health care reform. After nearly seven years of practice, Luohu's medical reform has won the affirmation of health administration authorities at all levels. It has been recognized by the National Health and Wellness Commission as a model for urban medical consortia in China and promoted nationwide. Its practical experience has been recognized by the World Health Organization.

Luohu reform is implemented in three steps: First, integrate the medical resources of the district and realize the management community with integrated staffing, operation and management, and medical services; Second, strengthen the community health center, sink the focus of work and high-quality resources, and establish financial subsidies and price incentives to guide the mechanism to form a "service community" centred on residents' health. Third, strengthen the social health center, sink the focus on work and high-quality resources, and establish financial subsidies and price incentives to guide the mechanism, forming a "service community" centred on residents' health. Fourth, carry out a breakthrough reform in the management of medical insurance funds to change from "disease protection" to "health protection" and to form a "community of interests" among the government, hospitals, doctors and patients. Fifth, break the administrative barriers and to form a community of interests. Sixth, break the administrative barriers and link the whole society to create a "health community".

The main reform initiatives include the integration of district medical resources, the formation of a single legal representative of the close medical consortium; focus on the development of primary care and strengthening the community health center; the implementation of health effects-oriented health insurance payment reform; cross-sectoral linkage, efforts to build a joint construction and shared health care mechanism.

Luohu medical reform has been in practice, steadily advancing from all dimensions, solving problems, summarizing experience and then gradually transforming, and the reform has been remarkable in many aspects. Premier Li Keqiang praised the medical reform in Luohu, and Vice Premier Liu Yandong gave written instructions to affirm the reform ideas and practices. Luohu's medical reform initiatives were selected as one of the 35 national significant typical experiences in deepening medical reform. The General Office of the State Council, Guangdong Provincial People's Government and Shenzhen Municipal People's Government have issued relevant documents to promote the Luohu medical reform experience. The Luohu medical reform model has taken root in many regions in China, providing a robust reference for developing medical reform and medical and health care in China.

The particular zone has helped China rise for 42 years, and the "pioneering demonstration zone" is the bloody path of countless reform ancestors. Luohu medical reform is not just a change, but an essential part of adapting to the current environment in improving public livelihood. In the future, Luohu medical reform will adhere to the original intention, keep pace with the times, and protect the health of the people in the Bay Area with the best medical and health care pattern.

（孙喜琢　宫芳芳　刘宝琴）

Chapter 13　Focus on the Primary Health Service System in Sichuan

Sichuan Province, located in the inland of southwestern China, is known as the "Land of Heaven". As of November 1, 2020, Sichuan has become the fifth-largest province in China in terms of the resident population. In health care, there were 82 793 medical institutions in Sichuan Province by the end of 2020, of which 96.01% were primary healthcare facilities. Given the effectiveness of Sichuan Province in constructing the primary health service system, we conducted a special study to enrich the research on the primary health service system.

Combining with the current situation of the construction of the primary health service system in Sichuan Province, we selected representative areas and institutions in Sichuan Province that have characteristics in constructing primary healthcare facilities and primary service models for field visits.

This chapter focuses on the construction of medical associations and specialized alliances, telemedicine, family physician service model and the construction of primary elderly service, etc. The research institutions involve different levels and types, including typical institutions such as leading hospitals of medical alliances, critical development hospitals in non-capital cities, community health service centers and pension agencies. In order to learn more about the construction of services for the elderly and children in healthcare facilities, we also focus on the construction of hospice specialized alliance and pediatric specialized alliance in Sichuan, and carried out field visits to different types of medical-nursing combined institutions such as community-embedded elderly care, geriatric hospitals and pension agency.

This chapter is structured around the above topics. In each topic, first, the types of institutions and operation models of each research institution are outlined, and the quality, cost-effectiveness and accessibility of services are analyzed to form a basic understanding of the research institutions. After that, the roles and responsibilities of different levels of institutions in the cooperation of medical associations and specialized alliances are explained, also the highlights, shortcomings and challenges faced in the actual implementation of the model are summarized. Finally, combining with the research content, we discuss whether the model has practical promotion value, and how the leading institution and the primary healthcare facilities can better link up in the subsequent development to promote the sinking of high-quality resources, realize hierarchical medical and achieve a win-win situation through information technology, talent flow, and integrated management.

In addition, we discuss the excellent cases of family physician services and Internet medical services carried out by primary healthcare facilities, and make suggestions on how to further enhance the residents' access to medical care. At the same time, we also discuss some conceptualized controversies in the primary health service system, such as family physician services, and medical-nursing combined care, in the light of the actual operation of the institution.

Due to the short time and tight schedule, there are some shortcomings in the overall research. In terms of the selection of research sites, we mainly focus on urban areas and pay little attention to rural areas, especially the more remote areas such as Aba and Ganzi in Sichuan Province, which means that the conclusion has certain limitations. In terms of institutional research, there are relatively heavy subjective contents, and the research content may be over-concentrated and incomplete. Although there are still imperfections in this research, it still has some reasonable reference values.

（李昶峰　边妗伟　何美慧）

Chapter 14 Ningxia:" Internet + Healthcare" Model Empowers Grassroots

This chapter mainly introduces how Ningxia, an underdeveloped province in northwest China, overcomes challenging situations and plays a leading role in the area of the Internet + Healthcare model establishment.

Northwest China's Ningxia Hui Autonomous Region is an underdeveloped province. And its geographically uneven distribution of the medical resources is very prominent. At the same time, the "siphon effect" of large cities aggravates the imbalance in medical services. In order to have an effective way to solve the problem of insufficient and unbalanced medical resources, the Ningxia government explores the "Internet + healthcare" model to promote the hierarchical medical treatment system promulgated by the State Council of China.

Ningxia has made significant progress in building the " Internet Plus Healthcare" model over the past few years. It has established a relatively integrated Internet + healthcare model. Specifically, there are 4 basic systems of Internet + healthcare model："Internet + telemedicine" system, " Internet + convenience service" system, "Internet + patient management" system and " Internet hospital construction " system.

It gradually improved the model through supportive policies, services, technology, regulation and supervision systems. Ningxia government has strengthened the construction of the grassroots medical facilities and diagnosis and treatment service capabilities, leading the hierarchical medical treatment system into shape. With the help of supportive policies, the "Internet + Medical Health" model has gained remarkable achievements. In terms of social security system, as the first Internet + healthcare demo zone in China, Yinchuan City has issued 18 supporting policies and five industry self-discipline regulations to form a complete institutional system. It also builds a comprehensive diagnosis and treatment service system. Ningxia's "Internet+ healthcare model" has empowered the grassroots medical care system. It also benefits the construction of the medical community in Ningxia.

Ningxia also gets help from all sides for the sustainable development of the model. It is recommended new strategies and measures be taken to respond to the challenging problems in promoting "Internet + healthcare" services. For the shortage of healthcare workers problem, Ningxia can take multiple strategies to attract and retain medical talents, such as a preference treatment policy to encourage talents to serve in the grassroots healthcare institutions. Secondly, It is recommended to concentrate efforts on establishing a integrated healthcare data platform, construction standards and access requirements to break through the barriers of data departments, regions, and institutions. And it is suggested that the Health Commission of Ningxia should build an independent platform to supervise the construction of "Internet + healthcare" model. Thirdly, Considering the growing demand for funds, the government is recommended to change the financing model to build more complete financing and payment model. Last, government administrative agencies and different departments can enhance the publicity for "Internet + healthcare" model through expert analysis, policy interpretation, etc. In this way, people can enjoy the convenience and benefits of the "Internet+ healthcare" model.

（康　玥）

附录二：英中词汇对照

A

Aging of the population	人口老龄化

B

Bureau of Primary Heath Cares（BPHC）	初级保健局

C

Cancer prevention	癌症防治
Chronic disease prevention and control	慢性病防控
Chronic disease management	慢病管理
2020 China's Health Cause Development Statistical Bulletin	《2020年中国卫生健康事业发展统计公报》
Clinical medicine	临床医学
Community health service center	社区卫生服务中心
Community health service station	社区卫生服务站
Community hospital	社区医院
Continuing education	继续教育
Country doctor	乡村医生
Country's basic public health services	国家基本公共卫生服务项目
County employment township use	县聘乡用
County hospital	县级医院
County medical community	县域医共体
Cross-regional specialized alliance	跨区域专科联盟

D

Deputy senior title	副高级职称
Development-orientated poverty reduction	开发式扶贫
Disabled elderly Pension service demand	失能老人养老服务
Double permission	两个允许

E

Evidence based decision making	循证决策

F

Family physician	家庭医生
Federally Qualified Health Center（FQHC）	联邦政府认证的社区卫生服务机构
Financial subsidies	财政补助
Free training of targeted medical students for rural orders	农村订单定向免费医学生

G

General practitioner	全科医生
Grassroots health talents	基层卫生人才

H

Health and Family Planning Commission	卫生和计划生育委员会
Health clinics in towns and townships	乡镇卫生院
Health information system	卫生信息系统
Health technicians	卫生技术人员
Health poverty alleviation policy	健康扶贫政策
Healthcare system reform	医疗体制改革
Hierarchical medical system	分级诊疗制度

I

Institutional care service	机构照护
Internet plus	"互联网＋"

Isolated information islands   信息孤岛

J

Job burnout   职业倦怠

L

Licensed （assistant） doctor   执业（助理）医生
Long-term care   长期照护

M

Medicare   医疗照顾制度
Medicaid   医疗救助制度
Medical association   医联体
Medical and prevention integration   医防融合
Medical corpsman   卫生员
Medical informatization   卫生信息化
Medical insurance payout   医保支付
Medical-nursing combined care   医养结合服务
Medical ratio   医护比
Medical technician   医技人员
Ministry of Finance   财政部
Ministry of Human Resources and Social Security   人力资源社会保障部
Multi-participation   多元参与
Multi-sited license   多点执业

N

National Administration of Traditional Chinese
Medicine （NATCM）   国家中医药管理局
National Health Commission   国家卫生健康委员会
National Health Conference   全国卫生与健康大会
National Teleconference on Health Reform   全国医改工作电视电话会议
Nongovernmental hospital   非政府举办医院

O

Occupational education	职业教育

P

Patriotic Health Movement	爱国卫生运动
Pension agency	养老机构
Person-time a doctor responsible for the daily diagnosis and treatment	医生日均担负诊疗人次
Practice（assistant）physician	执业（助理）医生
Primary healthcare facilities	基层医疗卫生机构
Primary health service system	基层卫生健康服务体系
Private medical institutions	私营医疗机构
Public health services	公共卫生服务
Public health emergency management	公共卫生应急管理
Public institution	事业单位
Public welfare institution, class 1	公益一类
Public welfare institution, class 2	公益二类

R

Regional medical center	区域医疗中心
Registered nurse	注册护士
Regulation of salary	工资调控
Rehabilitation medicine	康复医学
Rehabilitation nursing	康复护理
Risk sharing mechanism of medical behavior	执业风险分担机制
Rural order oriented medical students	农村订单定向免费医学生

S

Salary reform in public hospitals	公立医院薪酬改革
Senior professional title	高级职称
Siphon effect	虹吸效应
Social support	社会支持

Standardized training for resident doctors 住院医生规范化培训
Suitable grassroots health talents 基层适宜卫生人才
Supply-side reform 供给侧改革

T

Targeted poverty alleviation 精准扶贫
Telemedicine 远程医疗
Telemetry collaboration network 远程医疗协作网
The outflow of talent 人才流失
Traditional Chinese Medicine（TCM） 中医学
Traditional chinese medicine physician 中医医生
Two lines of revenue and expenditure 收支两条线
Two-way referral 双向转诊

U

Urbanization 城镇化
Urban medical group 城市医疗集团
Urban-rural integration 城乡一体化

V

Village clinic 村卫生室

附录三：基层医疗卫生核心信息及释义

一、基层医疗卫生机构

（一）基层医疗卫生机构指社区卫生服务中心和站点、乡镇卫生院和村卫生室

释义：本条规定了基层医疗卫生管理的范围。

国家为全民提供基本公共卫生和基本医疗服务，基层医疗卫生机构主要面向本机构服务辐射区域的居民提供这两类服务，其诊疗科目、床位数量、科室设置、人员配备、基础设施建设和设备配备需与其功能定位相适应。

社区卫生服务中心（Community Healthcare Center），是在政府领导、社区参与、上级卫生机构指导下，以人的健康为中心、家庭为单位、社区为范围、需求为导向，以妇女、儿童、老年人、慢性病患者、残疾人、贫困居民等为服务重点，以解决社区主要卫生问题、满足基本卫生服务需求为目的，融预防、医疗、保健、康复、健康教育、计划生育技术服务功能等为一体的基层卫生服务。据 2021 年 7 月国家卫生健康委员会规划发展与信息化司发布《2020 年我国卫生健康事业发展统计公报》显示，在基层医疗卫生机构中，社区卫生服务中心（站）有 35 365 个。

乡镇卫生院，是县或乡设立的一种卫生行政兼医疗预防工作的综合性机构，其任务是负责所在地区内医疗卫生工作，组织领导群众卫生运动，培训卫生技术人员并对基层卫生医疗机构进行业务指导和会诊工作。中国农村逐渐形成了按行政村建村诊所、行政乡镇建乡镇卫生院和行政县建立县医院的"三级预防保健网络"。乡镇卫生院是农村三级医疗网点的重要环节，担负着医疗防疫、保健的重要任务，与县级卫生机构和村卫生所上联下接、密切配合，并与合作医疗、赤脚医生被世界卫生组织并称为中国农村医疗卫生服务的"三大法宝"；其经验为世界卫生组织 1978 年《阿拉木图宣言》"实现 2000 年人人享有卫生保健"的战略措施提供了有益的启示和影响。2021 年 7 月 13 日，国家卫健委规划发展与信息化司发布《2020 年我国卫生健康事业发展统计公报》，显示基层医疗卫生机构中，社区卫生服务中心（站）35 365 个，乡镇卫生院 35 762 个，诊所和医院 259 833 个。

村卫生室是村级单位医疗机构，必须设立在本村辖区内，每个行政村只设立一个定点医疗机构。以前有村卫生室、村卫生所、村医疗点等各种称呼，新医改以后国家将村级医疗机构统一称为村卫生室。村卫生室一律不得租赁、转让、承包给他人。村卫生室应建立健全各项规章制度，严格执行疾病诊疗技术规范，确保参合农民得到优质、价廉、方便、安全的医疗服务。

乡镇卫生院和社区卫生服务机构是公益性、综合性的基层医疗卫生机构，承担着常见病和多发病的诊疗、基本公共卫生服务、计划生育技术服务、健康管理、危急重症患者的初步现场急救和转诊等功能任务，是城乡医疗卫生服务体系的基础。

（二）政府举办的基层医疗卫生机构是公益性事业单位，不以营利为目的

释义：本条规定了基层医疗卫生机构的公益性质。

基层医疗卫生机构属于国家卫生保健系统，是医疗卫生服务体系的重要组成部分，也是为发展社会公益事业而设立的单位，根本是为了改善人民的健康水平，具有广泛的社会效应，应强调公益性、削弱盈利性。

（三）坚持基层医疗卫生机构的公益性质，发挥绩效考核的激励约束作用

释义：本条规定了基层医疗卫生机构的目标和原则，通过建立健全基层医疗卫生机构绩效考核机制，推动基层医疗卫生机构持续提升服务能力和改进服务质量，努力为人民群众提供安全、有效、方便、经济的医疗卫生服务。

基层医疗卫生机构绩效考核指标体系由服务提供、综合管理、可持续发展和满意度评价4个方面42项指标构成，其中部分指标作为国家卫生健康委员会的监测指标。各地可结合实际，适当增补相关绩效考核指标。

服务提供。重点评价基层医疗卫生机构功能定位、服务效率、医疗质量与安全。通过基本医疗服务、基本公共卫生服务、签约服务等指标考核功能定位情况；通过人员负荷指标考核医疗资源利用效率；通过合理用药、院内感染等指标考核基层医疗质量与安全。

综合管理。重点评价经济管理、信息管理和协同服务。通过经济管理指标考核基层医疗卫生机构收支结构的合理性；通过信息管理指标考核基层医疗卫生机构各项服务信息化功能实现情况；通过双向转诊、一体化管理考核协同服务情况。

可持续发展。重点评价人力配置和人员结构情况。通过人力配置指标考核基层医疗卫生机构可持续发展潜力；通过人员结构指标考核基层医疗卫生机构人力资源配置合理性。

满意度评价。重点评价患者满意度和医务人员满意度。患者满意度是基层医疗卫生机构社会效益的重要体现；医务人员满意度是基层医疗卫生机构提供高质量基本医疗和基本公共卫生服务的重要保障。

（四）各级卫生行政部门要高度重视基层医疗机构监管工作，进一步完善各项规章制度，健全基层医疗机构监管体系，配齐监管人员，加强日常监管，规范医疗服务行为

释义：本条是关于各级卫生行政部门对基层医疗机构落实监督管理责任的规定。

按照本条规定，各级卫生行政都应当按照权限划分，履行对基层医疗机构管理工作的监管职责。监管的根本目的是为城乡居民提供安全、有效的基本医疗服务，坚持深化医药卫生体制改革"保基本、强基层、建机制"的基本原则，提高医疗质量，保障医疗安全，提高群众对基层医疗机构服务的利用率，改善群众健康状况。应加强基层医疗卫生机构、人员执业资格监管，按照有关法律、法规、规章、规范性文件的规定，严格基层医疗机构和人员的准入。

各级卫生行政部门要认真履行职责，加强基层医疗机构及其从业人员依法执业的监管，对存在违法行为的机构和人员要依法严肃查处，维护基层医疗服务市场秩序。要加强医疗服务监管队伍建设，配齐相关执法和技术人员，原则上设区的市级以上卫生行政部门应当设立医疗服务监管部门，安排专人负责基层医疗机构监管工作。要加大对基层医疗机构的监督检查力度。

（五）基层医疗卫生机构实行"统一领导、集中管理"的财务管理体制，财务活动在基层医疗卫生机构负责人领导下，由财务部门集中管理

释义：本条规定了基层医疗卫生机构的财务管理体制。

基层医疗卫生机构财务管理的主要任务是：科学合理编制预算，真实反映财务状况；依法取得收入，努力控制支出；建立健全财务管理制度，准确进行经济核算，实施绩效考评，提高资金使用效益；加强国有资产管理，合理配置和有效利用国有资产，维护国有资产权益；对经济活动进行财务控制和监督，定期进行财务分析，防范财务风险。

实施基本药物制度后，政府举办的乡镇卫生院、城市社区卫生服务机构的人员支出和业务支出等运行成本通过服务收费和政府补助补偿。基本医疗服务主要通过医疗保障付费和个人付费补偿；基本公共卫生服务通过政府建立的城乡基本公共卫生服务经费保障补偿机制；经常性收支差额由政府按照"核定任务、核定收支、绩效考核补助"的办法补助。

各地要按照核定的编制人员数和服务工作量，参照当地事业单位工作人员平均工资水平核定工资总额。政府负责其举办的乡镇卫生院、城市社区卫生服务机构按国家规定核定基本建设经费、设备购置经费、人员经费和其承担公共卫生服务的业务经费。按扣除政府补助后的服务成本制定医疗服务价格，体现医疗服务合理成本和技术劳务价值，并逐步调整到位。按上述原则补偿后出现的经常性收支差额由政府进行绩效考

核后予以补助。

二、基层卫生信息化建设

（一）基层医疗卫生机构信息化建设的标准和规范可以分为服务业务、管理业务、平台服务、信息安全 4 部分 58 类共 212 项建设内容和建设要求

释义： 本条是对基层医疗卫生机构信息化建设的主要应用内容和建设要求的规范。

服务业务。 包括便民服务、健康教育、预防接种、儿童保健、妇女保健、孕产期保健、老年人健康服务、基本医疗服务、慢病患者服务、康复服务、中医药服务、家庭医生签约服务、计划生育技术服务、健康档案管理服务、医学证明服务 15 项内容。

管理业务。 包括家庭医生签约管理、突发公共卫生事件管理、老年人健康服务管理、预防接种管理、妇幼健康管理、传染病管理、慢性病管理、精神卫生管理、医疗管理、药事管理、中医药服务管理、健康扶贫管理、双向转诊管理、医疗协同管理、帮扶指导管理、医学证明管理、计划生育巡查、非法行医和非法采供血巡查、食源性疾病巡查、饮用水卫生安全协管巡查、学校卫生服务巡查、人力资源管理、财务管理、运营管理、后勤管理、协管机构和人员管理 26 项内容。

平台服务。 包括基层机构门户、业务及数据服务、数据访问与储存、业务协同基础、服务接入与管控、电子证照管理、基础软硬件 7 项内容。

信息安全。 包括身份认证、桌面终端安全、移动终端安全、计算安全、通信安全、数据防泄露、可信组网、数据备份与恢复、应用容灾、安全运维 10 项内容。

（二）基层医疗卫生机构信息系统建议部署在县级或以上全民健康信息平台，鼓励基层医疗卫生机构根据自身情况，积极推进云计算、大数据、人工智能等新兴技术应用，探索创新发展，更好地服务广大老百姓

释义： 本条是对基层医疗卫生机构信息化建设方向的基本规定与要求。

基层医疗卫生机构应当依托全民健康信息平台开展公共卫生信息化建设，有效支撑国家和地方卫生健康委员会的管理与决策，利用新兴技术应用，一方面满足"平时"国家对公共卫生机构的宏观管理、政策制定、资源配置、绩效评价等方面的管理信息需求；另一方面满足"战时"对建立健全分级、分层、分流的传染病等重大疫情救治机制的有效支撑，提升公共卫生信息化"平战结合"能力。例如，2020 年发布的《国家卫生健康委办公厅关于加强基层医疗卫生机构新型冠状病毒感染的肺炎疫情防控工作的通知及解读》中就强调，在加强基层医疗卫生机构疫情防控工作中要注重运用信息技术手段提供支撑，可通过家庭医生签约 APP、有线电视网络、电话、微信、智能语音提醒等手段与管理对象开展信息互动，做好健康监测和随访服务。

三、基层卫生药物使用

（一）政府举办的基层医疗卫生机构使用的基本药物在政府组织和调控下，通过市场竞争进行采购

释义：本条明确了基层医疗卫生机构使用的基本药物采购的相关责任主体。

省级卫生行政部门是本省（区、市）基本药物集中采购的主管部门，负责搭建省级集中采购平台，确定具备独立法人及采购资格的采购机构开展基本药物采购工作，并对基本药物集中采购过程中采购机构和基层医疗卫生机构进行管理和监督，协调解决采购中出现的问题。

基本药物集中采购平台为政府建立的非营利性网上采购系统，面向基层医疗卫生机构、药品生产和经营企业提供药品采购、配送、结算服务。省级卫生行政部门确定的采购机构利用基本药物集中采购平台开展基本药物采购工作，负责平台的使用、管理和维护。

基层医疗卫生机构与采购机构签订授权或委托协议。采购机构作为采购的责任主体，负责定期汇总本省（区、市）基本药物采购需求，编制基本药物采购计划，实施基本药物采购，并与药品供应企业签订购销合同，负责合同执行。基层医疗卫生机构按照协议定期向采购机构提出基本药物用药需求，并按协议约定及时付款。

要发挥基层医疗卫生机构管理者和医务工作者在基本药物采购中的积极作用。在采购计划制定、评标、谈判等重要环节，要有相当比例的基层医疗卫生机构管理者和医务人员代表参与，具体由各省级卫生行政部门会同采购机构根据实际情况确定。

（二）市场实际购销价格应作为基本药物采购的重要依据，原则上集中采购价格不得高于市场实际购销价格

释义：本条明确了基层医疗卫生机构实际销售价格的方式，鼓励加强基本药物市场价格调查。

各省（区、市）卫生行政和价格主管等相关部门要对基本药物近三年市场实际购销价格进行全面调查，包括社会零售药店零售价格以及基本药物制度实施前基层医疗卫生机构的实际进货价格。原卫生部和国家发展改革委要收集汇总各地市场价格调查情况，建立基本药物价格信息库。采购机构通过集中采购确定的采购价格（包括配送费用）即为基层医疗卫生机构实际销售价格。

（三）区别情况分类采购，区分基本药物的不同情况，采取不同的采购方式

释义：本条明确了基层医疗卫生机构基本药物采购的不同方式。

对独家生产的基本药物，采取与生产或批发企业进行单独议价的方式进行采购。

对基层必需但用量小的特殊用药、急救用药，采用邀请招标、询价采购或定点生产的方式采购。

对临床常用且价格低廉（建议为日平均使用费用在 3 元以下的基本药物，具体标准由各省区市自行确定），或者经多次采购价格已基本稳定的基本药物，采取邀请招标或询价采购的方式采购。

对基本药物中的麻醉药品、精神药品、免费治疗的传染病和寄生虫病用药、免疫规划用疫苗、计划生育药品及中药饮片，仍按国家现有规定采购。

其他基本药物均应进行公开招标采购。招标中如出现企业投标价格均高于市场实际购销价格，采购机构应与投标企业依次进行单独议价，均不能达成一致的，即宣布废标。

对通过以上方式均未能采购到的基本药物，经省级卫生行政部门同意，采购机构可以寻找替代剂型、规格重新采购，或者委托有资质的企业定点生产，并及时上报和国务院深化医药卫生体制改革领导小组办公室（以下简称国务院医改办公室）备案。鼓励各地探索省际联合采购等多种方式，进一步降低基本药物价格、保障供应。

（四）各地区、各有关部门要利用建立和规范基本药物采购机制的契机，引导和规范基层医务人员用药行为

释义：本条是关于基层医疗机构应当合理用药的工作规定。

加强基层医务人员的培训和考核，尽快推进基本药物临床应用指南和处方集在基层普遍使用，鼓励各地利用信息系统对基层医疗卫生机构和医务人员的用药行为进行监管。加大宣传力度，引导群众转变用药习惯，促进临床首选和合理使用基本药物。

合理用药包括安全、有效、经济三个方面。第一是安全，安全的意义在于使患者承受最小的治疗风险，获得最大的治疗效果。第二是有效，这是合理用药的关键。药物的有效性表现在不同的方面，如根除病源治愈疾病、延缓疾病进程、缓解临床症状、预防疾病发生、调节人体生理机能等。第三是经济，经济是指以尽可能低的医疗费用达到尽可能大的治疗效益，降低社保和患者的经济支出，但不能简单地理解为价格越低的药品越经济。

药品是一把双刃剑，用得合理可以防治疾病，反之，不但不能治病，还会影响身体健康。轻则可增加患者痛苦、提高医疗费用；重则可能使患者致残甚至死亡。只有正确合理地使用药物，才能避免和减少这些情况的发生。

四、基层卫生主题用语释义

（一）基层医疗机构"治未病"服务

释义：本条是关于本报告中有关"治未病"服务用语的定义和解释。

基层医疗机构开展"治未病"服务工作是以"治未病"理念为核心，针对不同的服务人群，采用中医"治未病"服务方法和手段进行健康管理和服务的工作。能够发挥中医药在预防、保健、康复、养生等领域的优势和作用，达到预防疾病、增进健康目的。

来源：《国家中医药管理局办公室关于印发〈基层医疗机构"治未病"服务工作指南（试用稿）〉的通知》（国中医药办医政发〔2013〕44号）。

现行有效 / 国中医药办医政发〔2013〕44号 /2013.11.12发布 /2013.11.12实施。

（二）基层医疗机构医院感染管理

释义：本条是关于本报告中有关"医院感染"用语的定义和解释。

医院感染（Nosocomial Infection / Hospital Infection），从广义上讲，任何人员在医院活动期间遭受病原体侵袭而引起的任何诊断明确的感染或疾病，均称为医院感染；狭义上讲，凡是住院患者在入院时不存在、也非已处于潜伏期的，而在住院期间遭受病原体侵袭而引起的任何诊断明确的感染或疾病，无论受感染者在医院期间或是出院以后出现症状，均称为医院感染。

医院感染的对象指在医院范围内所获得的任何感染和疾病，其对象涵盖医院这一特定范围内和在医院时这一特定时间内的所有人员，包括住院患者、门诊患者、探视者、陪护家属、医院各类工作人员等，这些人员在医院内所得到的感染或疾病都应称"医院感染"。但是，门诊病人、探视者、陪护家属及其他流动人员，由于他们在医院内停留时间短暂，院外感染因素较多，其感染常常难于确定是否来自医院。正因为这种难确定性，医院感染的对象狭义地讲主要为住院患者和医院工作人员。实际上，医院工作人员与医院外的接触也较频繁、密切，很难排除医院外感染，因此通常在医院感染统计时，对象往往只限于住院患者。

医院感染的时间界定：医院感染的"感染"是指患者在住院期间和出院后不久发生的感染，不包括患者在入院前已开始或在入院时已处于潜伏期的感染。发生的时间是指病人出现症状和体征或实验室阳性证据的时间。

医院感染管理规章制度包括：清洁消毒与灭菌、隔离、手卫生、医源性感染预防与控制措施、医源性感染监测、医源性感染暴发报告制度、一次性使用无菌医疗器械管理、医务人员职业卫生安全防护、医疗废物管理等。

来源：《国家卫生计生委办公厅关于印发基层医疗机构医院感染管理基本要求的通知》《传染病法》

现行有效 / 国卫办医发〔2013〕40号 /2013.12.23发布 /2013.12.23实施。

（三）村级医疗卫生巡诊派驻服务工作

释义：本条是关于本报告中有关"村级医疗卫生巡诊派驻"服务工作用语的定义和解释，包括巡诊服务、派驻服务、邻（联）村服务三类。

1. 巡诊服务

责任主体：乡镇卫生院是开展巡诊服务的主体，县级医疗卫生机构提供技术支持，并根据实际需要适当参与。

组织方式：应选派合格的医生，必要时可组建由医生、护士、公共卫生人员、辅助科室人员参与的巡诊团队开展服务。

工作内容：县级卫生健康行政部门要明确巡诊工作职责、工作时间和频次，细化巡诊工作内容，并做好工作记录。巡诊时间要相对固定，原则上每周至少巡诊 2 次，每次至少半天，对服务需求较小的地区可降低巡诊频次。要结合农村居民生产生活特点合理安排巡诊服务时间，方便农村居民获取服务。

2. 派驻服务

责任主体：乡镇卫生院是开展派驻服务的主体，应选派合格医务人员定期在村卫生室工作，鼓励县级及以上医疗卫生机构医务人员参与派驻服务。

组织方式：派驻人员可由 1 人或多人组成，原则上每周派驻时间不少于 5 日，每日不少于半天，在同一个行政村至少连续服务半年。

3. 邻（联）村服务

在人口较少或面积较小的行政村，可与相邻行政村联合设置村卫生室，为 2 个或以上邻近村提供服务，确保农村居民原则上使用当地常用交通工具或步行不超过 30 分钟即可享受基本医疗卫生服务。

来源：《国家卫生健康委办公厅关于做好村级医疗卫生巡诊派驻服务工作的通知》

（四）县域医疗服务共同体

释义：本条是关于本报告中有关"县域医共体"用语的定义和解释。

县域医疗服务共同体是指以县级医院为龙头，整合县乡医疗卫生资源，实施集团化运营管理的共同体。目标是着力改革完善县级医院、乡镇卫生院（社区卫生服务中心）的管理体制和运行机制，促进县域内医疗卫生资源合理配置、医共体内人员正常流动、基层医疗服务能力明显提升、就医秩序合理规范，逐步实现"制度强、服务强""人民健康水平高、对医改满意度高"的"两强两高"。

县域医共体建设是否"紧密"，主要依据责任共同体、管理共同体、服务共同体、利益共同体 4 个维度、11 项评判标准的评价结果。县域医共体建设是提升县域医疗卫生服务能力的重要举措。各地要提高思想认识，强化部门协同，优化资源配置，提高县域总体服务效能。各级卫生健康、医保、中医药主管部门要分别落实好组织推动、领导协调和具体实施责任，推动县域医共体持续健康发展。

县域医疗卫生一体化应当坚持以人民为中心，坚持新时代卫生与健康工作方针，遵循政府主导、部门协同、三医联动、因地制宜和公益性原则。

来源：《关于加强紧密型县域医疗卫生共同体建设监测工作的通知》《山西省保障和促进县域医疗卫生一体化办法》

（五）"优质服务基层行"活动

释义：本条是关于本报告中有关"优质服务基层行"活动用语的定义和解释。

基本原则："优质服务基层行"活动遵循"分级负责、严格标准、全面覆盖、公开公正"的原则，是将优质医疗资源下沉到基层、服务于人民的活动。

落实方案：明确各级卫生健康行政部门（含中医药主管部门，下同）的责任，细化工作任务措施；根据乡镇卫生院和社区卫生服务中心功能定位，制定乡镇卫生院和社区卫生服务中心服务能力标准；动员和引导所有乡镇卫生院和社区卫生服务中心参加活动，对照标准提升服务能力和改善服务质量；主动公开活动流程和结果，接受社会和群众监督。

（六）"两个允许"活动

释义：本条是关于本报告中有关"两个允许"活动用语的定义和解释。

"两个允许"是指允许医疗卫生机构突破现行事业单位工资调控水平，允许医疗服务收入扣除成本并按规定提取各项基金后主要用于人员奖励，同时实现同岗同薪同待遇，激发广大医务人员的活力。以建立多渠道补偿机制和激励性分配机制为突破口，争取部门支持，先后出台改革和完善全科医生培养与使用激励机制的意见、完善基层医疗卫生机构绩效工作政策等文件，统筹平衡基层与县区级公立医院绩效工资水平的关系，合理核定基层机构绩效工资总量和水平。

我国目前事业单位按社会功能分三类：承担行政职能的事业单位、从事公益服务的事业单位、从事生产经营类的事业单位。从事公益服务的事业单位即为社会提供公益服务或者为政府行使职能提供支持保障的事业单位，国家保证经费，不再从事经营活动。可具体划分为两个小类：公益一类。即从事关系国家安全、公共安全、公共教育、公共文化、公共卫生、经济社会秩序和公民基本社会权利的公益服务，不能或不宜由市场配置资源的事业单位。包括义务教育学校、疾病预防控制、乡镇卫生院等。公益二类。即面向全社会提供涉及人民群众普遍需求和经济社会发展需要的公益服务，可部分实现由市场配置资源的事业单位，如医院。基层卫生医疗机构应能扩大分配自主权，自主确定基础性和奖励性绩效工资比例，推广基层机构"公益一类保障、公益二类管理"的运行新机制。

（七）基层医院建设标准

释义：本条是关于本报告中有关"基层医院建设标准"用语的定义和解释。基层医院一般包括一级医院及以下等级的医疗机构（如：乡镇卫生院、村卫生室和社区医院）。

乡镇卫生院是一定区域范围内的预防、保健、医疗技术指导中心，负责提供公共卫生服务和常见病、多发病的诊疗等综合服务。因此中心乡镇卫生院的建设总体目标是：进一步改善基础设施条件，完善服务功能，提升服务能力和管理水平，使中心乡镇卫生院成为一定区域范围内的医疗卫生中心，为当地人民群众提供便捷、安全、有效、价廉的医疗卫生服务。床位标准每千服务人口宜设置 1.2 张床位，不得盲目扩大，原则上不超过 100 张。建设标准中，项目构成包括房屋建筑、场地和附属设施。其中房屋建筑主要包括预防保健及合作医疗管理用房、医疗（门诊、放射、检验和住院等）用房、行政后勤保障用房等。场地包括道路、绿地和停车场等。附属设施包括供电、污水处理、垃圾收集等。

村卫生室承担行政村的公共卫生服务及一般疾病的诊治等工作。因此建设总体目标是：通过加大政府投入和深化改革，进一步改善基础设施条件，完善服务功能，提高服务能力，满足人民群众健康需求。建设原则上，1 个行政村只建设 1 所村卫生室，邻近行政村宜共建 1 所。乡镇卫生院所在村原则上不建设卫生室。在房屋建设与器械配置标准上，每所村卫生室房屋建设标准为 60 平方米，服务人口多的，可适当调增建筑面积。不设病床。

社区卫生服务中心是城市社区卫生服务网络的主体，其主要功能是为社区居民提供疾病预防控制等公共卫生服务、一般常见病及多发病的初级诊疗服务、慢性病管理和康复服务。因此社区卫生服务中心建设的总体目标是：进一步改善基础设施条件，完善服务功能，提升服务能力和管理水平，为社区居民提供安全、有效、便捷、经济的公共卫生和基本医疗服务。房屋建筑包括临床科室用房、预防保健科室用房、医技科室用房和管理保障用房等。临床科室用房主要包括全科诊室、中医诊室、康复治疗室、抢救室、预检分诊室、治疗室、处置室、观察室等；预防保健科室用房主要包括预防接种、儿童保健室、妇女保健与计划生育指导室、健康教育室等；医技科室用房主要包括检验室、B 超室、心电图室、药房、消毒间；管理保障用房主要包括健康信息管理室、办公用房等。场地包括道路、绿地和停车场等。附属设施包括供电、污水处理、垃圾收集等。社区卫生服务中心应设置观察床，原则上不设住院治疗功能的病床，可设一定数量以护理康复为主要功能的病床。设置护理康复床位的社区卫生服务中心，其床位规模应根据当地区域卫生规划和医疗机构设置规划，考虑服务人口数量、当地经济发展水平、服务半径、交通条件等因素合理确定，每千服务人口（指户籍人口）设置 0.3-0.6 张床位，且原则上不超过 50 张。相邻的社区卫生服务中心床位可以合并设置。此外，配置 X 线机的社区卫生服务中心，按每台不超过 60 ㎡增加建筑面积；设置季节性传染病门诊的社区卫生服务中心，也可相应增加建筑面积。

来源：卫生部《关于印发县医院、县中医院、中心乡镇卫生院、村卫生室和社区卫生服务中心等 5 个基层医疗卫生机构建设指导意见的通知》

现行有效／卫办规财发〔2009〕98号／2009.06.09发布／2009.06.09实施

（八）紧密型医联体

释义：本条是关于本报告中有关"紧密型医联体"用语的定义和解释。

紧密型医联体是一种医疗组织形式，其建设模式以区域卫生规划和医疗机构设置规划为统领，充分考虑医疗机构地域分布、功能定位、服务能力、业务关系、合作意愿等因素，因地制宜、形式多样。一是可以由三级公立医疗机构在已建立的长期稳定的支援关系基础上，通过对县级医院托管、成立医疗集团等多种形式组建医联体，长期派驻管理团队和专家团队，整合城乡医疗服务体系。二是可以在市区组建纵向联合体。以三级公立医疗机构为龙头，以纵向医疗资源整合为重点，与社区卫生服务中心、乡镇卫生院等联合，通过医联体医保总额付费等方式，构建以利益为纽带的运行机制。三是可以在县域组建医联体。以县级医院为龙头、乡镇卫生院为枢纽、区域性医疗卫生中心为骨干、村卫生室为基础，实行县域内人、财、物、业务的一体化管理，建立医疗共联体，形成县乡村医疗卫生机构分工协作机制。四是可以跨区域组建专科联盟。以专科协作为纽带，组建市级传染病、精神病、儿科、康复、眼科、肿瘤、高血压、糖尿病等特色专科联盟，形成错位发展模式，提升薄弱专科发展能力，着力满足人民群众医疗服务需求。此外还可以发展远程医疗协作网。提升现有的心电、影像、病理等远程诊断中心运行质量和效果，充分利用信息化手段向基层医疗卫生机构提供远程医疗、远程教学、远程培训等服务，提高优质医疗资源可及性和医疗服务整体效率。

来源：连云港市《市政府关于深入推进紧密型医联体建设的实施意见》

现行有效／连政发〔2018〕4号／2018.01.03发布／2018.01.03实施

（九）千县工程

释义：本条是关于本报告中有关"千县工程"用语的定义和解释。

"千县工程"是以满足县域人民群众医疗服务需求为出发点，加快完善分级诊疗体系，推动县医院进入高质量发展新阶段的重要工作。其工作目标是推动省市优质医疗资源向县域下沉，结合县医院提标扩能工程，补齐县医院医疗服务和管理能力短板，逐步实现县域内医疗资源整合共享，有效落实县医院在县域医疗服务体系中的龙头作用和城乡医疗服务体系中的桥梁纽带作用，到2025年，全国至少1000家县医院达到三级医院医疗服务能力水平，发挥县域医疗中心作用，为实现一般病在市县解决打下坚实基础。

"千县工程"的重点任务有两方面，一方面是持续提升医疗服务能力，做好县域居民健康"守门人"；另一方面是推动资源整合共享，发挥县医院"龙头"作用。在持续提升医疗服务能力上，包括加强专科能力建设、加快建设高质量人才队伍、建设临床服务"五大中心"（依托县医院构建肿瘤防治、慢病管理、微创介入、麻醉疼痛诊疗、重症监护等临床服务五大中心）、建强急诊急救"五大中心"（强化胸痛、卒中、创伤、危重孕产妇救治、危重儿童和新生儿救治等急诊急救五大中心）、不断改善医疗服务、持续改善硬件条件等要求。在推动资源整合共享上，包括落实县医院在分级诊疗体系中的功能定位、提升县医院科学管理水平、组建县域医疗资源共享"五大中心"（依托县医院建设互联互通的医学检验、医学影像、心电诊断、病理、消毒供应等资源共享五大中心）、组建县域医共体高质量管理"五大中心"（依托县医院建设县域医共体内的医疗质控、人力资源、运营管理、医保管理、信息数据等高质量管理五大中心）。

来源：《国家卫生健康委办公厅关于印发"千县工程"县医院综合能力提升工作方案(2021—2025年)的通知》

现行有效/国卫办医函〔2021〕538号/2021.10.27发布/2021.10.27实施

（十）互联网诊疗监管

释义：本条是关于本报告中有关"互联网诊疗监管"用语的定义和解释。

互联网诊疗监管旨在进一步规范互联网诊疗活动，包括对机构、人员、业务、质量安全等方面的监管。在医疗机构的监管上，省级卫生健康主管部门应当建立省级互联网医疗服务监管平台（以下简称"省级监管平台"），对开展互联网诊疗活动的医疗机构（以下简称"医疗机构"）进行监管；而医疗机构也应当主动与所在地省级监管平台对接，及时上传、更新《医疗机构执业许可证》等相关执业信息，主动接受监督。

在人员监管上，医疗机构应当对开展互联网诊疗活动的医务人员进行实名认证，确保医务人员具备合法资质。医疗机构应当对开展互联网诊疗活动以及从事相关管理服务的人员建立考核机制、开展定期培训。

在业务监管上，互联网诊疗实行实名制，患者有义务向医疗机构提供真实的身份证明及基本信息，不得假冒他人就诊。鼓励有条件的省份在省级监管平台中设定互联网诊疗合理性判定规则，运用人工智能、大数据等新兴技术实施分析和监管。

在质量安全监管上，医疗机构开展互联网诊疗活动应当遵守医疗质量、医疗安全、网络安全等有关法律法规和规定。医疗机构应建立网络安全、数据安全、个人信息保护、隐私保护等制度，并与相关合作方签订协议，明确各方权责关系。

来源：国家卫生健康委办公厅、国家中医药管理局办公室《关于印发互联网诊疗监管细则(试行)的通知》

现行有效/国卫办医发〔2022〕2号/2022.02.08发布/2022.02.08实施

（严　越）